JN238203

リハビリテーション栄養

Handbook of Rehabilitation Nutrition

若林秀隆 編著

ハンドブック

医歯薬出版株式会社

This book was originally published in Japanese
under the title of :

RIHABIRITESHON EIYO HANDOBUKKU
(Handbook of Rehabilitation Nutrition)

Editor :

WAKABAYASHI, Hidetaka
  Assistant Professor, Department of Rehabilitation Medicine
  Yokohama City University Medical Center

© 2010 1st ed.

ISHIYAKU PUBLISHERS, INC.
  7-10, Honkomagome 1 chome, Bunkyo-ku,
  Tokyo 113-8612, Japan

序文

　リハ栄養の2冊目の書籍を医歯薬出版株式会社から出版させていただくことになりました．前書「PT・OT・STのためのリハビリテーション栄養—栄養ケアがリハを変える」との出会いがPTとしての転機になった，前書を使用してリハ部内で学習会を行った，歯科にとっても重要だなどの反応を聞き，リハ栄養という言葉をつくってよかったと感じています．今回はPT・OT・STだけでなく，リハ栄養にかかわるすべての職種向けの書籍としました．リハ栄養の考え方やリハNSTは，リハ関連職種以外にも有用です．執筆者の職種もできるだけ多彩としました．

　2010年からPT・OT・ST，歯科衛生士も日本静脈経腸栄養学会のNST専門療法士を取得できるようになりました．このこともリハと栄養の距離を近づける方向に働くと考えています．多くのPT・OT・ST，歯科衛生士にNST専門療法士を目指してほしいです．

　本来，栄養状態を評価しなければ，リハの機能評価と予後予測，リハプラン，リハプログラムの適切な立案と実施はできません．つまり，リハにとって栄養はバイタルサインの1つといえます．栄養ケアなくしてリハなし，リハなくして栄養ケアなしです．当面はリハ栄養の言葉や考え方の普及が目標ですが，長期的にはリハ栄養という言葉を用いなくてもリハと栄養管理を併用することが当然という時代にしたいです．

　リハ栄養の実践でADLやQOLが著明に改善する患者をみてきました．一方，今でも重度の栄養障害，餓死寸前の状態にもかかわらず，リハで筋力やADLを改善させてほしいというリハ依頼があります．重度の栄養障害や不適切な栄養管理であ

ることが認識されずに，積極的なレジスタンストレーニングや長時間の機能訓練が実施されて逆効果となっていることがあります．そのため，本書ではサルコペニア（骨格筋減少症，筋肉減少症）の評価と介入に重点を置きました．サルコペニアを適切に評価できれば，このような事態は少なくなります．臨床現場にサルコペニアの方はたくさんいますので，まずはサルコペニアの存在を疑うようにしていただけるとうれしいです．

　今回は私の尊敬する仲間に執筆をお願いしました．皆様が快く引き受けて執筆してくださったおかげで，前書よりリハ栄養の重要性と対象の広さを表現することができました．執筆者の皆様に深謝いたします．

　最後に医歯薬出版株式会社の小口真司さんには，企画，執筆，編集などで今回も大変お世話になりました．心よりお礼申し上げます．

2010年11月

若林秀隆

●編集

若林 秀隆（わかばやし ひでたか）　横浜市立大学附属市民総合医療センターリハビリテーション科 医師

●執筆

若林 秀隆（わかばやし ひでたか）　横浜市立大学附属市民総合医療センターリハビリテーション科 医師
大村 健二（おおむら けんじ）　上尾中央総合病院 医師
倉田 由季（くらた ゆき）　東名厚木病院リハビリテーション科 作業療法士
石田 直子（いしだ なおこ）　横浜市立大学附属市民総合医療センターリハビリテーション部 理学療法士
園田 明子（そのだ あきこ）　総合上飯田第一病院リハビリテーション科 言語聴覚士
浅田 友紀（あさだ ゆき）　栗山赤十字病院看護部 看護師
藤本 篤士（ふじもと あつし）　札幌西円山病院歯科 歯科医師
小山 珠美（こやま たまみ）　東名厚木病院摂食嚥下療法部 看護師
林 宏行（はやし ひろゆき）　日本大学薬学部薬物治療学研究室 薬剤師
佐藤 千秋（さとう ちあき）　昭和大学藤が丘病院臨床検査部 臨床検査技師
千葉 正博（ちば まさひろ）　昭和大学病院外科学講座小児外科部門 医師
谷口 英喜（たにぐち ひでき）　神奈川県立保健福祉大学保健福祉学部栄養学科 医師
江頭 文江（えがしら ふみえ）　地域栄養ケア PEACH 厚木 管理栄養士
下田 隼人（しもだ はやと）　横浜市立大学附属市民総合医療センターリハビリテーション部 理学療法士
望月 弘彦（もちづき ひろひこ）　クローバーホスピタル消化器科 医師
諏訪 佳世（すわ かよ）　横浜市立大学附属市民総合医療センターリハビリテーション部 理学療法士
伊藤 淳子（いとう あつこ）　横浜市立大学附属市民総合医療センターリハビリテーション部 作業療法士*
重田 真輝（しげた まさき）　横浜市立大学附属市民総合医療センターリハビリテーション部 理学療法士
山岸 誠（やまぎし まこと）　横浜市立大学附属市民総合医療センターリハビリテーション部 作業療法士*
熊谷 直子（くまがえ なおこ）　横浜市立脳血管医療センター栄養科 管理栄養士
鴻井 建三（こうい けんぞう）　横浜市立大学附属市民総合医療センターリハビリテーション部 作業療法士*
望月 英樹（もちづき ひでき）　横浜市立大学附属市民総合医療センターリハビリテーション部 理学療法士
中石 七奈（なかいし なな）　社会福祉法人さくら会介護老人保健施設ケアセンター南大井 理学療法士
林 和子（はやし かずこ）　横浜市立大学附属市民総合医療センターリハビリテーション部 理学療法士
染谷 涼子（そめや りょうこ）　横浜市立大学附属市民総合医療センターリハビリテーション部 理学療法士
溝部 恵美（みぞべ めぐみ）　横浜市立大学附属市民総合医療センターリハビリテーション部 理学療法士*
津戸佐季子（つどさきこ）　横浜市立大学附属市民総合医療センターリハビリテーション部 理学療法士*

*NST 専門療法士

（執筆順）

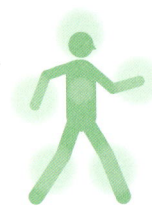

リハビリテーション栄養 ハンドブック
Handbook of Rehabilitation Nutrition
CONTENTS

第1章 リハビリテーション栄養の考え方

リハビリテーション栄養 ……………………………………………… *1*
サルコペニア ………………………………………………………… *4*
メッツと活動係数 …………………………………………………… *9*
栄養不良とリハビリテーション …………………………………… *12*

第2章 リハビリテーションの基本知識

リハビリテーションとICF ………………………………………… *15*
ADL・QOL ………………………………………………………… *20*
身体障害者手帳・介護保険 ………………………………………… *23*
PT・OT・ST・MSWの業務 ……………………………………… *26*

第3章 栄養の基本知識

糖質の生化学 ………………………………………………………… *29*
脂質の生化学 ………………………………………………………… *34*
蛋白質の生化学 ……………………………………………………… *37*
微量栄養素の生化学 ………………………………………………… *41*
運動栄養学 …………………………………………………………… *46*
飢餓時の代謝 ………………………………………………………… *49*
侵襲時の代謝 ………………………………………………………… *52*
悪液質 ………………………………………………………………… *55*

第4章 リハビリテーションで問題となる栄養不良

筋力低下 ……………………………………………………………… *59*
持久力低下 …………………………………………………………… *63*
摂食・嚥下障害 ……………………………………………………… *68*
病棟でのADL低下 ………………………………………………… *73*
口腔・咀嚼機能障害 ………………………………………………… *78*

第5章 リハビリテーション栄養管理

- リハビリテーション栄養管理 …………………………… *85*
- リハビリテーション栄養スクリーニング ……………… *88*
- リハビリテーション栄養アセスメント ………………… *91*
- リハビリテーション栄養ケアプラン …………………… *95*
- リハビリテーション栄養モニタリング ………………… *98*

第6章 リハビリテーション栄養と看護

- リハビリテーション看護 ………………………………… *101*

第7章 リハビリテーション栄養と薬剤・サプリメント

- 主に筋肉源となるサプリメントについて ……………… *109*

第8章 リハビリテーション栄養と検査

- リハビリテーション栄養における検査 ………………… *117*

第9章 リハビリテーション栄養と歯科

- 口腔ケアの必要性 ………………………………………… *127*
- 義歯型装置による摂食・嚥下状態の改善 ……………… *129*

第10章 小児のリハビリテーション栄養

- 小児のリハビリテーション栄養 ………………………… *135*

第11章 術後早期リハビリテーション栄養

- 術後早期リハビリテーション栄養 ……………………… *143*
- ERASプロトコール ……………………………………… *145*
- 経口補水療法 ……………………………………………… *149*

第12章 リハビリテーションNST

- リハビリテーションNST ………………………………… *153*
- NST専門療法士 …………………………………………… *156*
- チーム形態 ………………………………………………… *158*

第13章 ─ 在宅リハビリテーション栄養

住宅訪問栄養食事指導，居宅療養管理指導（＝訪問栄養指導）…… *161*
地域一体型NST ……………………………………………………… *167*
NST・嚥下連絡票……………………………………………………… *169*

第14章 ─ 主な疾患・障害のリハビリテーション栄養

廃用症候群……………*173*
脳卒中…………………*176*
頭部外傷………………*180*
脊髄損傷………………*184*
脳性麻痺………………*187*
パーキンソン病………*191*
末梢神経障害…………*194*
筋萎縮性側索硬化症…*197*
多発性筋炎・皮膚筋炎…*200*
誤嚥性肺炎……………*203*
褥瘡……………………*207*
肥満……………………*210*
糖尿病…………………*215*
大腿骨頸部骨折………*220*
関節リウマチ…………*223*

SLE・強皮症…………*226*
変形性関節症…………*230*
がん……………………*233*
終末期がん……………*237*
リンパ浮腫……………*241*
慢性閉塞性肺疾患……*244*
慢性心不全……………*248*
肝不全…………………*251*
慢性腎不全……………*255*
下肢切断………………*259*
熱傷……………………*263*
認知症…………………*267*
後期高齢者……………*270*
神経性食思不振症……*274*

第1章 ― リハビリテーション栄養の考え方

リハビリテーション栄養

> **Clinical Pearl**
> - リハ栄養とは栄養状態も含めてICFで評価して障害者や高齢者の機能, 活動, 参加を最大限発揮できる栄養管理を行うことである.
> - 低栄養の場合, 積極的なリハは逆効果となることがある.
> - リハ栄養では, 適切なゴールと目標の設定が必要である.

リハビリテーション栄養とは

　リハビリテーション（以下リハ）栄養とは, 栄養状態も含めてICF（国際生活機能分類）で評価を行ったうえで, 障害者や高齢者の機能, 活動, 参加を最大限発揮できるような栄養管理を行うことである. 栄養障害を認める患者では, リハと栄養管理を併用するリハ栄養ケアプランで, より ADL や QOL の向上を期待できるので, リハ栄養の考え方が有用である.

　積極的な機能訓練を行って十分な訓練効果を出すためには, 患者の栄養状態が良好で栄養管理が適切であることが必要条件となる. 2010年の診療報酬改定では, 回復期リハ病棟に入院中の患者に対して, より積極的な機能訓練を行うような2つの加算が新設された（表1）.

　病院経営上はこれらの加算を算定できるほうが有利なので, 回復期リハ病棟入院中の患者の多くが, 平日は1日6～9単位（2～3時間）, 休日は2単位（40分）以上のリハを行っている. 入院患者の栄養状態が良好で栄養管理が適切であれば, 今回の改定によって訓練効果がより高まる

表1　2010年に新設された回復期リハビリテーション病棟の加算

休日リハ提供体制加算（1日につき）60点
▶ 算定要件：休日の1人1日当たりリハ提供単位数が平均2単位（40分）以上

リハ充実加算（1日につき）40点
▶ 算定要件：1人1日当たりリハ提供単位数が平均6単位（2時間）以上

ことが期待できる．

しかし，回復期リハ病棟に入院していることが多い脳卒中，大腿骨頸部骨折，廃用症候群は，いずれも低栄養を認めることが少なくない．算定要件を満たすために平日1日平均6単位（2時間）以上，休日1日平均2単位（40分）以上のリハが，低栄養の患者に行われる可能性もある．

この場合，低栄養の患者では訓練効果を期待できないどころか，かえって栄養状態が悪化して，体力，筋力の低下につながる可能性がある．訓練効果を高めるためには，栄養改善を目指した栄養管理と機能改善を目指したリハの併用，つまりリハ栄養が欠かせない．

実際には急性期でも回復期でも適切な栄養アセスメントや栄養管理が行われているかどうかわからないまま，機能訓練が行われていることが少なくない．医師がリハ依頼箋を処方する際に，現時点の栄養状態と栄養管理を考慮したうえで，リハゴール，訓練内容，訓練時間を決めることは少ない．

一方，リハの立場で考えると，栄養管理の目的は食べる楽しみ・喜びの獲得や栄養状態の改善などで，患者のADLやQOL向上に貢献することである．経管栄養を導入して栄養状態は改善したが経口摂取の可能性は評価していない，もしくは体重は増えたが脂肪が増えたのでかえって自分で動けなくなったなど，栄養のことしか考慮しない栄養管理では問題がある．

リハでは通常，短期ゴール，長期ゴールを設定したうえでリハプログラムを立案し実施する．また，機能状態の目標は大きく分けて機能改善，機能維持，機能悪化の軽減の3つのいずれかとする．栄養管理でもゴールや目標を設定したうえで栄養ケアプランの立案，実施をすべきであるが，ゴールや目標を設定していないことがある．

表2　栄養状態の目標

❶栄養改善
▶例：飢餓による低栄養の場合，ごく軽度～軽度の侵襲や悪液質を認める場合，肥満で減量が目標の場合

❷栄養維持
▶例：栄養状態良好の場合，軽度～中等度の侵襲や悪液質を認める場合

❸栄養悪化の軽減
▶例：中等度～重度の侵襲や悪液質を認める場合

栄養状態の目標も大きく分けると,**表2**のように3つのいずれかとなる.低栄養でも栄養改善を目標にできない場合もある.

　栄養状態の目標とリハの機能状態の目標には,関連を認める.栄養悪化の軽減が目標の場合,リハの目標は機能維持か機能悪化の軽減となる.栄養改善が目標の場合,リハの目標は機能改善となることが多い.リハと栄養を切り離して考えることはできない.

　目標を設定しない,もしくは不適切な目標を設定するようでは,不適切なリハ栄養ケアプランを実施することになる.リハ栄養管理では,リハと栄養を同時に考慮したうえで,適切な目標を設定することが大切である.

〔若林秀隆〕

サルコペニア

> ### 🔍 Clinical Pearl
> - サルコペニアの原因には，加齢，活動，疾患，栄養がある．
> - 加齢や活動が原因ならレジスタンストレーニング，低栄養が原因なら栄養改善が治療となる．
> - Sarcopenic obesity はサルコペニア単独より，身体機能低下を生じやすい．

サルコペニアは骨格筋減少症，筋肉減少症ともいわれるが，サルコペニアとそのまま使用することが多い．サルコペニアの定義には，狭い範囲のものと広い範囲のものがある．狭義では加齢に伴う筋肉量の低下，広義ではすべての原因による筋肉量と筋力の低下となる．つまり，広義では廃用症候群や低栄養による筋肉量と筋力の低下もサルコペニアである．ヨーロッパのコンセンサス論文による広義のサルコペニアの分類を**表3**に示す[1]．前著では狭義のサルコペニアを用いたが[2]，本書では広義のサルコペニアを用いる．

原発性サルコペニア

加齢に伴う筋肉量の低下である．20歳代後半～30歳頃が筋肉量のピークであり，以降は徐々に加齢に伴い筋肉量は低下していく．高齢者では，

表3 サルコペニアの分類

原発性サルコペニア（Primary sarcopenia）
▶ 加齢以外の原因なし（Age-related sarcopenia）

二次性サルコペニア（Secondary sarcopenia）
▶ 活動に関連したサルコペニア（Activity-related sarcopenia）
▶ 疾患に関連したサルコペニア（Disease-related sarcopenia）
　悪液質・感染症・手術・神経筋疾患など
▶ 栄養に関連したサルコペニア（Nutrition-related sarcopenia）

(Cruz-Jentoft et al, 2010)[1]

筋蛋白質同化刺激による筋蛋白質の合成促進反応と分解抑制反応が減弱しているために，サルコペニアが起こると考えられている[3]．

分子メカニズムとしては，IGF-1（Insulin-like Growth Factor-1；インスリン様成長因子1）シグナルや骨格筋組織幹細胞である筋サテライト細胞の機能低下が，サルコペニア発症において重要な役割を担っている[3]．一方，筋蛋白質分解の亢進に影響する液性因子にTNF-α（Tumor Necrosis Factor-α；腫瘍壊死因子α）がある．原発性サルコペニアでは，筋線維数の減少，速筋線維に選択的な筋萎縮を認める．

活動に関連したサルコペニア

ベッド上安静，あまり動かないライフスタイル，無重力などによって生じるサルコペニアである．廃用症候群による廃用性筋萎縮はここに含まれる．廃用性筋萎縮では原発性サルコペニアと異なり，筋線維数には変化がなく，速筋線維よりも遅筋線維に萎縮を認める．

実際には活動に関連したサルコペニアを単独で認めることは少なく，原発性や疾患，栄養に関連したサルコペニアを合併していることが多い．

栄養に関連したサルコペニア

吸収不良，消化管疾患，薬剤使用，食思不振などに伴うエネルギーと蛋白質の摂取量不足によって生じるサルコペニアである．エネルギー必要量よりエネルギー摂取量のほうが少ない飢餓が該当する．栄養に関連したサルコペニアの典型例は，神経性食思不振症である．

エネルギーと蛋白質の摂取量不足の程度によって，マラスムス型，クワシオルコル型，混合型に分類される．クワシオルコル型では浮腫のためにるいそうは認めないが，筋萎縮を認めることは少なくない．

疾患に関連したサルコペニア

進行した臓器不全（心臓，肺，肝臓，腎臓，脳），炎症疾患，悪性疾患，内分泌疾患（甲状腺機能亢進症など）によって生じるサルコペニアである．侵襲，悪液質，原疾患（多発性筋炎，筋萎縮性側索硬化症など）による筋萎縮はここに含まれる．

侵襲や悪液質の原因疾患のコントロールが十分でなく常に炎症反応を認める状態では，筋蛋白質の異化亢進が継続する．そのため，適切なリハ栄

養管理を行ったとしても、筋蛋白質の分解を少なくすることが目標であり、レジスタンストレーニングによる筋肉量の増加は期待できない．

サルコペニアの診断

サルコペニアの診断で統一見解のものはないが、ここでは Cruz-Jentoft らの診断基準を**表4**に示す[1]．筋肉量の低下と筋力の低下だけでなく、身体機能の低下を含んでいるのが特徴である．

診断には、筋肉量の低下が必須である．骨粗鬆症の診断基準と同様に、若年の筋肉量の2標準偏差以下という基準がある．筋肉量の測定には CT, MRI, DEXA (Dual Energy X-ray Absorptiometry；二重X線吸収測定法), BIA (Bioelectrical Impedance Analysis；生体電気インピーダンス解析) のいずれかが望ましいとされている．身体計測による上腕周囲長や下腿周囲長の測定は誤差が大きいため、サルコペニアの診断には推奨されていない．ただし、上腕周囲長 21 cm 以下、もしくは下腿周囲長 28 cm 以下であれば、サルコペニアが疑われる．

筋力の低下と身体機能の低下は、それぞれ握力と歩行速度といった日常臨床で測定可能な項目で判断できる．

次にサルコペニアの時期と分類について**表5**に示す[1]．重症サルコペニアになってから介入するのではなく、前サルコペニアの時期から早期診

表4 サルコペニアの診断

診断基準：❶＋❷ or ❸
▶❶筋肉量の低下（例：若年の2標準偏差以下）
▶❷筋力の低下（例：握力：男＜30 kg, 女＜20 kg）
▶❸身体機能の低下（例：歩行速度 0.8 m/s 以下）

(Cruz-Jentoft et al, 2010)[1]

表5 サルコペニアの時期と分類

前サルコペニア (Presarcopenia)
▶筋肉量低下のみ
サルコペニア (Sarcopenia)
▶筋肉量低下＋筋力低下もしくは身体機能低下
重症サルコペニア (Severe sarcopenia)
▶筋肉量低下＋筋力低下＋身体機能低下

(Cruz-Jentoft et al, 2010)[1]

断,早期介入することが望ましい.

サルコペニアへの対応

サルコペニアへの対応は,その原因によって大きく異なる.原発性サルコペニアの場合,レジスタンストレーニングが最も有効である.低栄養状態の場合には,適切な栄養管理を併用する.必須アミノ酸の摂取も重要である.特にロイシンの含量を高めた高ロイシン必須アミノ酸は,比較的少量で,効率よく筋蛋白質の合成を促進し,長期的な摂取により骨格筋量,筋力,身体機能などの改善が期待できる[4].また,ビタミンDの投与が有効な可能性がある.

活動に関連したサルコペニアの場合,不要な安静や禁食を避けて,四肢体幹や嚥下の筋肉量を維持することが大切である.入院患者では治療上,ベッド上安静や禁食となることがあるが,ベッド上での維持的な機能訓練や食べ物を使用しない間接訓練は可能である.治療が落ち着きしだい速やかに離床や経口摂取を開始することで,サルコペニアの影響を少なくすることができる.レジスタンストレーニングも有効である.

栄養に関連したサルコペニアの場合,適切な栄養管理が必要である.他のサルコペニアを合併していなければ,適切な栄養管理でサルコペニアは改善する.飢餓状態でレジスタンストレーニングを行っても,栄養管理が不適切であれば筋肉量は減少する可能性が高い.

疾患に関連したサルコペニアの場合,原疾患の治療が最も重要である.原疾患のコントロールが不十分なときは,飢餓予防の栄養管理と廃用予防のリハを併用する.原疾患のコントロールが改善したら,栄養改善目的の栄養管理と機能改善目的のリハを併用する.悪液質の場合,n-3脂肪酸(EPA;Eicosapentaenoic acid;エイコサペンタエン酸)が有効という報告があるので,EPAを含有した栄養剤の使用やEPA製剤の使用を検討する.

Sarcopenic obesity

Sarcopenic obesity(サルコペニア肥満,低筋肉型肥満)とは,サルコペニアと肥満の合併である.サルコペニア単独でも身体機能への悪影響を認めるが,Sarcopenic obesityではよりADLや歩行の制限を認めやすい.

るいそうではないため,体重,BMI,上腕周囲長,下腿周囲長といった

身体計測だけでは，サルコペニアの存在を見落とす可能性がある．CT，MRI，DEXA，BIAで筋肉量を評価することが望ましいが，難しい場合には握力などの筋力と歩行速度などの身体機能を必ず評価する．

　Sarcopenic obesityの治療には，減量と同時に筋肉量の増加が求められ，適切な運動療法と栄養療法の併用が必要である．Sarcopenic obesityのサルコペニアの原因には，疾患に関連したものが少なくない．悪液質では脂肪が減少する場合としない場合があり，後者ではSarcopenic obesityとなることがある．

（若林秀隆）

メッツと活動係数

> **Clinical Pearl**
> - メッツは運動の強さの指標である.
> - メッツと体重と運動時間で運動によるエネルギー消費量を計算できる.
> - 機能訓練室で1時間以上の機能訓練を行っている場合には,活動係数を高くする.

　リハで訓練を行えばエネルギー消費量は増加するので,リハ栄養管理では訓練によるエネルギー消費量を評価して,それに見合ったエネルギー摂取量にすることが必要である.体重や訓練の内容と時間によって,エネルギー消費量は異なる.

　エネルギー消費量の目安は,メッツ(metabolic equivalents;METs)である.これは運動時の酸素消費量を,安静座位時の酸素消費量(3.5 ml/kg/min)で割った数値で,運動の強さの指標となる.主な身体活動のメッツを**表6**に示す[5].ベッドサイドリハは1〜1.5メッツ程度,訓練室でのリハは1.5〜6メッツ程度のことが多いと思われる.

　メッツから身体活動のエネルギー消費量は以下の式で計算できる.
エネルギー消費量(kcal)= 1.05 ×体重(kg)×メッツ×運動時間(h)
推計で十分あれば,1.05を省略して,
エネルギー消費量(kcal)≒体重(kg)×メッツ×運動時間(h)
で計算することもある.

　訓練によるエネルギー消費量の例を**表7**に示す.ベッドサイドリハのエネルギー消費量は少ないが,座位での食事時間が長くなるとエネルギー消費量が多くなり疲れやすくなる.訓練室で1〜3時間程度の訓練を行う場合には,エネルギー摂取量の追加を考慮すべきである.

　飢餓の場合,積極的な訓練を行うとエネルギー不足がより顕著になり,筋肉の分解など蛋白異化がより増えることになる.そのため,エネルギー摂取量が不足している場合には,機能維持を目標にエネルギー消費量の少ない訓練のみを行う.

表6 身体活動のメッツ

メッツ	身体活動
1.0	横になって静かにテレビを観る,睡眠
1.3	座って静かにする,立位で静かにする
1.5	座位:会話をする,食事をする
1.8	トイレ:座位,立位,しゃがんでの排泄
2.0	家の中を歩く,シャワーを浴びる(タオルで拭く,立位),身支度をする(手を洗う,髭を剃る,歯を磨く,化粧をする,座位,または立位)
2.5	着替え(立位,または座位)
2.8	歩行(3.2 km/時,ゆっくり,平らで固い地面)
3.0	歩行(4.0 km/時,平らで固い地面)
3.3	歩行(平地,81 m/分)
3.5	レジスタンストレーニング(複合的エクササイズ,さまざまな種類のレジスタンストレーニングを8〜15回繰り返す),階段を降りる,歩行(4.5〜5.1 km/時,ほどほどの速さ,平らで固い地面)
4.0	階段を上る(ゆっくり)
5.0	歩行(6.4 km/時,平らで固い地面,とても速い)
6.0	レジスタンストレーニング(ウェイトリフティング,フリーウェイト,マシーンの使用),パワーリフティング,ボディービルディング,きつい労力
8.8	階段を上る(速い)

(Ainsworth et al, 2011)[5]

表7 訓練によるエネルギー消費量の例

体重50 kgの患者が静かに立つなど1.2メッツ程度の理学療法を20分間行う場合,
　　1.05 × 50 × 1.3 × 1/3 = 23 kcal
体重55 kgの患者が座位での食事や会話など1.5メッツ程度の摂食機能療法と言語聴覚療法を合計1時間行う場合,
　　1.05 × 55 × 1.5 × 1 = 87 kcal
体重60 kgの患者がレジスタンストレーニングなど3.5メッツ程度の理学療法と作業療法を合計2時間行う場合,
　　1.05 × 60 × 3.5 × 2 = 441 kcal

表8　活動係数の例

寝たきり（意識障害, JCS2〜3桁）：1.0
寝たきり（覚醒, JCS1桁）：1.1
ベッド上安静：1.2
ベッドサイドリハ：1.2
ベッド外活動：1.3
機能訓練室でのリハ：1.3〜1.7
軽労働：1.5
中〜重労働：1.7〜2.0

　リハ栄養における活動係数の例を**表8**に示す．ベッドサイドリハの場合には，訓練によるエネルギー消費量が少ないため，ベッド上安静と同じ1.2でよい．一方，ベッド外活動の他，2〜3メッツ程度の訓練を訓練室で20分間行っている場合には1.3，1時間行っている場合には1.3〜1.5，2時間以上行っている場合には1.4〜1.7を1つの目安とする．ただし，これらの活動係数はあくまで目安であり，モニタリングを要することに留意する．

（若林秀隆）

栄養不良とリハビリテーション

> **Clinical Pearl**
> - 現在の栄養状態と栄養管理で,リハの目標を機能改善か機能維持かを決める.
> - 栄養障害が重度の場合,リハより栄養改善を優先する.
> - 栄養ケアなくしてリハなし,リハなくして栄養ケアなし.

機能改善か機能維持か

重度の栄養障害の場合,機能改善を目標にすることは難しい(**表9**)[2].筋肉の蛋白質は異化で減少している.肝臓や筋肉のグリコーゲンの貯蔵は少なく貧血を合併し,持久力が低下している.そのため,機能維持を目標とし栄養改善を優先する.侵襲や悪液質が著明な場合は,原疾患の治療が最も重要であり,機能維持もしくは機能悪化の軽減を目標としたリハ栄養管理を行う.

ただし,栄養状態が改善中であれば,重度の栄養障害でも機能改善を目標にできることもある.この際,レジスタンストレーニングは,体重や筋力をモニタリングしながらマイルドに行う.持久力増強訓練は,エネルギー消費量を増加させ栄養状態の改善を阻害する可能性があるので,原則として行わない.

拘縮に関しては機能維持が目標の栄養状態でも,関節可動域の改善が可能である.また,呼吸機能に関しても重度の栄養障害では呼吸筋の改善は

表9 栄養状態と栄養管理によるリハビリテーション栄養の目標設定

現在の栄養状態	栄養管理	
	適切	不適切
正常	機能改善	機能維持
軽度〜中等度障害	機能改善	機能維持
重度障害	機能維持(〜機能改善)	機能維持

(若林,2010)[2]

困難であるが,排痰を促すなどで呼吸機能の改善は可能である.
　栄養障害が軽度から中等度の場合,栄養改善と同時に機能改善を目標として,適切なリハ栄養管理を行う.軽度の栄養障害であれば,栄養状態が横ばいでも機能改善が期待できる.ただし,飢餓の場合には筋力や持久力の改善は困難であり,機能維持を目標とする.

栄養指標の目安

　リハの目標に関する栄養状態の具体的な数値基準は,今のところない.アルブミン3g/dl以上,BMI 18.5以上であれば栄養改善と筋力や持久力の向上を目標とした積極的なリハの併用で,機能が改善しやすいという仮説がある[2].アルブミン3.6 g/dl以上,BMI 22前後であれば栄養状態は良好なことが多いので,基本的にリハのみで十分と思われる(**表10**)[2].

　アルブミン2.5 g/dl以下,BMI 16以下のような重度の栄養障害でも,エネルギー摂取量が十分で,栄養状態が改善している場合には,積極的なリハで機能が向上することもある.また,健常時からやせていてBMIが18.5以下の場合には,健常時体重と比較して明らかな体重減少がなければ,機能改善を目標とできる.一時点での数値だけでなく,以前からの栄養状態の推移も必ず評価する.

栄養不良時の訓練

　重度の栄養障害もしくは不適切な栄養管理のときは,訓練内容の配慮が必要である.たとえばレジスタンストレーニングや持久力増強訓練は逆効果となるため禁忌である.他にも体力を消耗するような訓練は禁忌となる.

表10 栄養指標によるリハビリテーション栄養の目標設定

アルブミン	BMI		
	22以上	18.5〜22	18.5未満
3.6以上	機能改善	栄養改善+機能改善	栄養改善+機能維持
3.0〜3.5	栄養改善+機能改善	栄養改善+機能改善	栄養改善+機能維持
2.9以下	栄養改善+機能維持	栄養改善+機能維持	栄養改善+機能維持

(若林,2010)[2]

栄養状態はバイタルサインの1つである.

一方,機能維持の訓練には,関節可動域訓練,ポジショニング,ストレッチ,物理療法,呼吸訓練の一部(レジスタンストレーニングは除く),座位訓練,ADL訓練などがある.正確な指標ではないが,1.5〜2メッツ以下で20分程度にとどめておいたほうがよいと推測する.

ADL訓練は,患者の現在の筋力と持久力で実施可能なADLの範囲内で行う.機能維持が目標となる栄養障害や不適切な栄養管理であっても,歩行やADLが改善することは少なくない.機能レベルでは維持が目標でも,活動レベルでは改善する場合があることに留意する.

(若林秀隆)

文 献

1) Cruz-Jentoft AJ et al：Sarcopenia：European consensus on definition and diagnosis. *Age Ageing* **39**：412-423, 2010.
2) 若林秀隆：PT・OT・STのためのリハビリテーション栄養—栄養ケアがリハを変える,医歯薬出版, 2010, p15, pp20-21.
3) 町田修一,黒坂光寿：サルコペニア：研究の現状と臨床への応用—サルコペニアの分子メカニズム.老年医学 **48**：169-176, 2010.
4) 小林久峰：サルコペニア：研究の現状と臨床への応用—サルコペニア予防・改善のためのアミノ酸栄養.老年医学 **48**：211-216, 2010.
5) Ainsworth BE et al：2011 Compendium of Physical Activities: a second update of codes and MET values. *Med Sci Sports Exerc* **43**：1575-1581, 2011.

第2章 ―リハビリテーションの基本知識

リハビリテーションとICF

Clinical Pearl

- 機能訓練はリハのごく一部でしかない.
- ICFは障害者の生活機能を全人的に評価するツールである.
- リハに関するコミュニケーションのポイントは,機能評価,予後予測,訓練内容である.

リハビリテーション

　リハ＝機能訓練と解釈されることが多いが,機能訓練はリハのごく一部でしかない.1981年の世界保健機関(WHO)によるリハの定義を示す.

　「リハは能力低下やその状態を改善し,障害者の社会的統合を達成するためのあらゆる手段を含んでいる.リハは障害者が環境に適応するための訓練を行うばかりでなく,障害者の社会統合を促すために全体としての環境や社会に手を加えることも目的とする.そして,障害者自身,家族,そして彼らの住んでいる地域社会が,リハに関係するサービスの計画と実行に関り合わなければならない.」

　つまり,リハとは人間らしく生きる権利の回復(全人間的復権)であり,QOLをより向上させるように人生を再構築することである.次に日本リハビリテーション病院・施設協会における地域リハの定義と活動指針を**表1**に示す[1].リハという言葉をリハ栄養に置き換えれば,地域におけるリハ栄養の定義となる.

　リハは,医学的リハ,教育的リハ,社会的リハ,職業的リハの4つの分野に分けられる(**表2**).病院や診療所では通常,医学的リハが行われるが,教育的リハ,社会的リハ,職業的リハが行われることもある.総合リハセンターでは,これら4つのリハが総合的に行われている.

表1 地域リハビリテーションの定義

定義
　地域リハとは，障害のある人々や高齢者およびその家族が住み慣れたところで，そこに住む人々とともに，一生安全に，いきいきとした生活が送れるよう，医療や保健，福祉及び生活にかかわるあらゆる人々や機関・組織がリハの立場から協力し合って行う活動のすべてを言う．

活動指針
・これらの目的を達成するためには，障害の発生を予防することが大切であるとともに，あらゆるライフステージに対応して継続的に提供できる支援システムを地域に作っていくことが求められる．
・ことに医療においては廃用症候の予防および機能改善のため，疾病や傷害が発生した当初よりリハ・サービスが提供されることが重要であり，そのサービスは急性期から回復期，維持期へと遅滞なく効率的に継続される必要がある．
・また，機能や活動能力の改善が困難な人々に対しても，できうる限り社会参加を可能にし，生あるかぎり人間らしく過ごせるよう専門的サービスのみでなく地域住民も含めた総合的な支援がなされなければならない．
・さらに，一般の人々が障害を負うことや年をとることを自分自身の問題としてとらえるよう啓発されることが必要である．

(日本リハビリテーション病院・施設協会)[1)]

表2 リハビリテーションの4つの分野

医学的リハ
　疾患によって直接的に起こった一次障害の治療，二次障害や合併症の予防と治療，機能障害や活動制限の回復・維持，および残存機能を最大限活用するための訓練など，病院や診療所で行われるリハである．

教育的リハ
　障害児（者）に関して行われる教育的支援・リハである．早期療育をはじめ，教育上配慮が必要な児童・生徒に教育的な制度等を利用して，豊かな人格形成を目的とする．障害特性や発達段階に応じた教育が，療育施設などで行われる．

社会的リハ
　障害者が家庭や地域社会に参加できるように支援するリハである．社会生活力を身につけて，主体性，自立性をもって社会で生活できることが目標である．障害者支援施設などで行われる．

職業的リハ
　職業評価，職業指導，職業前訓練，職業訓練，職業紹介など障害者が適切な雇用を獲得，復帰できるように行われるリハである．就労支援施設などで行われる．

ICF

ICF（International Classification of Functioning, Disability and Health；国際生活機能分類）は，障害者の生活機能を，健康，心身機能・

身体構造, 活動, 参加, 個人因子, 環境因子の6つの概念に分類して全人的に評価するツールである (**図1**)[2]. ICF の特徴を**表3**に示す.

心身機能のなかには栄養関連の項目が含まれている. 心身機能の第1レベルに, 消化器系・代謝系・内分泌系の機能がある. このなかには第2レベルとして, 摂食機能, 消化機能, 同化機能, 体重維持機能, 全般的代謝機能, 水分・ミネラル・電解質バランスの機能といった項目が含まれている (**表4**)[2]. つまり, 栄養状態も評価することが本来の ICF の姿である.

ICF による患者の評価例を**図2**に示す. 単に栄養関連の項目を評価するだけでなく, 栄養と健康, 活動, 参加, 個人因子, 環境因子との双方向性の関係を考えることで, より全人的な評価が可能になる.

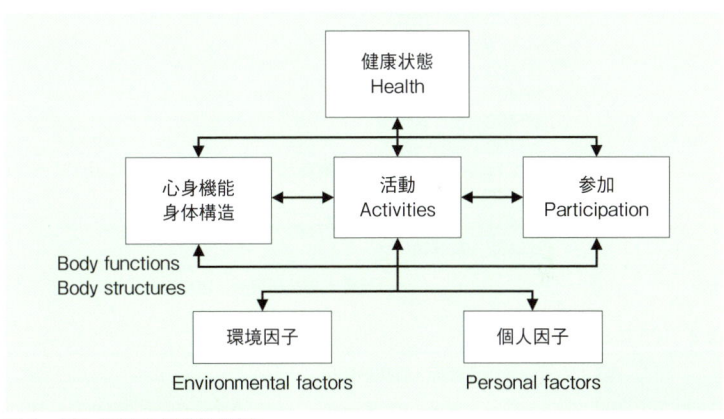

図1 ICF (国際生活機能分類)

(障害者福祉研究会, 2002)[2]

表3 ICF の特徴

- 個人の生活機能は各概念の複合関係にあり, 各概念間には双方向の関係 (双方向の矢印) が存在する.
- 環境因子が概念に含まれているので, 環境を改善することで生活機能を向上させるというリハの考え方が含まれる.
- 機能障害, 能力低下, 社会的不利といった否定的な言葉ではなく, 中立的な言葉が使用されている.

表4　ICFの栄養関連の項目

　b510　摂食機能
　　b5100　吸引
　　b5101　咬断
　　b5102　臼磨
　　b5103　口中での食物の処理
　　b5104　唾液分泌
　　b5105　嚥下
　　　b51050　口腔内嚥下
　　　b51051　咽頭内嚥下
　　　b51052　食道期嚥下
　　b5106　逆流と嘔吐
　b515　消化機能
　　b5150　胃腸での食物の移動
　　b5151　食物の破砕
　　b5152　栄養の吸収
　　b5153　食物への耐性
　b520　同化機能
　b530　体重維持機能
　b540　全般的代謝機能
　　b5400　基礎代謝率
　　b5401　炭水化物代謝
　　b5402　蛋白質代謝
　　b5403　脂肪代謝
　b545　水分・ミネラル・電解質バランスの機能
　　b5450　水分バランス
　　b5451　ミネラルバランス
　　b5452　電解質バランス

(障害者福祉研究会, 2002)[2]

図2　ICFによる患者の評価例

健康・病気	右大腿骨頸部骨折，誤嚥性肺炎
機能障害	摂食・嚥下（障害），右下肢筋力（低下），呼吸機能（障害），抑うつ状態，消化機能（障害），体重維持機能（るいそう），全般的代謝機能（障害），水分・ミネラル・電解質バランスの機能（障害）
活動制限	食事障害，歩行障害，調理障害，余暇（食べ歩き障害），コミュニケーション障害
参加制約	家庭復帰困難，趣味困難，レストラン（嚥下食なし）
個人因子	82歳男性，外向的，食事が一番の楽しみ，外食多い
環境因子	1人暮らし，アパート1階，横浜在住，近所に友達多い，要支援2，身体障害者手帳なし，嚥下食の配食サービスなし

リハビリテーションに関するコミュニケーション

　リハは多職種によるチームで行われるため，コミュニケーションが重要となる．しかし，理学療法士（PT）・作業療法士（OT）・言語聴覚士（ST）とその他の職種とのコミュニケーションは，不十分なことが少なくない．その原因には，PT・OT・STの職務内容を理解していないことや，何をディスカッションすればよいのかわからないことがある．PT・OT・STとのコミュニケーションのポイントは，機能評価，予後予測，訓練内容の3つである．これらに関するPT・OT・STへの質問例を**表5**に示す．

　これらについて多職種で適切なディスカッションを行うことで，チーム医療の質がより高くなる．ただし，リハとICFの考え方を理解しなければ，適切なコミュニケーションは不可能である．

表5　リハビリテーションに関するコミュニケーションのポイント

①機能評価
　「今の嚥下機能はどうですか．誤嚥のリスクは高いですか」
　「今の下肢筋力はどうですか．どのくらい歩けますか」
　「訓練意欲はありますか．抑うつ状態ではありませんか」
②予後予測
　「今後食べられるようになりますか．胃瘻造設は必要ですか」
　「一人で歩けるようになりますか．歩行に介助は必要ですか」
　「一人暮らしですがいつごろ自宅に退院できそうですか」
③訓練内容
　「機能訓練室ではどんな訓練を行っているのですか」
　「この訓練はどんな目的でやっているのですか」
　「1日にどのくらいの時間，訓練を行っているのですか」

（若林秀隆）

ADL・QOL

> **Clinical Pearl**
> - 家庭復帰に特に重要なADLは食事,移動,排泄である.
> - 地域での単身生活,社会生活にはADLだけでなくIADLも評価する.
> - 健康関連QOLは客観的QOLの一部に過ぎず,主観的QOLは含まれていない.

ADL

ADLとは,日常生活活動(Activities of Daily Living)の略である.日本リハ医学会の規定を示す[3].

「ADLは一人の人間が独立して生活するために基本的なしかも各人共に共通に繰り返される一連の身体的動作群をいう.この動作群は食事,排泄等の目的をもった各作業(目的動作)に分類され,各作業はさらにその目的を実施するための細目作業に分類される.リハの過程やゴール決定にあたって,これらの動作は健常者と量的・質的に比較され記録される.」

一人暮らしの脳卒中患者が家庭復帰するうえで特に重要なADLは食事,移動,排泄であった[4].次にIADLとは,手段的日常生活活動(Instrumental Activity of Daily Living)の略である.具体的には,買い物,洗濯,掃除,調理,電話,服薬管理,金銭管理,公共交通機関使用,自動車運転,趣味などが含まれる.APDL(Activities Parallel to Daily Living;日常生活関連動作)ともいわれる.ADLが自立してもIADLが自立していないと,地域での単身生活や社会生活に介助が必要となる.

現在よく使用されているADL評価法は,Barthel Index[5]とFIM(機能的自立度評価表;Functional Independence Measure)[6]である.Barthel Indexは合計100点満点で評価し,点数が高いほどADLの自立度が高くなる(**表6**).

FIMは運動13項目,認知5項目の合計18項目について,それぞれ1点(全介助)〜7点(完全自立)で評価し,126点満点となる(**表7,8**).

表6 Barthel Index

1. **食事**
   - 10：自立，自助具などの装着可，標準的時間内に食べ終える
   - 5：部分介助（たとえば，おかずを切って細かくしてもらう）
   - 0：全介助
2. **車いすからベッドへの移動**
   - 15：自立，ブレーキ，フットレストの操作も含む
   - 10：軽度の部分介助または監視を要する
   - 5：座ることは可能であるがほぼ全介助
   - 0：全介助，不可能
3. **整容**
   - 5：自立（洗面，整髪，歯磨き，ひげ剃り）
   - 0：部分介助，不可能
4. **トイレ動作**
   - 10：自立，衣服の操作，後始末を含む
   - 5：部分介助，体を支える，衣服，後始末に介助を要する
   - 0：全介助，不可能
5. **入浴**
   - 5：自立
   - 0：部分介助，不可能
6. **歩行**
   - 15：45m以上の歩行，補装具（車いす，歩行器は除く）の使用の有無は問わない
   - 10：45m以上の介助歩行，歩行器の使用を含む
   - 5：歩行不能の場合，車いすにて45m以上の操作可能
   - 0：上記以外
7. **階段昇降**
   - 10：自立，手すりなどの使用の有無は問わない
   - 5：介助または監視を要する
   - 0：不能
8. **着替え**
   - 10：自立，靴，ファスナー，装具の着脱を含む
   - 5：部分介助，標準的な時間内，半分以上は自分で行える
   - 0：上記以外
9. **排便コントロール**
   - 10：失禁なし，浣腸，坐薬の取り扱いも可能
   - 5：ときに失禁あり，浣腸，坐薬の取り扱いに介助を要する者も含む
   - 0：上記以外
10. **排尿コントロール**
    - 10：失禁なし，収尿器の取り扱いも可能
    - 5：ときに失禁あり，収尿器の取り扱いに介助を要する者も含む
    - 0：上記以外

表7 FIMの項目

運動項目
- ▶セルフケア：食事, 整容, 清拭, 更衣（上半身）, 更衣（下半身）, トイレ動作
- ▶排泄コントロール：排尿コントロール, 排便コントロール
- ▶移乗：ベッド・椅子・車いす, トイレ, 浴槽・シャワー
- ▶移動：歩行・車いす, 階段

認知項目
- ▶コミュニケーション：理解, 表出
- ▶社会的認知：社会的交流, 問題解決, 記憶

表8 FIMのレベル

自立
- 7：完全自立（時間, 安全性含めて）
- 6：修正自立（補助具使用）

部分介助
- 5：監視
- 4：最小介助（患者自身で75%以上）
- 3：中等度介助（50%以上）

全介助
- 2：最大介助（25%以上）
- 1：全介助（25%未満）

表9 健康関連QOLの評価指標

包括的尺度
- ▶例：SF-36, SF-8, EuroQOL, SIP (Sickness Impact Profile)

疾患特異的尺度
- ▶例：KDQOL（腎疾患特異的QOL）, GOHAI（口腔関連QOL）, SWAL-QOL（嚥下障害QOL）

QOL

QOL（Quality of Life；生活・人生の質）は，個人がどれだけ人間らしい生活を送り，幸福を見出しているかを尺度としてとらえる概念である．リハではQOLの向上が目標の1つとなる．

個人のQOLは客観的QOLと主観的QOLに分類される．客観的QOLは，健康関連QOL（Health-related Quality of Life）と健康に関連しないQOLに分類される．医学領域では健康関連QOLを評価していることが多い．

健康関連QOLの評価指標には，包括的なものと疾患特異的なものがある（**表9**）．QOLの評価，測定は極めて重要であるが，定量的に評価しているのはあくまで客観的QOLのなかの一部にすぎず，健康に関連しないQOLや主観的QOLは評価していないことに留意する．定性的な評価になるが，これらのQOLも大切である．

（若林秀隆）

身体障害者手帳・介護保険

Clinical Pearl

- 身体障害の区分の多くで，リハ栄養管理を要する．
- がん末期も介護保険の特定疾患に含まれる．
- 居宅療養管理指導で管理栄養士の訪問栄養指導が可能である．

身体障害者手帳

身体障害者手帳とは，身体障害者福祉法に定められたもので一定の障害を有する障害者に対して交付されるものである．障害の程度によって，最も重度な1級から軽度な6級まで分類される．

身体障害者手帳をもつことによって，自立支援医療や補装具の交付などの福祉サービスが受けられる（**表10**）[7]．ただし，どの程度受けられるかは障害の種類，程度と自治体によって異なる．身体障害の区分を**表11**に示す．肢体不自由以外にも，多くの区分でリハ栄養管理を要する．2006年4月に障害者自立支援法が施行されたが今後，廃止される可能性がある．

表10　身体障害者手帳で受けられる福祉サービス例（横浜市）

在宅生活の支援（ホームヘルプサービス，食事サービス，自立訓練事業など）
地域活動の促進（デイサービスなど）
施設・居住支援（グループホームなど）
日常生活用具・補装具（電磁調理器，吸引器の給付など）
住宅（住環境整備など）
外出を支援するサービス（身体障害者補助犬の給付，電車運賃の割引など）
情報伝達支援（手話通訳者・筆記通訳者の派遣など）
選挙（郵便による不在者投票制度）
療育・教育（地域療育センターなど）
訓練（リハ教室，社会適応訓練）
就労・雇用（就労支援センターなど）
医療制度（自立支援医療の給付など）
手当・年金・給付金・貸付（特別障害者手当，障害基礎年金，奨学金など）
税金・公共料金（所得税の障害者控除など）
スポーツ・文化・レクリエーション（障害者スポーツ文化センターなど）
障害者団体・ボランティア（社会福祉協議会など）

（横浜市健康福祉局）[7]

表11　身体障害の区分

視覚障害	腎臓機能障害
聴覚障害	呼吸器機能障害
平衡機能障害	膀胱・直腸の機能障害
音声・言語・咀嚼機能の障害	小腸機能障害
肢体不自由	HIVによる免疫機能障害
心臓機能障害	肝臓機能障害

表12　介護保険の特定疾患

1. がん末期（医師が一般に認められている医学的知見に基づき回復の見込みがない状態に至ったと判断したものに限定）
2. 関節リウマチ
3. 筋萎縮性側索硬化症
4. 後縦靱帯骨化症
5. 骨折を伴う骨粗鬆症
6. 初老期における認知症
7. 進行性核上性麻痺，大脳皮質基底核変性症およびパーキンソン病（パーキンソン病関連疾患）
8. 脊髄小脳変性症
9. 脊柱管狭窄症
10. 早老症
11. 多系統萎縮症
12. 糖尿病性神経障害，糖尿病性腎症および糖尿病性網膜症
13. 脳血管疾患
14. 閉塞性動脈硬化症
15. 慢性閉塞性肺疾患
16. 両側の膝関節または股関節に著しい変形を伴う変形性関節症

介護保険

　介護保険は，社会の高齢化に対応し2000年4月から施行された社会保険制度である．介護を要する程度で，要支援1，2と要介護1〜5の区分がある．原則として65歳以上で介護を要する高齢者が対象であるが，**表12**の特定疾患で介護を要する状態であれば40〜64歳でも要介護認定が可能である．

　介護保険で受けられるサービスを**表13**に示す．居宅療養管理指導では管理栄養士による訪問栄養指導が月2回まで可能である．医師，歯科医師，薬剤師，歯科衛生士も実施可能である．介護療養型医療施設は2011年度末で廃止される方針となっている．

表 13 介護保険で受けられるサービス

1. 在宅サービス
   ①訪問介護・介護予防訪問介護
   ②訪問入浴介護・介護予防訪問入浴介護
   ③訪問看護・介護予防訪問看護
   ④訪問リハ・介護予防訪問リハ
   ⑤居宅療養管理指導・介護予防居宅療養管理指導
   ⑥通所介護・介護予防通所介護・療養通所介護（デイサービス）
   ⑦通所リハ・介護予防通所リハ（デイケア）
   ⑧短期入所生活介護・介護予防短期入所生活介護
   ⑨短期入所療養介護・介護予防短期入所療養介護
   ⑩特定施設入居者生活介護・介護予防特定施設入居者生活介護
   ⑪福祉用具貸与・介護予防福祉用具貸与
   ⑫特定福祉用具購入・特定介護予防福祉用具購入
   ⑬住宅改修費・介護予防住宅改修費
2. 地域密着型サービス
   ①夜間対応型訪問介護
   ②認知症対応型通所介護・介護予防認知症対応型通所介護
   ③小規模多機能型居宅介護・介護予防小規模多機能型居宅介護
   ④認知症対応型共同生活介護・介護予防認知症対応型共同生活介護（グループホーム）
   ⑤地域密着型特定施設入居者生活介護
   ⑥地域密着型介護老人福祉施設入所者生活介護
3. 施設サービス
   ①介護老人福祉施設
   ②介護老人保健施設
   ③介護療養型医療施設

（若林秀隆）

PT・OT・ST・MSW の業務

> **Clinical Pearl**
> - PT は大きく運動療法と物理療法に分けられる.
> - OT の主な対象は,上肢,ADL,高次脳,精神・心理である.
> - ST の主な対象は,言語,嚥下,聴覚,コミュニケーションである.

PT

PT とは Physical Therapy(理学療法)および Physical Therapist(理学療法士)の略語である.日本理学療法士協会による理学療法の定義を示す[8].

「理学療法とは,検査,測定/評価に基づき,何らかの疾病,傷害(スポーツを含む)などに起因する機能・形態障害に対する運動療法による筋力,関節可動域,協調性といった身体機能,および温熱,水,光線,電気などの物理療法による疼痛,循環などの改善を図る治療科学です.また能力障害が残ったとき,基本的動作や日常生活活動を改善するための指導,そして社会生活を送るうえで不利な要素を少なくするための福祉用具の選定や住宅改修・環境調整,在宅ケアなどが含まれます.近年では,生活習慣病の予防,コントロール,障害予防も理学療法の対象になっています.」

具体的には**表 14** のような訓練を行っている.

表 14　PT の訓練内容例

運動療法
関節可動域訓練　　レジスタンストレーニング　　座位訓練　　起立訓練
歩行訓練(屋内,屋外,階段)　　起居動作訓練　　協調運動訓練
バランス訓練　　呼吸訓練　　持久力増強訓練　　ファシリテーション
物理療法
牽引療法　　電気療法(低周波電気刺激)　　水治療法　　温熱療法
温泉療法　　寒冷療法　　光線療法

表 15　OT の訓練内容例

上肢の関節可動域訓練	職業前訓練
上肢のレジスタンストレーニング	心理的作業療法
上肢巧緻性訓練	アクティビティー
上肢の物理療法	装具・スプリント・自助具作製
ADL 訓練	高次脳機能訓練
IADL 訓練	

OT

OT とは Occupational Therapy（作業療法）および Occupational Therapist（作業療法士）の略である．日本作業療法士協会による作業療法と作業活動の定義を示す[9]．

「身体または精神に障害のある者，またはそれが予測されるものに対してその主体的な活動の獲得をはかるため，諸機能の回復・維持および開発を促す作業活動を用いて行う治療・指導・援助を行うこと．日常活動の諸動作，仕事・遊びなど人間の生活全般に関わる諸活動を作業療法の「作業活動」と呼ぶ．」

具体的には**表 15** のような訓練を行っている．

ST

ST とは，Speech-Language-Hearing Therapy（言語聴覚療法）および Speech-Language-Hearing Therapist（言語聴覚士）の略である．日本言語聴覚士協会による ST の紹介を示す[10]．

「言語聴覚士はことばによるコミュニケーションに問題がある方に専門的サービスを提供し，自分らしい生活を構築できるよう支援する専門職です．また，摂食・嚥下の問題にも専門的に対応します．

ことばによるコミュニケーションの問題は脳卒中後の失語症，聴覚障害，ことばの発達の遅れ，声や発音の障害など多岐に渡り，小児から高齢者まで幅広く現れます．言語聴覚士はこのような問題の本質や発現メカニズムを明らかにし，対処法を見出すために検査・評価を実施し，必要に応じて訓練，指導，助言，その他の援助を行います．」

MSW

 MSWとは，Medical Social Worker（医療ソーシャルワーカー）の略である．日本医療社会事業協会によるMSWの紹介を示す[11]．

 「保健医療機関において，社会福祉の立場から患者さんやその家族の方々の抱える経済的・心理的・社会的問題の解決，調整を援助し，社会復帰の促進を図る業務を行います．

 具体的には，
 1. 療養中の心理的・社会問題の解決，調整援助
 2. 退院援助
 3. 社会復帰援助
 4. 受診・受療援助
 5. 経済的問題の解決，調整援助
 6. 地域活動

を行っています．」

 MSWの多くは，社会福祉士もしくは精神保健福祉士の資格を有している．

（若林秀隆）

文 献

1) 日本リハビリテーション病院・施設協会：http://www.rehakyoh.jp/data01.php
2) 障害者福祉研究会：ICF国際生活機能分類—国際障害分類改定版，中央法規，2002，p17, pp85-89.
3) 日本リハビリテーション医学会：ADL評価について．リハ医学 **13**：315-320, 1976.
4) 若林秀隆：一人暮らしの脳卒中患者に対するリハビリテーションとその帰結．プライマリ・ケア **26**：102-110, 2003.
5) Mahoney FI, Barthel DW：Functional evalation：The Barthel Index. *Md State Med J* **14**：61-65, 1965.
6) 千野直一監訳：FIM；医学的リハビリテーションのための統一的データセット利用の手引き（FIM version 3.0 日本語訳），慶応義塾大学医学部リハビリテーション科，1991.
7) 横浜市健康福祉局：障害福祉のあんない2010：http://www.city.yokohama.jp/me/kenkou/shogai/annai10/
8) 日本理学療法士協会：http://wwwsoc.nii.ac.jp/jpta/01-whats-pt.html
9) 日本作業療法士協会：http://www.jaot.or.jp/ryohoshi/index.html
10) 日本言語聴覚士協会：http://www.jaslht.or.jp/whatst_g.html
11) 日本医療社会事業協会：http://www.jaswhs.or.jp/guide/introduction.php

第3章―栄養の基本知識

糖質の生化学

> **Clinical Pearl**
> - 糖質は,ヒトにとって最も重要なエネルギー源である.
> - 臓器(器官)のなかには,糖質を直接エネルギー源として利用しないものも多い.
> - 1日にどの程度の糖質が消費されているかを概ね考えて投与量を決めることが望ましい.

糖質の構造と分類

糖質の最少単位である単糖類の化学式は $(C-H_2O)n$ であるので,糖質は炭水化物ともよばれる.栄養素として重要な単糖類にはグルコース(ブドウ糖),フルクトース(果糖),ガラクトースがある.単糖類が二分子結合したものが二糖類であり,代表的なものにスクロース(ショ糖),マルトース(麦芽糖),ラクトース(乳糖)がある.さらに多くの分子が結合したものを多糖類とよび,でん粉,デキストリン,グリコーゲンなどがこれに含まれる.

糖質の消化・吸収,グリコーゲンの合成

糖質は図1のように単糖類となって消化,吸収される[1].フルクトースとガラクトースは,グルコースと同様に解糖系(後述)を経てピルビン酸に代謝される.

吸収されたグルコースは肝細胞に取り込まれ,肝臓のグリコーゲンプールを満たす.体循環に入ったグルコースは骨格筋に取り込まれ,筋肉内のグリコーゲンプールを満たす.さらに,腎臓や赤血球など他の臓器や細胞の需要を満たした後の余剰なグルコースは,インスリンの作用で脂肪酸に合成される.

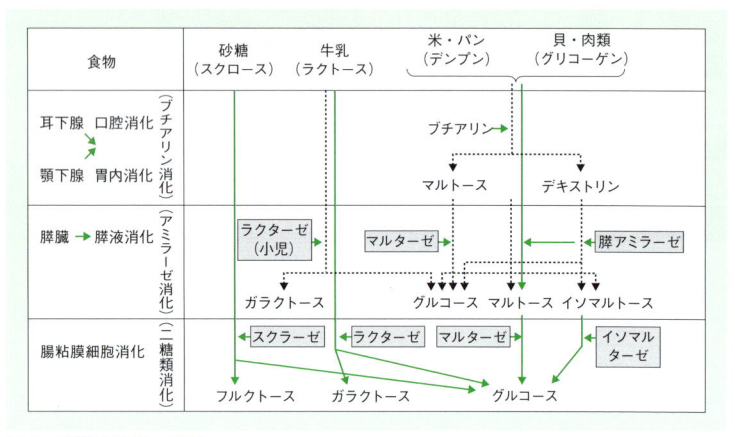

図1 糖質の消化・吸収

(大村, 2010)[1]

グルコースの燃焼

　グルコースの燃焼には，解糖系とTCAサイクルによって進行する．解糖系は，1分子のグルコースから2分子のピルビン酸と2分子のATPを産生する代謝系である（**図2**）．解糖系の反応は酸素を必要とせず，細胞質内（ミトコンドリアの外）で進む．

　解糖系で生成されたピルビン酸はアセチルCoAに代謝され，ミトコンドリア内でTCAサイクルに入る（図2）．ピルビン酸脱水素酵素の補酵素は，ビタミンB_1の活性型であるチアミン二リン酸（TPP）である．ビタミンB_1欠乏よりピルビン酸の代謝が阻害されると乳酸が異常に生成される．

　TCAサイクルでは，アセチルCoAが酸化される．アセチルCoAは，脂肪酸のβ酸化やケト原生アミノ酸の脱アミノ化でもつくられる．

　1分子のアセチルCoAからは，TCAサイクルで1分子，酸化的リン酸化で13分子のATPが合成される．つまり，1分子のグルコースからは2分子のアセチルCoAで28分子，解糖系で2分子，合計30分子のATPがつくられる．このことから，ミトコンドリア内で進む酸化的リン酸化がいかに効率のよいエネルギー生成システムであるかがわかる．

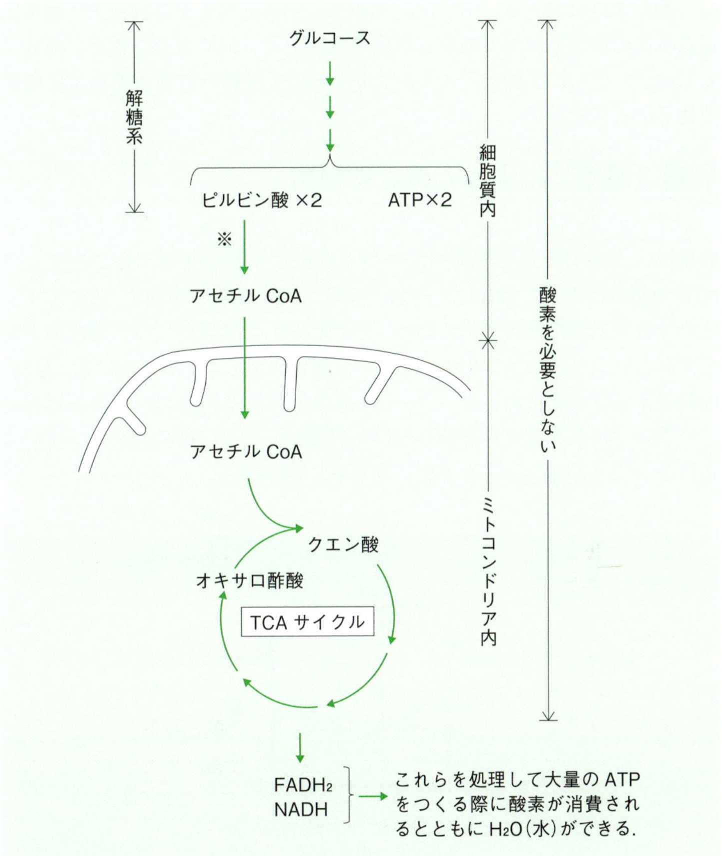
グルコース
解糖系
細胞質内
ピルビン酸 ×2
ATP×2
※
アセチル CoA
酸素を必要としない
アセチル CoA
ミトコンドリア内
クエン酸
オキサロ酢酸
TCA サイクル
FADH2
NADH
これらを処理して大量の ATP をつくる際に酸素が消費されるとともに H2O(水)ができる.

図 2　解糖系と TCA サイクル

解糖系，およびミトコンドリア内で進行する TCA サイクルの反応は酸素を必要としない．TCA サイクルによって生成された $FADH_2$ と NADH が受け取っている電子が処理される際に酸素が消費され，同時に H_2O がつくられる．$FADH_2$ と NADH が電子を離した際に生じたプロトンの濃度勾配が解消されるときに ATP が生成される．なお，図中※の反応を触媒するのがピルビン酸脱水素酵素である．

糖新生

　非糖質前駆体からグルコースを産生する代謝系が糖新生である．主に乳酸，アミノ酸，グリセロールから糖新生が行われる．飢餓や侵襲が加わると，糖新生は亢進する．その際，糖新生に利用される主な基質は，骨格筋蛋白などの崩壊によって血中に放出されたアミノ酸である．また，後述するCoriサイクルとアラニンサイクルにおいて肝臓内で進行する反応は糖新生そのものである．

臓器（細胞）によって異なる燃料

　脳はグルコースを好んで消費する．また，ミトコンドリアをもたない赤血球は，グルコースを解糖系によってピルビン酸に代謝することでしかATPを得ることができない．一方，心筋や安静時の骨格筋は，エネルギーの大半を脂肪酸の燃焼で得ている．しかし激しい運動時には，骨格筋は蓄えてあったグリコーゲンからグルコースを切り出して燃料に用いる．なお，血糖を安定させるためにグリコーゲンを蓄えている肝臓は，自身の燃料としてグルコースをほとんど使わない．肝臓は，アミノ酸の脱アミノ化で生じた2-オキソ酸（α-ケト酸）を燃料に用いる．

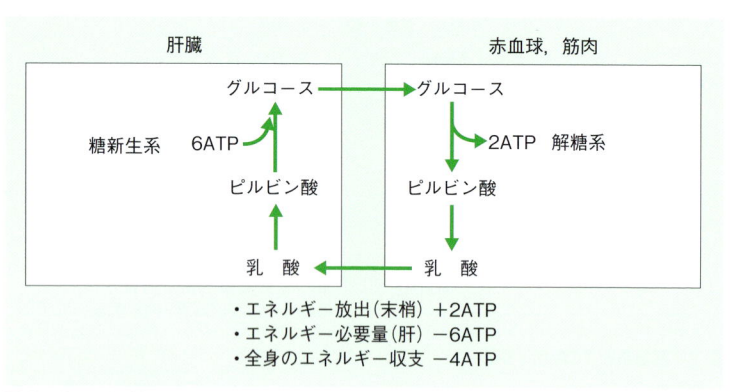

図3　Coriサイクル

- エネルギー放出（末梢）＋2ATP
- エネルギー必要量（肝）－6ATP
- 全身のエネルギー収支　－4ATP

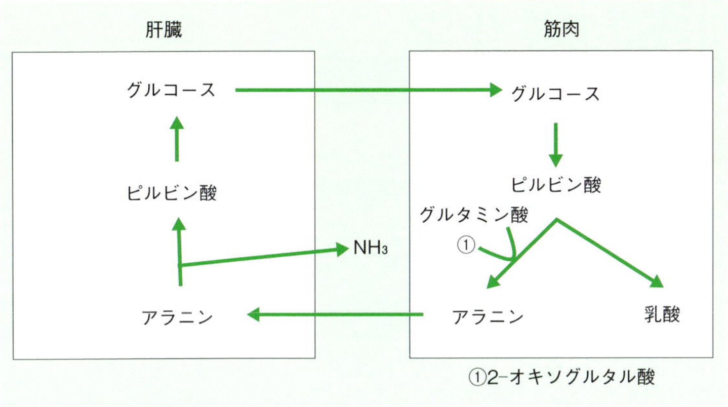
肝臓
筋肉
グルコース
ピルビン酸
アラニン
NH_3
グルコース
ピルビン酸
グルタミン酸
①
アラニン
乳酸
①2-オキソグルタル酸

図 4　アラニンサイクル

グルコースを再利用するための 2 つの重要なサイクル(回路)

赤血球や筋肉は乳酸を血中に放出し，肝臓での糖新生を経て再びグルコースを受け取る（Cori サイクル）（**図 3**）．激しい運動時の骨格筋は，最大限の酸素供給下でも解糖系によって生成されたすべてのピルビン酸を完全酸化できない．そのため，余剰のピルビン酸は乳酸のほかアラニンにも代謝されて血中に放出される．アラニンは肝臓で糖新生され，再びグルコースとなる（アラニンサイクル）（**図 4**）．

（大村健二）

脂質の生化学

> ### 🔍 Clinical Pearl
> - 脂質はインスリン非依存性の重要な熱源であるとともに，体内で最大の貯蔵エネルギーである．
> - 動物は多価不飽和脂肪酸を合成できないため，これらは必須脂肪酸である．
> - 脂質は細胞膜の主な構成成分である．
> - コレステロールからは，副腎皮質ホルモンや胆汁酸が合成される．

脂質の定義，構造，機能と分類

　エーテルやクロロホルムなどの有機溶媒に溶ける動植物中の成分を脂質とよぶ．天然に存在する脂肪酸の基本構造は，偶数個の炭素が直鎖状に並んだ飽和もしくは不飽和のモノカルボン酸である．

　脂質は機能的には，貯蔵脂質（体脂肪），生体膜（細胞膜）の構造脂質，生体を調節する機能脂質に分類される．一方，構造的には，中性脂肪（トリグリセリド；TG），リン脂質，スフィンゴ脂質，テルペン類（コレステロールなど）に分類される．TGは重要な燃料であるとともに，体内で最大のエネルギー貯蔵形態である．標準的な体重70 kgの男性に蓄積されている利用可能なエネルギーは，脂肪組織のTGが135,000 kcal，筋肉から動員可能な蛋白質が24,000 kcal，筋肉のグリコーゲンが1,200 kcal，肝臓のグリコーゲンが400 kcalである．リン脂質とスフィンゴ脂質，およびステロイドは細胞膜の重要な構成成分である．

脂肪の消化・吸収

　食物中の脂肪は，十二指腸で胆汁によって小粒子化（ミセル化）される．ミセル化された脂肪粒子の主成分はTGである．

　TGは，1分子のグリセリンに3分子の脂肪酸が結合したものである．TGはリパーゼで加水分解される（**図5**）[1]．TGから脂肪酸が外れてジグリセリド（DG），モノグリセリド（MG）となり，最終的にグリセリンと

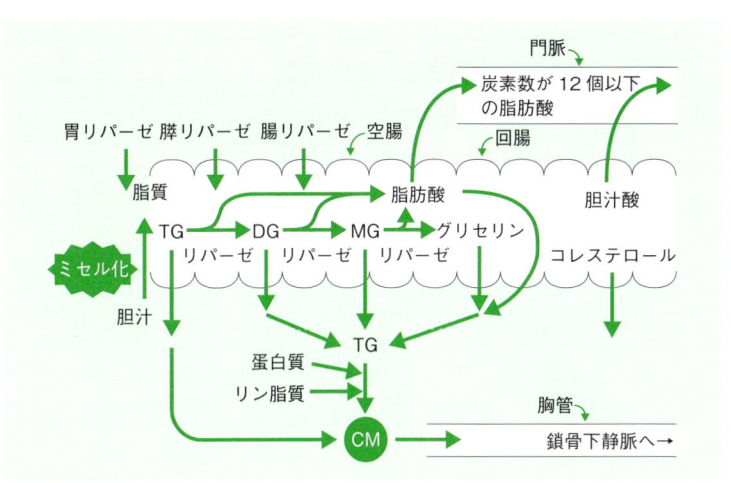

図5 脂肪の消化・吸収

TG；トリグリセリド，DG；ジグリセリド，MG；モノグリセリド，CM；カイロミクロン

(大村，2010)[1]

脂肪酸になる．全脂質の約2/3はMGまで，約1/3は脂肪酸とグリセリンまで消化された後に吸収される．

吸収された脂肪酸，グリセリン，MGなどは，小腸粘膜内でTGに再合成され，さらにアポ蛋白，リン脂質などが結合しカイロミクロン（CM）となる（図5）．

CMは，胸管から左鎖骨下静脈と左内頸静脈の合流部（静脈角）で静脈に入る．脂肪乳剤を点滴した際の脂肪粒子の動態と，食事摂取後に小腸から吸収された脂肪の動態は，ほぼ同じである．なお，炭素数が12個以下の中鎖脂肪酸と短鎖脂肪酸は門脈に入る（図5）．

トリグリセリドの分解・燃焼（酸化）

リポ蛋白リパーゼ（LPL）による加水分解でTGから脂肪酸が外れる．LPLは，脂肪酸を燃料として利用する骨格筋や心筋の組織などに発現している．その後，脂肪酸はアシルCoAに代謝され，カルニチンと結合してミトコンドリア内に取り込まれる．

ミトコンドリア内でアシルCoAから炭素が2つずつ切り離され，アセ

炭素間に二重結合がない脂肪酸	飽和脂肪酸	パルミチン酸 ステアリン酸
炭素間に二重結合を有する脂肪酸 　二重結合が一つのもの 　二重結合が複数のもの	不飽和脂肪酸 　一価不飽和脂肪酸 　多価不飽和脂肪酸	オレイン酸 リノール酸 γ-リノレン酸

脂肪酸の表記方法

リノール酸（18：2 cis-Δ^9, Δ^{12}）

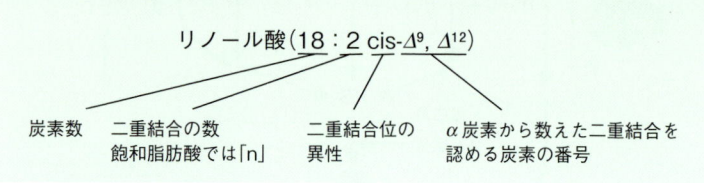

- 炭素数
- 二重結合の数　飽和脂肪酸では「n」
- 二重結合位の異性
- α炭素から数えた二重結合を認める炭素の番号

図6　脂肪酸の分類と表記方法

（大村，2010）[1]

チル CoA と NADH，$FADH_2$ がつくられる．この反応は β 炭素上で進行するため β 酸化とよばれる．ここで得られたアセチル CoA は，ミトコンドリア内で TCA サイクルに入って完全酸化を受ける（p29「糖質の生化学」参照）．

なお，脂質の燃焼によって消費される酸素の分子数で産生される二酸化炭素数を除した値（呼吸商）はおよそ 0.7 である．

脂肪酸の種類

脂肪酸は，炭素鎖を構成する炭素間に有する二重結合の数と部位によって分類される（**図6**）[1]．食物中の不飽和脂肪酸は，メチル基末端から数えて何番目の炭素に始めて二重結合が存在するかで n-3 系（ω3 系）と n-6 系（ω6 系），n-9 系（ω9 系）に分けられる．

哺乳類は，体内でカルボキシル基末端から数えて 9 番目より遠い炭素間に二重結合を形成することができない．したがって，リノール酸（18：2 cis-Δ^9, Δ^{12}）やリノレン酸（18：3 cis-Δ^9, Δ^{12}, Δ^{15}）は必須脂肪酸である．

n-3 系と n-6 系多価不飽和脂肪酸の代謝は競合するため，適度な割合で両者を摂取することが望ましい．

（大村健二）

蛋白質の生化学

> **Clinical Pearl**
> - アミノ酸の重合によって合成される蛋白質は,さまざまな物質代謝,生体反応に関与する重要な有機生体分子である.
> - 蛋白質は,特に飢餓や侵襲時に熱源となる.
> - ヒトの蛋白質を構成する20種のアミノ酸のうち9種は,体内で合成できない必須アミノ酸である.

アミノ酸の定義,構造,機能と分類

アミノ酸は,1つの炭素(Cα, α-炭素)にカルボキシル基とアミノ基が結合する基本構造をもつ.

蛋白質は,アミノ酸の重合で合成される重要な有機生体分子であり,生体内の物質代謝のほぼすべてに関与している.また,蛋白質は単独,もしくは糖質や脂質などと結合して生体内のさまざまな組織を構成している.

蛋白質の消化・吸収

食物中の蛋白質は胃液,膵液,腸液による消化を受け,最終的にすべてアミノ酸となって血中に入る(**図7**)[1].腸細胞の細胞膜でアミノ酸まで分解された後,グリシンは単純拡散で,グリシン以外のアミノ酸はトランスポーターによる能動輸送で吸収される.

アミノ酸の分類

アミノ酸は,親水性アミノ酸と疎水性アミノ酸に大別される(**表1**).前者は,極性によって酸性,中性,塩基性アミノ酸に分けられる.後者には,炭素鎖に分岐を認める分岐鎖アミノ酸,芳香環を側鎖にもつ芳香族アミノ酸,硫黄を含む含硫アミノ酸がある.プロリンはイムノ酸である.

ほとんどのアミノ酸は糖原生(糖新生の材料)であり,一部がケト原生(脂肪新生の材料)である(**表2**).糖原生かつケト原生のアミノ酸もある.

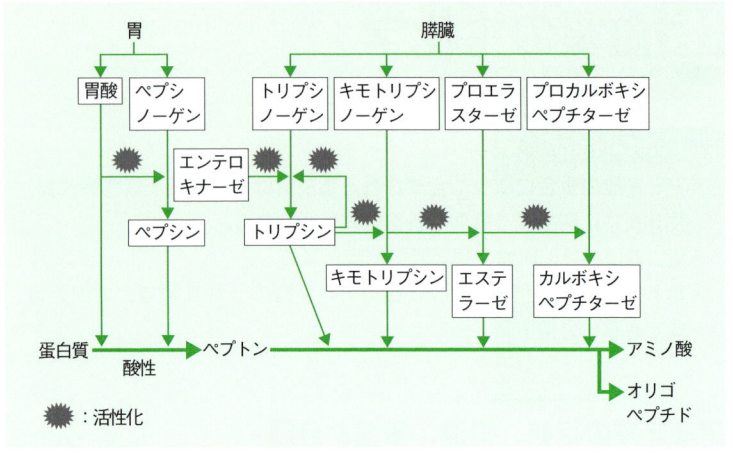

図7 消化管内で行われる蛋白質の消化・吸収

(大村, 2010)[1]

蛋白質の合成と分解（同化と異化）

　ヒト染色体には，遺伝情報のすべてが塩基配列に変えられてゲノムとして記されている．ゲノムの遺伝情報の本態は，蛋白質のアミノ酸配列である．

　DNAに記されている情報は，最初にメッセンジャーRNA（mRNA）に移される（転写）．次にmRNAからリボゾームRNA上で蛋白質が合成される（翻訳）．結合したアミノ酸の数が2個のものをジペプチドと称し，アミノ酸数が増えるにつれてオリゴペプチド（3～10個），ポリペプチドとよぶ．

　健康な成人では，1日に体に含まれる蛋白質の約3%が分解され，一方で同量が合成される．ヒトの体内の蛋白質濃度は，その蛋白質の合成速度に依存する．蛋白質の分解で生じたアミノ酸の一部は，新たに吸収されたアミノ酸とともに蛋白合成に供される．また，余剰なアミノ酸は脱アミノ化を受けてグルコースや脂肪酸に合成される．必要量を超える蛋白質を摂取しても，筋蛋白の合成が増加することはない．なお，健康な成人では，窒素バランスは±0に保たれている．

表1 アミノ酸の分類

親水性アミノ酸	塩基性	**リシン（Lys）**
		アルギニン（Arg）
		ヒスチジン（His）
	酸性	アスパラギン酸（Asp）
		グルタミン酸（Glu）
	中性	**スレオニン（Thr）**
		セリン（Ser）
		グルタミン（Gln）
		アスパラギン（Asn）
疎水性アミノ酸	脂肪族	アラニン（Ala）
		グリシン（Gly）
	脂肪族・分岐鎖	**バリン（Val）**
		ロイシン（Leu）
		イソロイシン（Ile）
	芳香族	**フェニルアラニン（Phe）**
		チロシン（Tyr）
		トリプトファン（Trp）
	含硫	**メチオニン（Met）**
		システイン（Cys）
イミノ酸		プロリン（Pro）

※太字は必須アミノ酸

蛋白質の機能

　蛋白質は糖質や脂質と結合し，細胞，組織，器官，臓器，生体を形作る重要な成分である．蛋白質が有するさまざまな機能は，アミノ酸配列だけでなくペプチド鎖が折れ曲がって形成する高次構造にも規定される．蛋白質は，酵素としてさまざまな反応を触媒し，種々の物質の合成と分解に与かる．また，免疫に代表される生態防御や物質の運搬・貯蔵，有害物質の

表2 糖原生アミノ酸とケト原生アミノ酸

糖原生アミノ酸	アルギニン，ヒスチジン，アスパラギン酸，グルタミン酸，スレオニン，セリン，グルタミン，アスパラギン，アラニン，グリシン，バリン，メチオニン，システイン，プロリン
糖原生＋ケト原生アミノ酸	イソロイシン，フェニルアラニン，チロシン，トリプトファン
ケト原生アミノ酸	リシン，ロイシン

中和・分解などに関与する．

骨格筋や消化管上皮の蛋白質は，飢餓や侵襲時にグルコースへ代謝されるためのアミノ酸プールでもある．したがって，骨格筋量の減少は疾病や手術からの回復力を低下させることになる．

（大村健二）

微量栄養素の生化学

Clinical Pearl

- 微量栄養素（micronutrients）とは，ビタミンと微量元素である．
- 微量元素とは，鉄より体内含有量が少ない元素，もしくは 1 mg/kg 以下の元素の総称である．
- ビタミンの欠乏は，低栄養，妊娠，悪性腫瘍などが原因で起こる．

ビタミン

ビタミンの成分，関連物質および作用を**表3**に，ビタミン欠乏の症状を**表4**に示す．たとえば，ビタミン B_1 欠乏が進行すると，ピルビン酸からのアセチル CoA 産生と TCA サイクルの回転障害が生じる．心筋は TCA サイクルによる好気的な ATP 産生への依存度が高いために，ビタミン B_1 欠乏では心不全となる．

葉酸は妊娠や悪性疾患で欠乏しやすい．妊婦には奇形児出産のリスクを低下させるため，十分な葉酸摂取が必要である．

微量元素

微量元素の関連酵素，物質および作用を**表5**に，微量元素欠乏の症状を**表6**に示す．自然食品を摂取していても起こりうる微量栄養素欠乏を**表7**に示す．

現在，ヒトが必要とする微量元素をすべて網羅する中心静脈栄養製剤や経腸栄養剤は市販されていない．たとえば，経管栄養を施行している患者に小球性貧血と顆粒球減少を認めたら，鉄欠乏とともに銅欠乏症を疑う．一方，自然食品は微量元素を豊富に含んでいる．

表3 ビタミンの成分と主な関連物質と作用

種類	成分	主な関連物質	主な作用
ビタミンB_1	チアミン	ピルビン酸脱水素酵素, αケトグルタル酸脱水素酵素, トランスケトラーゼ, 分岐鎖ケト酸脱水素酵素	ピルビン酸からのアセチルCoA生成, TCA回路の機能, エネルギー産生, 神経, 心臓, 血管系の機能調整
ビタミンB_2	リボフラビン	FDA	エネルギー産生(電子伝達系), 皮膚や粘膜の機能維持
ビタミンB_6	ピリドキシン	トランスアミナーゼ, アミノ酸脱水素酵素, デアミナーゼ	蛋白代謝, ヘモグロビン合成, 皮膚や粘膜の機能維持
ビタミンB_{12}	コバラミン	メチオニン合成酵素, メチルマロニルCoAムターゼ	貯蔵型葉酸の動員, 物質のメチル化, ミエリンの合成, 赤血球の形成, 中枢神経の機能維持
葉酸	葉酸	チミジル酸合成酵素, メチオニン合成酵素	ピリミジンヌクレオチド, プリンヌクレオチドの生合成, 物質のメチル化, 胎児の正常な発育
ナイアシン	ニコチン酸	NADH, NADPH	エネルギー産生(電子伝達系), 物質の還元, 皮膚や粘膜の機能維持
パントテン酸	パントテン酸	コレステロールやホルモンの生合成	皮膚や粘膜の機能維持
ビオチン	ビオチン	脂質・炭水化物代謝	皮膚や粘膜の機能維持
ビタミンC	アスコルビン酸	生体内の酸化・還元反応	コラーゲンの合成, コレステロール代謝, カルニチン合成, 非ヘム鉄の吸収, サイクリックAMPの合成, 皮膚や粘膜の機能維持
ビタミンA	レチノール	レチノイン酸	成長, 視覚, 生殖, 皮膚および粘膜上皮の正常保持, 粘膜分泌機能の維持, 分化, 発生, 形態形成への関与, 抗がん作用
ビタミンD	カルシフェロール	Ca結合蛋白, アルカリフォスファターゼ	小腸でのCa吸収の促進, 骨リモデリングの促進, 尿細管でのCaおよびPの再吸収の促進
ビタミンE	トコフェロール	抗酸化反応	生体脂質の過酸化防止, プロスタグランジン代謝(血小板凝集抑制, 血管拡張), 免疫力増強, 生体膜維持
ビタミンK	メナキノンなど	カルボキシラーゼ	血液凝固因子Ⅱ, Ⅶ, Ⅸ, Ⅹの生成, Ca結合性蛋白質生成

(大村, 2010)[1] より改変

表4 ビタミンの主な欠乏症状

種類	主な欠乏症状
ビタミンB_1	健忘, 徐脈, うつ, 不安, Wernicke脳症, Korsakoff症候群, 脚気, 筋力低下, 知覚異常, 乳酸アシドーシス, 心不全, 多発神経炎, 浮腫
ビタミンB_2	舌炎, 口角炎, 鼻唇溝・陰嚢・外陰部の皮膚炎, 眼症状(角膜血管新生, 硝子体の混濁, 異物感), 創傷治癒遅延, 成長障害
ビタミンB_6	食思不振, 悪心, 嘔吐, 下痢, 口唇炎, 舌炎, 皮膚炎, 多発神経炎, 貧血, 痙攣
ビタミンB_{12}	巨赤芽球性貧血, 白血球の形成障害, 血小板の形成障害, 脊髄軸策の進行性変性による進行性麻痺症状, 末梢神経障害, 舌炎, DNA合成障害
葉酸	巨赤芽球性貧血, 神経管欠損児(妊婦が葉酸欠乏症の場合), 心・血管系疾患発症のリスクの増加, 舌炎, 口内炎
ナイアシン	認知症, ペラグラ
パントテン酸	皮膚炎, 末梢神経障害
ビオチン	脱毛, 皮膚炎
ビタミンC	壊血病(全身の点状・斑状出血, 歯肉の腫脹・出血, 時に消化管出血, 骨膜下出血), 細胞間質(コラーゲン, 類骨質, 象牙質)の形成不全, 創傷治癒遅延
ビタミンA	夜盲症, 皮膚の角化, 皮膚の乾燥, 眼球の乾燥, 消化管の吸収障害, 気道の易感染性, 抵抗力低下
ビタミンD	乳幼児・小児はくる病, 成人は骨軟化症, けいれん, テタニー, 食思不振
ビタミンE	歩行障害, 腱反射・振動感覚の消失, 眼球運動麻痺, 網膜症, 溶血性貧血, 運動失調
ビタミンK	出血傾向, 骨形成不全

(大村, 2010)[1] より改変

表5 微量元素の主な関連酵素・物質と作用

種類	主な関連酵素・物質	主な作用
鉄	ヘモグロビン,フェリチン,ミオグロビン	酸素の運搬・貯蔵,酸化還元反応,組織内呼吸
銅	セルロプラスミン,モノアミンオキシダーゼ,チロシナーゼ,スーパーオキシドディスムターゼ,アスコルビン酸オキシダーゼ	造血機能,骨代謝,鉄代謝,結合織代謝,神経機能,色素調節機能,抗酸化作用
亜鉛	DNAポリメラーゼ,RNAポリメラーゼ,アルコールデヒドロゲナーゼ,アルカリフォスファターゼ,スーパーオキシドディスムターゼ,カルボニックアンヒドラーゼ	DNAの複製,DNAの修復,味覚機能,核酸の合成,蛋白代謝,創傷治癒,脂質代謝,骨代謝,抗酸化作用
マンガン	アルギナーゼ,ピルビン酸カルボキシラーゼ,グルコシルトランスフェラーゼ,スーパーオキシドディスムターゼ	糖代謝,脂質代謝,骨代謝,生殖能,免疫能,抗酸化作用
ヨウ素	甲状腺ホルモン	エネルギー産生の調節など甲状腺ホルモンの作用
コバルト	メチオニンシンターゼ,メチルマロニルCoAムターゼ,ビタミンB_{12}の構成成分	物質のメチル化機構,葉酸代謝の調節,造血
クロム	ブドウ糖耐性因子,低分子クロム結合物質	糖代謝,コレステロール代謝,蛋白代謝,結合織代謝,インスリン作用促進,抗酸化作用
セレン	5-ヨードサイロニン脱ヨウ素化酵素,グルタチオンペルオキシダーゼ,セレノプロテイン	甲状腺ホルモン代謝,抗酸化作用,蛋白代謝,核酸代謝
モリブデン	キサンチンオキシダーゼ,キサンチンデヒドロゲナーゼ,アルデヒドオキシダーゼ,亜硫酸オキシダーゼ	尿酸代謝,アミノ酸代謝,硫酸・亜硫酸代謝,鉄の利用効率上昇,銅と拮抗

(大村,2010)[1]より改変

表6　微量元素の主な欠乏症状

種類	主な欠乏症状
鉄	鉄欠乏性貧血（小球性低色素性貧血），運動機能低下，認知機能低下，スプーン爪，舌炎
銅	貧血，白血球減少，好中球減少，毛髪や皮膚の色素脱失，骨形成不全，成長障害，中枢神経障害
亜鉛	顔面，会陰部より始まる皮疹，口内炎，舌炎，味覚障害，食思不振，創傷治癒遅延，成長遅延，免疫能低下，爪の変化，脱毛，下痢
マンガン	骨端軟骨異常，成長障害，低コレステロール血症，低脂肪酸血症，運動失調，毛髪赤色化，血液凝固能低下，皮膚炎，生殖能低下
ヨウ素	甲状腺機能低下症，肥満，易疲労性，成長障害，精神運動発達遅延
コバルト	巨赤芽球性貧血，メチルマロン酸尿
クロム	耐糖能異常，体重減少，窒素平衡異常，呼吸商低下，遊離脂肪酸減少，末梢神経障害，貧血，代謝性意識障害
セレン	心筋症，不整脈，筋肉痛，大赤血球症，仮性白皮症，脱毛，成長障害
モリブデン	頻脈，多呼吸，夜盲症，視野暗点，見当識障害，頭痛，吐気，意識障害

（大村，2010）[1] より改変

表7　自然食を経口摂取していても起こる微量栄養素欠乏

微量栄養素名	原因
ビタミンB_1	偏食，アルコール依存症
葉酸	偏食，アルコール依存症
ビタミンB_{12}	胃切除術後の内因子分泌能の低下・廃絶
鉄	胃切除術による胃酸分泌能の低下・廃絶
銅	先天性の銅吸収障害による銅欠乏（Menkes病） 未熟児や低出生体重児，クワシオルコル，低蛋白血症

（大村健二）

運動栄養学

Clinical Pearl

- 運動栄養学の知見をリハ栄養に応用することが重要である.
- 食事時間を配慮した訓練スケジュールで,訓練効果が高まる可能性がある.
- 機能訓練室で栄養・水分補給できることが望ましい.

運動栄養学

運動栄養学・スポーツ栄養学とは,健常者やスポーツ選手が運動・スポーツを行う際に最大限の能力を発揮できるように,栄養面からサポートする学問である.運動やスポーツと栄養,休息のバランスが重要である.

一方,障害者や高齢者が機能訓練を行う際に最大限の能力を発揮できるように,栄養面からサポートする学問であるリハ栄養学は,ほとんど認識されていない.急性期病院や回復期リハ病院でリハを要する入院患者は,健常者やスポーツ選手と比較すると低栄養状態のことが多く,栄養サポートがより大切である.しかし現状では,リハ栄養学の研究は少ないため,運動栄養学・スポーツ栄養学の研究成果をリハ栄養に応用することが重要である.

栄養と運動のタイミング

身体機能には日内リズムがある.起床時は覚醒時間のなかで身体機能が最も低いため,運動にはあまり適さない.身体機能がピークとなるのは午後から夕方であり,この時間帯のほうがトレーニングの効果が表れやすい[2].

起床時は前日の夕食からかなりの時間が経過しているため,肝臓や筋肉のグリコーゲンが減少している.そのため,朝食を十分に摂取しないとグリコーゲンが貯蔵されず,午前中の持久力が低下する.入院患者では検査や治療などによる禁食のために,持久力が低下していることがある.

食事直後は消化吸収などで内臓の血流量が増えるため,運動には適していない.食事内容や消化管機能による個人差は大きいが,食後1～3時

間程度は積極的な運動を控えることが望ましい．筋力や持久力を栄養でより高めるためには，エネルギー必要量を摂取するだけでなく栄養と運動のタイミングが重要である[3,4]．

現時点で訓練効果を明らかに高めるスケジュールはないが，食後の訓練より食直前の訓練のほうが訓練効果を高める可能性はある．機能維持が目標の患者の場合には，訓練時間を考慮する必要は少ない．

機能訓練室での栄養・水分・経口補水液補給

低栄養状態の患者では，訓練直後に蛋白質と糖質を含んだ栄養剤を飲むことで，筋力や持久力がより増加してADLや歩行が改善する可能性がある．脱水気味の患者では，訓練中に水分や経口補水液の補給が必要である．また，機能訓練室では積極的な訓練内容を行っていることも少なくないので，訓練中にのどが渇く患者もいる．機能訓練室で栄養剤や水分・経口補水液を摂取できる環境にすることは，低栄養や脱水の予防と訓練効果をより高める意義がある．

機能訓練室での栄養・水分・経口補水液補給の方法には2つある．1つは本人の機能に見合った栄養剤や水分・経口補水液を，訓練時に本人が病棟から機能訓練室に持参する方法，もう1つは機能訓練室に栄養剤や水分・経口補水液を常備する方法である．それぞれの長所と短所を**表8**

表8 機能訓練室での栄養・水分・経口補水液補給方法の長所と短所

	長所	短所
訓練室に持参	本人の機能に見合ったものを確実に提供できる． 軽中度の摂食・嚥下障害がある場合，適切なとろみをつけたものを持参できる．	病棟での管理がやや大変になる． 本人の持参分以外には何も提供できない． 本人が忘れて持参してこないことがある．
訓練室に常備	訓練中にいつでも好きなだけ栄養・水分・経口補水液を補給できる．	本人の機能に見合っていないものを提供する可能性がある． 軽中度の摂食・嚥下障害がある場合，その場で適切なトロミをつけることが必要となる． 機能訓練室でもエネルギーや水分の制限の把握が必要となる． 機能訓練室での管理が大変になる．

に示す.

　低栄養や口渇,脱水の状態で訓練を継続しても,よいパフォーマンスを期待できない.特に回復期リハ病棟に入院中の患者では訓練時間が長いことが多いため,機能訓練室で栄養・水分・経口補水液の補給をできる環境づくりが求められる.

　理想は,栄養剤や水分・経口補水液に限らず食事が機能訓練室に常備してあり,いつでも摂取できることである.そのためには,機能訓練室に管理栄養士が常にいることが必要である.今後,病棟だけでなく機能訓練室にも管理栄養士が常駐する時代がくるかもしれない.

(若林秀隆)

飢餓時の代謝

> **Clinical Pearl**
> - 代謝とは，栄養素の同化（合成）および異化（分解）である．
> - 飢餓とは，エネルギー摂取量がエネルギー消費量より少ない状態が続くことである．
> - 飢餓で除脂肪体重の 30 ～ 40％を失うと窒素死，餓死に至る．

代謝・同化・異化

代謝とは，栄養素の同化（合成）および異化（分解）である．食事から消化吸収された栄養素は，同化（貯蔵，生体構成成分）もしくは異化（エネルギー産生）される．異化でエネルギーを得られる一方，同化にはエネルギーが必要である．貯蔵された脂肪，グリコーゲンや生体構成成分は，飢餓，侵襲，悪液質のときに異化される（**表9**）[5]．

運動をしないで生体内に貯蔵できるのは，脂肪とグリコーゲンだけである．つまり，蛋白質を含めて栄養を過剰に摂取しても，運動しなければ筋肉量は増えない．過剰な栄養の多くは，脂肪として体内に蓄積される．

飢餓時の代謝

飢餓とは，エネルギー摂取量がエネルギー消費量より少ない状態が続き，栄養不良となることである．国際連合食糧農業機関では，食事エネルギー摂取量が基礎エネルギー消費量の 1.54 倍に満たない人々を飢餓と定義し

表9 同化と異化の例

同化（合成）	異化（分解）
グルコース→グリコーゲン	グリコーゲン→グルコース→解糖→クエン酸回路
アミノ酸→蛋白質	蛋白質→アミノ酸→クエン酸回路
脂肪酸→中性脂肪	中性脂肪→脂肪酸→クエン酸回路

（若林，2010）[5]

ている.この定義では世界で約10億人が飢餓となるが,わが国の病院・施設にも飢餓の患者がかなり存在することになる.

入院・入所中の患者では,活動係数は通常,ベッド上安静1.2もしくはベッド外活動1.3である.2時間以上の機能訓練を行っている場合を除くと,エネルギー必要量は基礎エネルギー消費量の1.54倍を下回ることが多い.そのため仮説であるが,Harris-Benedict式で計算した基礎エネルギー消費量よりもエネルギー摂取量が少ない場合を飢餓と定義する考え方もある.

飢餓のときは体外からのエネルギー供給が不足しているため,体内の糖質,脂質,蛋白質を分解することで,生存に必要なエネルギーを産生する.短期の飢餓では,肝臓のグリコーゲンの分解が行われる.しかし,グリコーゲンは12〜24時間で枯渇するため,その後は蛋白質と脂質を分解してエネルギーを産生する.筋肉や腸管の蛋白質の異化で生じた糖原性アミノ酸からグルコースが合成される(糖新生).長期の飢餓では,多くの組織がグルコースではなく,遊離脂肪酸から産生したケトン体からエネルギーを獲得する.

```
┌─────────────────────────────────────────┐
│       肝臓・筋肉内のグリコーゲン枯渇       │
└─────────────────────────────────────────┘
                    ↓
┌─────────────────────────────────────────┐
│    脂肪の分解・遊離脂肪酸からケトン体産生    │
└─────────────────────────────────────────┘
                    ↓
┌─────────────────────────────────────────┐
│  筋肉の蛋白質分解→筋肉量の減少(骨格筋,心筋,平滑筋) │
└─────────────────────────────────────────┘
                    ↓
┌─────────────────────────────────────────┐
│        内臓蛋白の減少(アルブミンなど)        │
└─────────────────────────────────────────┘
                    ↓
┌─────────────────────────────────────────┐
│ 免疫能低下(リンパ球など),創傷治癒遅延,臓器障害(腸管,肝臓,心臓) │
└─────────────────────────────────────────┘
                    ↓
┌─────────────────────────────────────────┐
│   窒素死・餓死(除脂肪体重の30〜40%喪失)    │
└─────────────────────────────────────────┘
```

図8 飢餓から窒素死までの経過

飢餓では体重減少によって，基礎エネルギー消費量と活動時のエネルギー消費量が低下する．さらに飢餓が悪化すると，免疫能の低下，創傷治癒遅延，臓器障害を認め，除脂肪体重（LBM；lean body mass）の30～40％を失うと窒素死（nitrogen death）に至る（**図8**）．つまり餓死である．

レジスタンストレーニングの目的は，筋肉量の増加，蛋白の同化である．しかし，同化には筋肉の原材料であるアミノ酸や細胞膜に必要な脂質だけでなく，エネルギーが必要である．飢餓のときは，原材料のアミノ酸，脂質，エネルギーが不足している．つまり，飢餓のときにレジスタンストレーニングを行っても，アミノ酸やエネルギーを得るために筋肉の蛋白質をさらに分解するため，筋肉量はかえって減少することになる．

飢餓が長期間続けば，やがて必ず窒素死，餓死となる．そのため，飢餓の患者に窒素死，餓死につながる可能性のある訓練を行うことは禁忌である．

飢餓以外の要因がない低栄養状態であれば，5大栄養素をバランスよく十分にエネルギー摂取することで栄養状態は改善する．積極的なレジスタンストレーニングは不要であるが，臥床生活では脂肪で体重が増加しやすいため，廃用予防に2～3メッツ程度の運動は併用したほうがよい．

〈若林秀隆〉

侵襲時の代謝

> **Clinical Pearl**
> - 侵襲には手術, 外傷, 骨折, 感染症, 熱傷などがあり, CRPの急速な上昇が目安となる.
> - 高度の侵襲では筋肉の蛋白質の分解が著明となる.
> - 侵襲時は内因性エネルギーを考慮した栄養管理を行う.

侵襲時の代謝

　侵襲とは, 生体の内部環境の恒常性を乱す可能性がある刺激である. 具体的には手術, 外傷, 骨折, 感染症, 熱傷などがあり, CRPの急速な上昇が1つの目安となる.

　侵襲下の代謝変化は, 傷害期, 異化期, 同化期に分けられる (**図9**)[5]. 異化期では筋肉の蛋白質や脂肪が分解し, 治癒反応へのエネルギーが供給される. 異化期では適切な栄養療法で一部, 異化の抑制が可能である. 一方, 同化期では筋肉の蛋白質や脂肪の合成が行われるが, 筋肉量を増やすためには適切な栄養投与と運動療法の併用が必要である.

　侵襲時は肝臓にグリコーゲンが貯蔵されていれば, 最初にグリコーゲンが分解される. グリコーゲンの枯渇後, 蛋白質と脂質が分解されるが, 侵

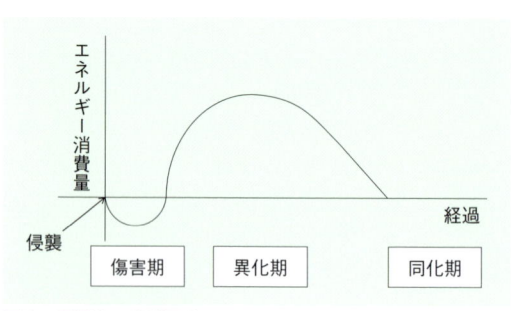

図9　侵襲後の代謝反応

(若林, 2010)[5]

襲では脂質よりも蛋白質の分解が著明である.

　高度の侵襲では，1日250g以上のアミノ酸が供給される．そのすべてが筋肉から供給される場合，1日1kg以上の筋肉量の減少となる．異化期にレジスタンストレーニングを行っても逆効果である．高度の侵襲後のリハでは，筋肉の喪失が著しいため，侵襲前の栄養状態が良好でも回復には時間を要する.

　軽度から中等度の侵襲への反応は，侵襲前の栄養状態によって異なる．侵襲前の栄養状態が不良なときは，感染症や褥瘡の合併頻度が高く，機能予後や生命予後が不良となる．侵襲前の栄養状態と侵襲の程度の把握が，適切な訓練プログラムの立案に必要である.

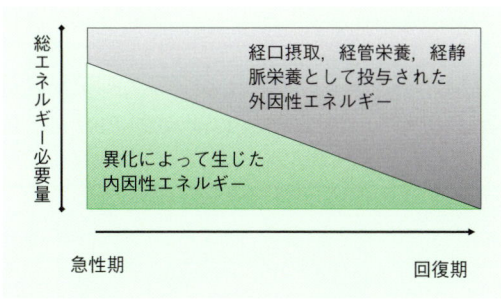

内因性エネルギーと外因性エネルギー

　侵襲時には筋肉の蛋白質や脂肪が分解するが，これは体内からのエネルギー供給という意味で内因性エネルギーである．一方，経口摂取，経管栄養，経静脈栄養は体外からのエネルギー供給であり，外因性エネルギーである.

　侵襲時にエネルギー消費量は増加する．実際，1日エネルギー消費量を計算する際にも，侵襲を考慮してストレス係数をかけている．しかし，侵襲時のすべてのエネルギー消費量を外因性エネルギーで投与する必要はない．侵襲時は筋肉の蛋白質や脂肪が分解することで，内因性エネルギーの供給量が増加する．一方，外因性エネルギーは食思不振などのために少なくなりやすい．つまり，内因性エネルギー＋外因性エネルギー＝エネルギー消費量となればよい（図10）.

図10　侵襲時の内因性エネルギーと外因性エネルギー

侵襲時に多くの外因性エネルギーを投与しても，筋肉の蛋白質の分解を抑制することはできない．むしろ過栄養はノルエピネフリンの分泌を増加させることにより，栄養ストレスとして骨格筋の蛋白分解を促進させる[6]．つまり，侵襲時は飢餓も過栄養も問題であり，一定の外因性エネルギーがあれば十分である．

　侵襲時の栄養管理として，急性期の極期は 6 〜 15 kcal/kg/ 日，一般的な急性期と侵襲が慢性期に移行した場合は 6 〜 25 kcal/kg/ 日のエネルギーを投与するという目安がある[6]．ただし，侵襲時にどの程度の内因性エネルギーが供給されているかを調べる方法がないため，最適な外因性エネルギー投与量の算定方法は不明である．

　侵襲時に最も大切なことは，侵襲の原因疾患の治療である．侵襲時の栄養管理やリハはあくまで補助的な立場であり，侵襲をコントロールできなければ，適切な栄養管理とリハを行っても，栄養や機能の維持は困難である．

〈若林秀隆〉

悪液質

> ### Clinical Pearl
> - 悪液質による栄養障害は,飢餓とは異なる.
> - 食思不振,体重減少,全身炎症で悪液質を早期に診断し介入する.
> - 食思不振の際は原因をよく考え,安易な静脈経腸栄養は行わない.

悪液質

　悪液質は末期がんのターミナルの時期というイメージがあるが,以下のような定義もある.「併存疾患に関連する複雑な代謝症候群で,筋肉の喪失が特徴である.脂肪は喪失することもしないこともある.顕著な臨床的特徴は成人の体重減少(水分管理除く),小児の成長障害(内分泌疾患除く)である.食思不振,炎症,インシュリン抵抗性,筋蛋白崩壊の増加がよく関連している.飢餓,加齢に伴う筋肉喪失,うつ病,吸収障害,甲状腺機能亢進症とは異なる.」[7)]

　「がん悪液質は多くの要因による症候群である.従来の栄養サポートでは十分な回復が難しい骨格筋減少の進行を認める.脂肪は喪失することもしないこともある.食思不振や代謝異常の併発で蛋白とエネルギーのバランスが負になることが,病態生理の特徴である.」[8)]

　これらの定義では余命数週程度のターミナルの時期でなくても悪液質と

正常 → 前悪液質 → 悪液質 → 不応性悪液質 → 死亡

体重減少
食思不振
全身炎症

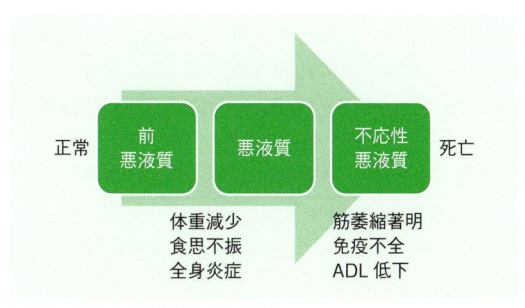

筋萎縮著明
免疫不全
ADL低下

図11　悪液質の時期による分類

表 10 がんの前悪液質・悪液質・不応性悪液質の診断基準

前悪液質
　6 カ月で 5% 未満の体重減少
　食思不振や代謝変化を認めることがある
悪液質
　6 カ月で 5% 以上の体重減少（BMI ＜ 20，サルコペニアのときは 2% 以上の体重減少）
　食事量減少や全身炎症を認めることが多い
不応性悪液質
　以下の 6 項目すべてに該当する場合
　　悪液質の診断基準に該当
　　生命予後が 3 カ月未満
　　Performance status が 3 か 4
　　抗がん治療の効果がない
　　異化が進んでいる
　　人工的栄養サポートの適応がない

(Fearon K et al, 2011)[8]

判断できるようになる．ターミナルの時期の不応性悪液質となる前に，前悪液質，悪液質の時点で早期に診断して早期に介入することで，生命予後や QOL をより改善しようという流れになっている（**図 11**）．

悪液質の原因疾患には，慢性感染症（結核，AIDS など），がん，関節リウマチなど膠原病，慢性心不全，慢性腎不全，慢性閉塞性肺疾患，慢性肝不全などがある．

悪液質と飢餓は異なることの理解が重要である．飢餓であれば適切なエネルギー摂取量を計算して投与すれば，栄養状態は改善する．一方，悪液質の場合，適切なエネルギー摂取量を投与するだけでは，栄養改善は難しいことが多い．そのため，飢餓と悪液質の鑑別は極めて重要である．前悪液質，悪液質，不応性悪液質の診断基準を**表 10** に示す[8]．診断基準には含まれていないが，CRP0.3 ～ 0.5 mg/dl 以上が慢性炎症，悪液質の目安となる．

悪液質で最も重要なのは，悪液質の原因疾患に対する治療である．適切な栄養管理，廃用予防の運動，n3 脂肪酸[9]（EPA，たとえば EPA 製剤のエパデール®を 1 日 6 錠もしくは EPA を含む栄養剤プロシュア®を 1 日 2 本）の併用が有効な可能性がある．

表 11　食思不振の原因例

・認知症	・嗅覚障害	・侵襲
・抑うつ状態	・吐気，嘔吐（胃食道逆流）	・薬剤性
・摂食・嚥下障害	・VitB$_1$ 不足	・食事の好み
・義歯不適合	・悪液質，前悪液質	・食事環境の問題
・味覚障害		

食思不振

　食思不振は前悪液質と悪液質，両方の診断基準に含まれている．定量的にはエネルギー必要量の 70％以下の食事摂取量であるかが 1 つの目安となる．VAS（Visual Analogue Scale；ビジュアルアナログスケール）や質問票で評価する方法もある．

　食思不振の原因例を**表 11** に示す．食思不振で摂取量が少ないから安易に静脈経腸栄養を行うのではなく，食思不振の原因を追究して対策を立案し実行することが重要である．患者にもっと食べるようにプレッシャーをかけるのは，逆効果となることが多い．

（若林秀隆）

文　献

1) 大村健二編：栄養塾 症例で学ぶクリニカルパール．医学書院，2010，pp2-38．
2) 中村亜紀：スポーツ・運動栄養と体のリズム．スポーツ・運動栄養学（栄養科学シリーズ NEXT），講談社，2007，pp15-24．
3) Tarnopolsky M：Nutritional consideration in the aging athlete. *Clin J Sport Med* **18**：531-538, 2008.
4) Kersick C et al：International society of sports nutrition position stand：nutrient timing. *J Int Soc Sports Nutr* **5**：17, 2008.
5) 若林秀隆：PT・OT・ST のためのリハビリテーション栄養—栄養ケアがリハを変える．医歯薬出版，2010，p 7, 12．
6) 寺島秀夫・他：周術期を含め侵襲下におけるエネルギー投与に関する理論的考え方—既存のエネルギー投与量算定法からの脱却．静脈経腸栄養 **24**：1027-1043, 2009．
7) Evans WJ et al：Cachexia：a new definition. *Clin Nutr* **27**：793-799, 2008.
8) Fearon K et al：Definition and classification of cancer cachexia：an international consensus. *Lancet oncology* **12**：489-495, 2011.
9) Giacosa A, Rondanelli M：Fish oil and treatment of cancer cachexia. *Genes Nutr* **3**：25-28, 2008.

第4章 — リハビリテーションで問題となる栄養不良

筋力低下

Clinical Pearl

- 栄養の評価において,筋力の評価はとても重要である.
- 筋は蛋白質の組み合わせにより構成されており,栄養不良により筋蛋白量も低下する.
- 筋力低下に対してレジスタンストレーニングが有効であるが,筋力低下の原因によっては,かえって逆効果になることがある.

はじめに

　加齢に伴う筋力低下に合わせ,疾患等によるベッド上臥床が長期化することによって,より筋萎縮が進み,ADL・QOLの低下を引き起こすことが多く認められる.また,水分摂取不足による脱水状態,さらには食事摂取量の低下などによる低栄養・電解質異常を合併し入院する患者が多い点が問題である.現在,リハ技術は進歩を重ね,エビデンスに基づいたリハを施行することが常識になる反面,栄養障害との関連性に着目してリハを行うものは少ないのが現実である.早期離床・積極的なADL拡大を目指すなかで,栄養とリハは相互関係にあり,特に筋力低下に関しては栄養との関連性を重視したリハを行うことにより,リハ効果が増加すると思われる.

筋の構造と筋力

　筋は多数の筋繊維が長軸方向に集まってできたものであり,筋全体が筋膜で覆われている[1].筋繊維は筋の構造上の単位であり,膠原繊維(コラーゲン)と弾性繊維(エラスチン)からなる[2].これら2つの蛋白質の組み合わせにより,筋に強さ,構造的支持性,弾力性が提供される.筋の収縮により関節運動が生まれるが,その際に使用されるエネルギーはアデノシン三リン酸(Adenosine Triphosphate;ATP)の分解により得られる.

筋力とは最大努力によって発揮される筋張力のことであり，最大筋力は筋の生理学的断面積，運動単位の動員，収縮様式，筋長などによって左右される[2]．筋力は体の動きの元になっており，筋力が低下すれば生活すべてにおいて必要な動作になんらかの支障をきたすことは明らかである．そのため，筋力低下の程度や原因を早期に明らかにするとともに，それに対する適切なアプローチにより筋力を向上させることが，生活に必要な能力の向上へとつながる．

筋力の評価とリハビリテーションの方針

筋力の評価は徒手筋力検査法（Manual Muscle Test；MMT）や握力計などの筋力測定機器で評価をする．MMT は，それぞれの関節運動に対して徒手的に抵抗を加えることで筋力を 6 段階で評価する（**表 1**）[3]．リハ場面では MMT を利用して大まかな筋力を把握し，必要に応じて筋力測定機器による評価を追加する[4]．しかし，MMT を行う際には検査者により徒手で加える抵抗力に差が生じるので，より信頼性の高い筋力の評価を行うためには，同一検査者で行うことが好ましい．栄養管理において筋力低下の有無を抽出するには，握力計など一般的に入手しやすく，簡便な筋力測定機器を用いて評価することが多い（**表 2**）．

また，筋力は筋断面積の影響を大きく受けるため，CT や MRI などにより必要に応じて筋断面積を測定する．しかし，一般的に臨床現場では筋の断面積（筋肉量）をその都度検査機器で検査することは保険点数の関係上難しいことから，上腕周囲長と上腕三頭筋皮下脂肪厚から骨格筋蛋白質の指標となる上腕筋囲を算出する[5]．なお，筋力の評価において数値だけで

表 1 徒手筋力検査法（MMT）

5	Normal	検査者が被験者の肢位持続力にほとんど抵抗できない
4	Good	段階 5 の抵抗に対して，被験者が抗しきれない
3	Fair	重力の抵抗だけに対して，運動範囲内を完全に動かすことができる
2	Poor	重力を取り去れば，運動範囲内を完全に動かすことができる
1	Trace	テスト筋の収縮が目で見て取れるか，または触知できる
0	Zero	視察・触知によっても，筋の収縮が確認できない

(Hislop et al, 1999)[3]

表2 握力の年齢別平均（2009年度文部科学省）

年齢	男子	女子	年齢	男子	女子
20～24	48.11	28.88	50～54	46.62	28.50
25～29	47.96	28.77	55～59	44.47	26.89
30～34	48.24	29.04	60～64	42.12	25.85
35～39	48.20	29.66	65～69	39.34	24.68
40～44	48.01	29.97	70～74	36.56	23.26
45～49	47.43	29.39	75～79	34.26	21.98

なく，日常生活活動での動作能力や持久力なども合わせて評価することが重要である．筋力低下に対して，リハではレジスタンストレーニングを中心としてプログラムを立案する[6]．レジスタンストレーニングは筋力低下が認められる筋に対して抵抗を加え筋力の改善を図るトレーニングである．抵抗は徒手的な抵抗のほかに，ダンベルや重錘，ゴムチューブなどを利用する．レジスタンストレーニングの内容は，筋収縮の様式や負荷量，頻度，さらにインターバルの時間など対象者の年齢・既往歴・筋力低下の程度・栄養状態などに応じて変化させる[7]．

ADL改善のための運動トレーニングとしては，レジスタンストレーニングが最も一般的な選択肢となっている．特に高齢者の場合には活動レベルに効果を反映させるためにレジスタンストレーニングに持久力トレーニングを加えること，実際の動作の運動要素を含んだ課題思考的プログラムの導入を行うことによってさらなるADL改善を目指すことが可能である[8]．ストレス係数や活動係数はリハプログラム，さらには日中の活動量に応じて日々変化し，エネルギー消費量は個々に異なるので，エネルギー必要量の算出には注意が必要である．

栄養不良と筋力低下の関連

日本静脈経腸栄養学会によると，低栄養時の体組成の変化には体蛋白量の減少と相対的細胞外液の増加がみられるので，体重変化よりも除脂肪体重（lean body mass；LBM）の変化のほうが筋蛋白の減少を正確に表現すると述べている．健常時のLBMを100％とすると，LBMが70％になると窒素死（nitrogen death）といわれる生命の危機が生じる．その間

に，生体機能は筋肉量の減少，内臓蛋白（アルブミン）の減少などがみられ，免疫機能が障害され，生命維持に必要な臓器の機能低下を招来し，最終的に生体適応障害となり死に至る[9]．筋肉量の低下は初期の栄養不良で起こり，血清アルブミン低下がみられたときにはすでに筋肉量は低下している場合が多い．そのため，適切な臨床栄養管理とレジスタンストレーニングを同時に行うことによって，筋力向上を図ることできるのである．

さらに，臥床による筋萎縮に関しては，MRI・CT・超音波による筋のサイズの計測が行われており，Ferrandoらの報告では，臥床期間が7日間で大腿部の筋の断面積が有意に3％減少している．多くの長期臥床の研究は大腿部あるいは膝伸展の筋断面積が20日後に7～10％，あるいは30日後に5～11％低下していることを示している[10]．このように低栄養状態が長期化し，臥床期間も長期化することによって飢餓状態に加え，活動性の二次性サルコペニアを合併し，起居動作や歩行，日常生活活動に大きな支障をきたす．

これらのことからも，リハ効果を高めるために栄養障害の予防や早期改善，さらには，早期離床を進めることが重要である．

（倉田由季）

持久力低下

> 🔍 **Clinical Pearl**
> - 持久力の主な規定因子は糖質・脂質と酸素運搬能である．
> - 持久力の改善には十分な栄養，貧血の予防・治療，適切な運動の併用が必要である．
> - 栄養の考慮なく持久力向上を目的とした運動を行った場合，機能低下を引き起こす可能性がある．

はじめに

リハの場面で「疲れやすい」という理由で積極的な訓練を行えない患者に対し，「持久力がない」といって，持久力を上げようと運動をさせる場合がある．この場合，良好な栄養状態にあることを前提に運動を行いがちだが，急性期病院では入院患者の3～8割程度に栄養障害が認められ，多くの入院患者が低栄養状態にある[11]．

このような低栄養状態にあることを認識せずに筋力や持久力，運動機能の改善目的の機能訓練を行った場合，十分な効果が得られないばかりか，筋萎縮や易疲労などさらなる機能低下を生じることになる．

したがって効果的な運動機能回復を目指すうえで，栄養状態を評価することは，安全にまた効果的な運動機能回復を促すうえで重要な要素といえる．

持久力とは

持久力は身体活動を疲労することなく長時間にわたって維持しうる能力[12]であり，局所的な筋肉を使う運動を持続する筋持久力と，全身運動を持続する全身持久力に分けられる．ここでは全身持久力を中心に述べる．

持久力が低下すると，運動時や日常生活時に疲労を引き起こし低活動となる．その結果さらに持久力低下を引き起こすという悪循環を起こす．

全身運動を行う場合，全身の筋を使うため，多くのエネルギーが必要となる．この筋を動かすためのエネルギーは筋肉内のATPの分解により生

じる．しかし筋肉内のATPには限りがあり，長時間運動を持続するためにはATPを再合成する必要がある．呼吸により体内に酸素を取り入れ，血液によって酸素が骨格筋に運ばれ，骨格筋のなかで糖質や脂質と結びつきATPを合成する．このエネルギー産出の過程は酸素を利用するため，有酸素的代謝といわれる．有酸素的代謝の基になる主たる栄養素は，糖質（グリコーゲン）と脂質である．糖質は筋肉と肝臓に，また脂質は筋肉内や脂肪組織に蓄えられている．グリコーゲンの枯渇により疲労を引き起こす．したがって，このような栄養素と，エネルギー産生過程で必要となる酸素運搬能力が持久力の規定因子といえる．

持久力の評価

酸素運搬能力が持久力の規定因子であることから，最大酸素摂取量（$\dot{V}O_2max$）が代表的な全身持久力の指標としてあげられる．これは運動中の単位当たりの酸素摂取量（ml/kg/分）の最大値である．いいかえれば，$\dot{V}O_2max$はいかに多くの酸素を体内に取り込むことができるかを示す指標である（表3）[14]．$\dot{V}O_2max$が低下すると，運動時の酸素運搬が減少し，エネルギー生産のための代謝量が低下するため，持久力は低下する．その他$\dot{V}O_2max$と相関があるものとして，無酸素性作業閾値（anaerobic threshold；AT）や乳酸性閾値（lactate threshold；LT）も指標として用いられる．これらはトレッドミルやエルゴメーターを使って漸増運動負荷試験を行い，有酸素的代謝から嫌気性代謝（無酸素的代謝）に変わる点での酸素摂取量や血中の乳酸値である．運動負荷時試験中，呼気ガス分析装置や採取した血液から測定されるため，特定の機器がないと評価できない．

このような機器を用いず，持久力を評価する方法として，6分間歩行テスト（6-Minute Walk Test；6MWT）やシャトルウォーキングテスト（Shuttle Walking Test；SWT），Physical Cost Index（PCI）なども知ら

表3 年齢別最大酸素摂取量の基準値

	性	20～29	30～39	40～49	50～59	60～69	70～79
$\dot{V}O_2max$	M	43±7.2	42±7.0	40±7.2	36±7.1	33±7.3	29±7.3
	F	36±6.9	34±6.2	32±6.2	29±5.4	27±4.7	27±5.8

(mg/min/kg)
(丸岡，2005)[14]

れている．6MWT は 6 分間でどのくらい歩行できるかを測定し，SWT は 1 分ごとに漸増するスピードに合わせて歩行し，その歩行距離を測定・評価する．PCI は（歩行後心拍数―安静時心拍数）/ 歩行速度（m/ 分）で算出される．これらは $\dot{V}O_2max$ との相関が多数報告されており，測定方法の簡便さから臨床場面でよく用いられている[13, 14]．

持久力低下の要因

先に述べた栄養や酸素運搬能力といった持久力の規定因子のほかにも，飢餓・侵襲・悪液質・貧血・肥満などの病態も持久力低下を生じる．長期の飢餓ではエネルギー不足だけでなく，貧血も合併する．侵襲・悪液質などは代謝異常による持久力低下だけでなく，術後など長期の臥床を強いられることにより，持久力低下を助長することもある．貧血では体内への酸素供給が不足し，疲れやすさを引き起こす．肥満になると脂肪が蓄積されるとともに運動不足により体蛋白の合成が抑制され，持久力低下をきたす．

上記にあげた病態のほかにも，筋萎縮や易疲労を伴う疾患（重症筋無力症などの神経筋疾患，甲状腺機能亢進症などの内分泌疾患，頸椎症性脊髄症などの運動器疾患など）や廃用症候群，サルコペニアによる活動性低下など栄養と直接関連の少ない病態でも持久力低下を引き起こす．これらの因子が単独で持久力低下を引き起こすというよりは，複数の原因因子が合併していることが多い．持久力低下の要因を把握し，病態に則したリハプランを立てることが重要である．

持久力を向上させるには

一般に持久力を向上させるには，心肺機能や筋力向上を目指したトレーニングを行う．筋持久力の改善には最大筋力の 60 〜 80％以下の運動負荷によるレジスタンストレーニングを最大反復回数の約 80％の反復回数で行うのが一般的である[15]．また，心肺機能の向上には

表4 自覚的運動強度

点数	
6	
7	非常に楽である
8	
9	かなり楽である
10	
11	楽である
12	
13	ややきつい
14	
15	きつい
16	
17	かなりきつい
18	
19	非常にきつい
20	

（中村・他，2009）[16]

有酸素運動,すなわち$\dot{V}O_2max$の60〜70%,あるいは目標心拍数を予測最高心拍数（220 －年齢）の75%程度のいわゆる「中等度」とよばれる強度の運動が適している．また,自覚的運動強度(**表4**)を用いて「ややきつい」から「きつい」と感じる程度を目安にしてもよい．このような有酸素運動を1回30〜60分,週3〜5回の頻度で行うと効果的である[15, 16]．

このような運動を行う際,低栄養の状態ではグリコーゲン枯渇による疲労を生じたり,蛋白質異化が起こったりするため,運動に合わせて栄養状態を把握することが重要なポイントとなる．

持久力向上のための栄養管理

栄養管理の面から持久力向上を目指すためには,適切なエネルギー摂取量,少なくとも基礎エネルギー消費量以上があることを前提に,筋肉に十分なグリコーゲンを蓄えておくことと,酸素運搬能力にかかわる貧血を予防・治療することが重要である．

栄養で持久力を高めるためには,栄養と運動のタイミングも重要である．身体機能は昼間から夕方にピークがあり,この時間帯はトレーニング効果が表れやすい[17]．さらに入院患者ではしばしば検査などで禁食となるが,そのような状況で持久力向上の訓練を行うことは不適切であり,効果も得られにくい．

筋肉のグリコーゲンが枯渇すると運動中のエネルギー産生不足になり,疲労しやすくなる．一般に持久力を高めるには,筋肉や肝臓に十分なグリコーゲンを蓄えておくことが重要であり,そのため運動前に高糖質食を摂取することが推奨される．1時間を超える運動については体内のグリコーゲンが減少するため,運動中に糖質補給を行うことが望ましい．さらに運動後糖質を摂取することで,筋肉と肝臓でのグリコーゲン貯蔵量が増加するが,その効果は運動直後であるほどよい．また,糖質と蛋白質が3対1になるように蛋白質を追加することでグリコーゲンの貯蔵量はさらに増加する[11]．

以上のことから,持久力向上を目指す訓練を行う場合に,運動前後に栄養を補給するための栄養剤や運動中に水分・糖質の補給となるスポーツ飲料などを訓練室に準備したり,運動後すぐに食事ができるように訓練時間を調整したりすることも有効と考える．

表5 貧血の成因

赤血球の産生障害	造血幹細胞の異常	再生不良性貧血，骨髄異形成症候群など
	赤芽球の成熟障害	ヘモグロビン合成異常（鉄欠乏性貧血など） DNA合成異常（ビタミンB_{12}欠乏，葉酸欠乏，骨髄異形成症候群など）
	その他	白血病，多発性骨髄腫，悪性リンパ腫など 腎疾患，低栄養など
赤血球の破壊亢進	赤血球自体の異常	遺伝性球状赤血球症，解糖系酵素異常症，異常ヘモグロビン症など
	赤血球以外の異常	自己免疫性溶血性貧血，細血管症性溶血性貧血など
出血		消化管出血，月経など
血液分布の異常		脾腫など

(奈良，2009)[18] より改変

貧血と持久力

　血液中の赤血球は筋肉への酸素運搬の役割を果たしているため，赤血球数・ヘモグロビン量が減少した貧血では，組織への酸素供給が低下し，易疲労・息切れ・心拍数増加などの症状が現れる．貧血は低栄養やさまざまな疾患でみられるが，その要因は赤血球産生の異常，溶血によるもの，出血によるものなど多様である（**表5**）[18]．最も多いのは，鉄欠乏性貧血である．鉄欠乏性貧血に対しては，ヘモグロビンを構成する鉄と蛋白質，鉄の吸収を高めるビタミンCの摂取が重要である．鉄の体内への吸収率は動物性食品に多く含まれるヘム鉄で高い[19]．鉄欠乏性貧血の場合は食事からの摂取だけでなく，鉄剤を利用する[11]．

　貧血の評価には血中ヘモグロビン濃度（g/dl）を用いるが，脱水時は血漿量が変化しているため，ヘモグロビン濃度が高めに出るので注意する．

（石田直子）

摂食・嚥下障害

> **Clinical Pearl**
> - 摂食・嚥下障害は誤嚥性肺炎,窒息,脱水,低栄養の原因となる.
> - 脳卒中後の摂食・嚥下障害患者では,栄養障害の割合が高い.
> - 十分な栄養管理をしながら,摂食・嚥下訓練を継続することが重要である.

摂食・嚥下障害とは

摂食・嚥下障害は誤嚥性肺炎,窒息,脱水,低栄養の原因となる[20]が,その原疾患や機能障害はさまざまである.最も頻度が高いのは脳血管障害であるが,その多くは数日~1カ月程度で改善し,慢性期まで持続する例は約10%といわれている[21].高齢者の誤嚥性肺炎では,潜在的な栄養摂取不良から低栄養状態のことが多く,発症によって摂食・嚥下障害が気づかれることもある.

摂食・嚥下は先行期,準備期,口腔期,咽頭期,食道期の5期からなり,うち,1つ以上の過程が障害されるものを摂食・嚥下障害という.咀嚼を伴う嚥下では,このような直列的過程ではなく,咀嚼中に口腔送り込み運動が繰り返し生じ,嚥下反射前に咽頭内で食塊形成が生じるというプロセス・モデルが生まれた[22].

摂食・嚥下障害の評価とリハビリテーションの方針

既往歴や主疾患についての治療経過と合わせて,栄養状態や全身状態,摂食・嚥下に関する治療経過や病態をつかむ必要があり,病前の摂食・嚥下状態についても,詳細に確認すべきである.摂食訓練開始に当たっては,栄養状態・意識レベル・全身状態の安定が前提条件とされている[23].

ベッドサイドで簡便に行うことができる主なスクリーニングテストを(**表6**)[24]に示す.臨床場面ではこれらを組み合わせて評価する.摂食・嚥下障害のリハは食べ物を用いない間接訓練と食べ物を用いて行う直接訓練に分類される.改訂水飲みテストやフードテストで異常があった場合は,

表6 摂食・嚥下障害のスクリーニングテスト

咽頭期の嚥下障害を否定するスクリーニングテスト	反復唾液嚥下テスト	30秒間で唾液を空嚥下してもらう.3回以上嚥下できれば正常,2回以下なら異常と判定する.
	30 m*l* の水飲みテスト	椅子座位で「この水をいつものように飲んでください」といって,30 m*l* の水を飲んでもらう.1回で5秒以内であれば正常範囲,5秒以上かかるか2回以上に分ける場合は疑い,むせる場合と飲みきれない場合は異常と判定する.
	頸部聴診法	水飲みテストのときに,甲状軟骨〜輪状軟骨の気管外側上皮膚面で嚥下音と呼吸音を聴診する.短く強い嚥下音と,その後の澄んだ呼吸音が正常である.長く弱い嚥下音,複数回の嚥下音,水泡様の嚥下音,嚥下後の喘鳴音・湿性音,呼吸音と嚥下音の連続音の場合には,咽頭収縮力の低下,咽頭残留,喉頭侵入,むせのない誤嚥を疑う.
	パルスオキシメーター	水飲みテストのときに酸素飽和度を評価する.テストの前後で酸素飽和度が3%低下したら,摂食・嚥下障害の可能性が高いと判定する.ただし,チェーンストークス呼吸などで呼吸性に酸素飽和度が変動する場合には,判定不能である.
直接訓練の可否を判断するスクリーニングテスト	フードテスト	ティースプーン1杯(3〜4g)のプリンやゼリーを嚥下してもらう.口腔内が汚いときは,口腔ケアを行ってから実施する.嚥下あり,むせ・湿性嗄声・呼吸変化・口腔内残留があっても追加嚥下で残留が消失する場合には正常と判定する.口腔内の確認が必要である.頸部聴診法とパルスオキシメーターを併用する.
	改訂水飲みテスト	冷水3m*l* を嚥下してもらう.嚥下あり,むせ・湿性嗄声・呼吸変化なしの場合に正常と判定する.頸部聴診法とパルスオキシメーターを併用する.

(若林,2009)[24] より改変

直接訓練は開始せず,嚥下造影検査(VF)や嚥下内視鏡検査(VE)などの詳細な評価を行う[11].また,摂食場面の観察もふまえて総合評価を行う.藤島の摂食・嚥下障害グレード(**表7**)は重症度の評価として広く用いられており[25],「できるADL」を表している.改善度の変化をとらえ,目標設定にも用いられる.グレード4〜6までは「経口摂取と代替栄養」となっており,必要栄養量と摂取栄養量を考え,経口摂取のみにこだわるのではなく,経口摂取と代替栄養の併用を念頭に置いて訓練を進めるべきである[26].

表7 摂食・嚥下能力のグレード（藤島）

Ⅰ：重症 （経口不可）	1	嚥下困難または不能　嚥下訓練適応なし
	2	基礎的嚥下訓練のみ行っている
	3	厳密な条件下の摂食訓練レベル
Ⅱ：中等症 （経口と補助栄養）	4	楽しみとしての摂食を行っている
	5	一部（1～2食）経口摂取と補助栄養
	6	3食経口摂取と補助栄養
Ⅲ：軽症 （経口のみ）	7	嚥下食で，3食とも経口摂取
	8	特別に嚥下しにくい食品を除き，3食経口摂取
	9	常食の経口摂取可能，臨床的観察と指導を行っている
Ⅳ：正常	10	まったく問題なく常食摂取

(藤島，1998)[25]

　リハの方針（目標）を決めるには，摂食・嚥下障害のみでなく，ICF（国際生活機能分類）を用いて，その人の参加制約（外食困難）や環境因子（一人暮らしなど）まで考慮した全人的な評価を行う必要がある[11]．問題点を抽出し，短期目標と長期目標を設定して，それに沿った訓練プログラムを立案する．摂食・嚥下機能そのものに対するアプローチのみでなく，栄養関連にも目を向けて，必要に応じて経管栄養を併用しながら，姿勢や食物形態などの代償手段による活動レベルに対するアプローチを行う．**表8**のとおり，藤島らの摂食・嚥下障害のレベル分類は，日常生活場面で「しているADL」を表している[27]．たとえば，摂食・嚥下障害の程度が同じ（グレード4）でも，環境因子の違いにより，熱心な家族がいる場合は，ゼリーなどの経口摂取（Lv.4）で自宅退院できる可能性があるが，一人暮らしでADL全般に介助が必要な片麻痺患者では，施設入所となり，禁食（Lv.1）となる可能性もある．

リハビリテーション栄養のエビデンス

　脳卒中患者に栄養障害を認める割合は8.2～49.0%，摂食・嚥下障害を認める割合は24.3～52.6%，摂食・嚥下障害患者では，摂食・嚥下障害を認めない患者より，栄養障害の割合が2倍高い[28]．嚥下状態が悪

表8 摂食・嚥下障害のレベル分類

経口摂取なし	Lv.1	嚥下訓練を行っていない
	Lv.2	食物を用いない嚥下訓練を行っている
	Lv.3	ごく少量の食物を用いた嚥下訓練を行っている
経口摂取と代替栄養	Lv.4	1食分未満の(楽しみレベルの)嚥下食を経口摂取しているが,代替栄養が主体
	Lv.5	1～2食の嚥下食を経口摂取しているが,代替栄養も行っている
	Lv.6	3食の嚥下食経口摂取が主体で,不足分の代替栄養を行っている
経口摂取のみ	Lv.7	3食の嚥下食を経口摂取している.代替栄養は行っていない
	Lv.8	特別に食べにくいものを除いて,3食を経口摂取している
	Lv.9	食物の制限はなく,3食を経口摂取している
正常	Lv.10	摂食・嚥下障害に関する問題なし(正常)

(藤島・他,2006)[27]

く経口摂取量が十分でない間に,経口摂取のみにこだわると体重減少などをまねくことが推察される.

嚥下障害のある高齢者の55％は低栄養のリスクがあり[29],脱水,誤嚥性肺炎,低栄養は摂食・嚥下障害の潜在的合併症と考えられる.

脳卒中治療ガイドライン2009では,経口摂取が不可能と判断された患者においては,急性期(発症7日以内)から経管栄養を開始したほうが,末梢静脈栄養のみ継続するよりも死亡率が少ない報告があり勧められる[30].

リハビリテーション栄養管理のポイント

(1) ICF

機能障害として,摂食・嚥下障害を認め,低栄養状態のときは,筋萎縮なども合併することが多い.その場合は,活動制限としてADL低下を認めることが多い.

(2) 栄養アセスメント

低栄養のことが多い.誤嚥性肺炎を合併し,侵襲や原因疾患によっては

悪液質を認めることが少なくない．身体計測・検査値ともに異常を認めることが多い．

(3) サルコペニア

加齢	高齢者に比較的多い．舌筋と頭頸部筋など嚥下にかかわる筋肉との関連が研究されている．
活動	低栄養が原因で ADL 低下をきたしやすく，臥床期間が長いと可能性がある．
疾患	摂食・嚥下障害の原因疾患が神経・筋疾患などの場合は認める．手術後の合併症として誤嚥性肺炎を起こす可能性もある．
栄養	合併することが多い．

(4) 栄養ケアプラン

経鼻経管栄養は確実な栄養補給として簡易に用いられているが，患者本人の QOL を下げる．管の留置は経口摂取の妨げとなり，摂食・嚥下訓練には不利である[31]．

できるだけ早期に胃瘻造設を行い，十分な栄養管理のもとにトラブルなくリハを行うことがゴールへの近道と考えられ[32]，経口摂取獲得のための積極的な胃瘻造設が行われている．十分な栄養管理をしながら，摂食・嚥下訓練を継続することが重要である．

(5) リハビリテーションプラン

摂食・嚥下患者によく用いられるリハテクニックは成書を参照されたい．舌のレジスタンストレーニングを行い，舌圧を高める．痰や誤嚥物の喀出能力に低下がみられる場合は，ハフィング (huffing)，カフィング (coughing) の習得を，喉頭挙上が弱い場合は，頭部挙上訓練で舌骨上筋群の改善を目指す．口すぼめ呼吸は軟口蓋を挙上させて鼻咽腔を閉鎖するので，摂食・嚥下障害に対する軟口蓋挙上訓練としても利用可能である．摂食・嚥下障害患者は摂食・嚥下障害だけが問題であることは少ない．さまざまな ADL も障害されていることが多く，座位が安定しない場合の座位訓練，頸部可動域制限が強い場合の頸部可動域訓練などは摂食・嚥下障害の改善に直結する[20]．

（園田明子）

病棟での ADL 低下

Clinical Pearl

- 低栄養が原因で病棟での ADL が低下する場合がある.
- 栄養管理は,リハ看護における看護師の行動目標を達成するための手段となる.
- 病棟におけるリハ看護の実践には,NST との連携が含まれる.

栄養障害による病棟での ADL 低下

　病棟での看護業務の 1 つに ADL の評価,訓練,ケアがある.看護師は 24 時間患者の側にいるため,病棟での ADL を最も把握しやすい職種である.しかし,病棟におけるリハ看護のなかで"栄養管理"の視点はわずかであり,エビデンスも少ないのが現状である.そのために,体重減少や栄養指標データの低下,摂食量の低下など低栄養が示唆されていても看護業務のなかでは見過ごされることが少なくない.ADL が低下しているからといって栄養評価を行わずに病棟での ADL 訓練を行おうと安易に考えると,逆効果となる場合がある.低栄養は免疫能低下と密接に関係しており,免疫能の低下は易感染性を高め,感染症による有病率の上昇と QOL の低下をきたす.特に高齢者では低栄養が加齢速度を速めるといわれており[33],この場合,身体機能の低下などにより容易に ADL が低下する.また,入院中の高齢者はさまざまな疾患の合併や身体機能の予備力の少なさから,低栄養が原因でさらに病棟での ADL が低下しやすい.そのため,リハ看護を実践していくうえで"栄養管理"という視点をもつことが低栄養の早期発見,早期治療,そして ADL の維持・向上に重要である.

リハビリテーション看護とは

　石鍋ら[34]は「リハ看護とは,リハ過程の促進を目指した他職種チームによるアプローチのなかで,身体的または精神的障害,慢性疾患,老化に伴う生活の再構築に直面した人々を対象に,可能な限りの自立と健康の回復・維持・増進によって生活の質を向上させるために,看護師の専門的な

知識と技術をもって行なうケアである.」と述べている.

　看護師が日常の病棟看護において接する患者の多くは,何らかの障害をもっているか,あるいは ADL が低下している状態である.また,長期入院中の場合は入院中に何らかの障害が生じたり,ADL の低下をきたしたりすることも少なくない.リハの理念はあらゆる看護活動に共通する看護の基本概念の一部として位置づけることもできる[34].病棟においてはリハ看護という専門性と概念を理解して患者とかかわることにより,患者の状態をより一層深く把握でき,ケアの優先度や,具体的アプローチなどの的確な選択につながり,看護の質を向上させることができるのである.

リハビリテーションにおける看護の役割

　病棟におけるリハ看護は,回復期リハ病棟において積極的で専門的なリハ看護を提供する場合においても,一般病棟や療養病棟でリハ看護の理念に基づいた看護を提供する場合においても,チームのなかで積極的な意思の伝達,適切な患者情報の提供が求められる.情報は単に伝達するのではなく,職種相互の壁を越えて患者サービスを考え,ADL 自立の援助に結びつけることが重要である[33].そして,リハ看護における看護師の役割を果たすための行動目標(**表9**)[34] に沿ってリハ看護を検討し実践していく.

　また,リハに影響を及ぼす因子に「栄養」がある.重度の栄養障害がある患者に「動きの障害」にのみ焦点を当て積極的な訓練をしても ADL 向上は難しい[12].看護師は,リハを行うような患者は栄養状態が良好であると無意識に想定している場合もあり,加齢や疾患などにより栄養障害が

表9　リハビリテーション看護の行動目標

1. セルフケアの確立を促す
2. 退院後の生活に向けたケア計画を実施する
3. 多職種と連携し,援助を調整する
4. リハ過程における疼痛を緩和する
5. 不安を緩和し,精神的・心理的支援を実施する
6. 離床を促し,廃用症候群や二次的障害を予防する
7. 体調を整え,健康管理の自己管理ができるようにする
8. リハにおける生活環境を整える
9. 障害をもった生活を再構築し,社会参加を助ける

(石鍋・他,2005)[34]

ある可能性を十分認識する必要がある.

以下,疾患などからADLが著しく低下した患者が,NSTによる栄養管理と病棟でのリハ看護によって,栄養状態の改善とADL向上が図られたケースを紹介する.

症例

患　者：80歳,男性.
疾患名：老人性うつ病.慢性閉塞性肺疾患（COPD）.摂食・嚥下障害.
既往歴：高血圧症.胃瘻造設.
病　歴：食思不振,摂食・嚥下障害による低栄養のため胃瘻造設.経腸栄養（半固形化栄養）と経口摂取（ゼリー食）を併用していたが経口摂取は拒否することが多かった.老人性うつ病は精神科において薬物療法中であった.リハは呼吸器リハを訓練室で1日2単位実施していたが,しばしば中止することがあった.一般病棟での治療は終了したが,寝たきり状態となり,在宅介護が困難のため当院療養病棟へ入院となった.
経　過：病状の経過および,リハ看護の実際を表10に示す.
考　察：本症例はCOPDと老人性うつ病による食思不振,摂食・嚥下

表10 症例の経過およびリハビリテーション看護の実際

入院病日	病状の経過	リハ看護の実際		1日の投与栄養量と食事内容
入院日	BMI15.6.障害高齢者の日常生活自立度(寝たきり度)C1.認知症高齢者の日常生活自立度Ⅳ.発動性に乏しく拒否的言動が多い.主治医を通してNST介入を依頼.経口摂取はむらがあり,ほとんど未摂取.	・栄養アセスメントにて重度の栄養障害と判断.栄養療法の必要があるか,主治医とNST介入を検討し依頼. ・OHスケール5.5点で褥瘡危険要因中等度レベル.高機能エアマットレスを使用.		経口：ゼリー食200kcal.蛋白質20g.脂質15g. 経腸：下痢のため半固形化栄養800kcal.蛋白質35g.脂質32g.
3日目	NSTが介入し,嚥下評価と栄養管理を実施.VFでは藤島の嚥下グレード4Aだったが意識レベルの改善により嚥下グレード7を目標とした.エネルギー必要量1,186kcal(ストレス係数1.4).体動時に動脈血酸素飽和度(SpO$_2$)の低下や倦怠感が出現.うつ症状悪化.	・体動時に酸素送与を開始. ・うつ症状出現に関して担当PTに情報提供しベッドサイド(1単位,関節拘縮予防,筋力維持)へ変更. ・誤嚥性肺炎予防と口腔機能向上のため,口腔ケア,摂食・嚥下リハは継続. ・褥瘡と拘縮予防のため良肢位を保持.	長期目標：誤嚥性肺炎予防かつ症状の改善嚥下グレードア,離床促進 短期目標：栄養状態の改善	経口：ゼリーなど昼1食100kcal. 経腸：半固形化栄養1,100kcal. 合計1,200kcal.蛋白質47g.脂質38g.

入院病日	病状の経過	リハ看護の実際		1日の投与栄養量と食事内容
5日目	ベッドサイドリハを拒否なく実施可能となったため，訓練室での呼吸リハを再開．昼に提供していたゼリー類を誤嚥徴候なく全量摂取可能．	・リハ終了時間を昼食時間に設定し食欲を促した．他患者が食堂で食事するのをみて「ここで食事してもいい」と話し，すぐゼリー食2品を提供，介助で全量摂取．食堂での食事開始．	短期目標：誤嚥性肺炎予防とうつ症状の改善	
7日目	妻，本人からの嗜好調査後，主治医，NSTメンバーの管理栄養士，言語聴覚士とともにフードテストを実施．刻みとろみ食の摂取が可能だったため，昼夕食提供開始．空腹感の訴えがあり捕食を提供．誤嚥徴候なく全量摂取．	・妻が来院でき，フードテストが可能な日時を調整．・朝食は眠気が強く拒否．そのため，朝は経腸栄養，昼夕は経口での食事とし食事回数，量の増加が精神的負担にならないよう配慮した．		経口：昼夕600 kcal,補食100 kcal.経腸：半固形化栄養600 kcal.合計1,300 kcal.蛋白質56 g.脂質40 g.
15日目	昼，夕食を誤嚥徴候なく全量摂取できていたため，3食経口摂取を開始．胃瘻からは微温湯のみ注入．食堂での食事摂取は安定．しかし座位保持時間は30分程度で疲労と腰痛の訴えがあった．BMI15.8.	・1食30分以下とし，食後は速やかに臥床介助．・腰痛には冷湿布で対応し痛みが軽減した．・朝食が摂取できないときは経腸栄養剤注入．・入浴日に訓練室での呼吸リハを拒否することがあり，随時ベッドサイドリハに変更，または中止とした．	長期目標：栄養状態の改善，嚥下グレード7，離床促進．	経口：刻みとろみ食1,300 kcal.蛋白質54 g.脂質40 g.経腸：微温湯200 ml.朝食が摂取できないときは経腸栄養剤200 kcal注入．
29日目	夜間不眠・不穏，日中傾眠．食事はセッティング，声掛けによりスプーンを使い自力摂取が可能となった．BMI16.1.	・精神科受診を繰り上げた．日中の覚醒を促すためワイパックス休薬，不眠時はマイスリー（10 mg）0.5錠を追加するよう指示があった．・食事の際はスタッフが関心を向けていることを自覚してもらえるよう，隣席に座り頻繁な声かけを行った．		経口：刻みとろみ食1,400 kcal.蛋白質64 g.脂質39 g.経腸：微温湯200 ml.朝食が摂取できないときは経腸栄養剤200 kcal注入．
49日目	水分もストローで吸える程度のとろみで誤嚥なく摂取可能．NSTより，蛋白をやや制限する提言があった．訓練室では見守りで歩行器歩行，トイレで排泄が可能となった．BMI16.3.	・主治医とカンファレンスを行い，活動量の増加も含めた食事内容へ変更．・食事前後にトイレ誘導した．排泄後には「やっぱりすっきりするな」という言葉が聞かれた．		主食粥，副食一口大軟菜食1,600 kcal.蛋白質49 g.脂質41 g.

入院病日	病状の経過	リハ看護の実際		1日の投与栄養量と食事内容
69日目	本人の希望で胃瘻抜去. スタッフや他患とのコミュニケーションが活発となった. 精神科の定期受診では, 脳SPECTの結果, 前頭葉の血流に改善傾向があり, ルボックス錠が減量となった.	・嗜好に合った飲料を提供し脱水を予防. ・社会参加を目的に売店での買い物の促しと介助. ・退院を検討できる時期と判断し, 医師, 病棟師長, プライマリーナースで検討. 妻と本人の意思確認と病状説明を行った. ・施設入所を希望されたが希望施設が満床のため, 入院を継続しながら入所を待つことになり, その旨を担当PTへ連絡した.	施設入所までの目標：ADLの現状維持.	飲み物：ホットミルクや炭酸飲料など.
126日目	BMI17.9. 障害高齢者の日常生活自立度（寝たきり度）B1. 認知症高齢者の日常生活自立度Ⅱb. 嚥下グレード8. 町内介護保険施設へ退院.	看護の経過および, 継続ケア（摂取カロリーの維持および, うつ症状のコントロール）に関してプライマリーナースより入所施設担当者へ情報提供.		

障害のため，入院中に低栄養が進行し，寝たきり状態となった．また，COPDによる悪液質を合併している可能性もあり[35]，重度の栄養障害と考えられた．そのため，栄養状態の改善を優先し，二次的合併症の予防，機能・筋力維持，うつ症状の改善を目的にしたリハ看護を行った．また，NSTと連携し，病棟でのADLの変化，訓練室でのリハ状況，栄養状態を同時に評価したことで，栄養投与ルートや食事内容，摂取カロリーの変更ができた．チームによる適切な栄養管理により，栄養状態は改善の傾向を示し，胃瘻の脱却，ADLとQOL向上が図られたと考える．

(浅田友紀)

口腔・咀嚼機能障害

> **Clinical Pearl**
> - 口腔期の口腔・咀嚼機能障害が問題となる摂食・嚥下障害も多い.
> - 歯科治療のなかでも, 特に高齢者の義歯治療の重要性は非常に大きい.
> - 口腔を保湿することは口腔に関するすべての治療やケアの基本である.

口腔・咀嚼機能障害と栄養障害の概論

　口腔・咀嚼機能障害は嚥下障害と複合して「食べられない」すなわち摂食・嚥下障害につながる. たとえ経口による適切な栄養療法計画を立案したとしても,「食べられない」ことにより, 十分な栄養補給が不可能となったり, なかには経口栄養を断念し経管栄養やTPN, PPNに移行せざるを得ない症例も少なくない. 栄養療法における経口栄養の重要性は論を待たないし, 嚥下障害も多職種によるアプローチも広まってきているが, 経口栄養を実施する際の第一段階としての口腔・咀嚼機能障害は, 基本的かつ重要な要因であることを再認識する必要がある.

　摂食・嚥下障害は嚥下機能障害も大きな原因の1つではあるが, 摂食・嚥下のプロセスで考えると, 先行期, 準備期, 口腔期（咀嚼期）の3期における障害も多いという報告がある. 特に準備期の咀嚼障害や口腔期の舌運動障害など, 口腔・咀嚼機能障害が原因となる摂食・嚥下障害は高齢者に多くみられる.

　口腔・咀嚼機能障害と嚥下障害, 栄養障害の関連を簡略化した模式図（**図1**）を示す[36]. この図に示すように「食べる」ためには口腔環境と口腔機能の2つが良好な状況であることが必要である.

　まず口腔環境に影響を与える要因としては, 咀嚼で大きな働きをする歯が機能的であることが必要である. また多数の歯の欠損があれば義歯, 少数の欠損やむし歯であればブリッジやクラウンなどの歯科治療が適切になされていることが必要であり, 歯周病の発症部位である歯を支える歯槽骨や歯肉の状態も良好であることが重要である. また, 口腔環境に影響を与える他の要因としては, 加齢に伴う生理的な唾液分泌量の低下や服用薬剤

```
          ┌─────────┐  食べる  ┌─────────┐
          │ 口腔環境 │         │ 口腔機能 │
          └─────────┘         └─────────┘
```

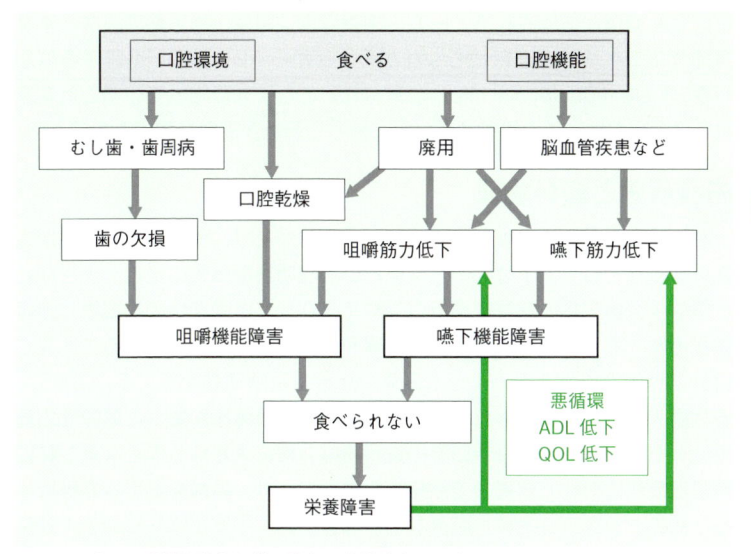

図1　口腔・咀嚼機能障害と嚥下障害，栄養障害の関連

の副作用などに伴う口腔乾燥があげられる．この口腔乾燥は義歯の使用を難しくし，口腔粘膜や舌の機能的な動きを阻害し，食塊形成障害や嚥下障害に結びつくことも多い．口腔乾燥は見過ごされやすく，軽視されがちであるが，口腔機能が円滑に働くためには重要な要因の1つである．

　口腔機能に影響を与える要因としては，脳血管疾患などの後遺障害が最も大きな原因である．さらに，高齢者の場合はこれに生理的なサルコペニアの進行や，廃用性機能低下に伴う咀嚼・嚥下筋の機能低下が複合化して，口腔機能低下が進行する．口腔の二大機能としては摂食・嚥下機能と発語・構音機能があげられるが，これらが障害されることはQOLの著しい低下にもつながる．

　以上のように，口腔環境や口腔機能が障害されることによって口腔・咀嚼機能障害が引き起こされ，これに嚥下機能障害，体幹保持が難しいことや四肢の機能不全により食器の使用ができない，さらには覚醒状況の悪化や認知能力の低下などが加わり，複合的な原因によって「食べられない」状況となり，栄養障害が引き起こされる．また，この栄養障害が咀嚼筋や嚥下筋の筋力低下を進行させ，さらに「食べられない」状況にしてしまう

という悪循環が形成される．一方，栄養障害は咀嚼・嚥下筋のみならず全身のサルコペニアの進行にもつながることから ADL 低下が進行するばかりか，QOL（Quality of Life）が奪われることにも直結していることを忘れてはならない．この悪循環をいかに断ち切るかが重要な視点なのである．

歯科疾患と歯科治療

　むし歯や歯周病によって欠損歯数が多くなったり，歯の痛みや動揺が大きくなるなどして，十分に噛めないという咀嚼機能障害に至る．小さなむし歯や少数歯欠損であればクラウンやインレーなど固定性の補綴物での修復が可能であり，咀嚼感や口腔内の違和感などをほとんど感じることなく自分自身の歯であるかのような感覚で十分な咀嚼運動が行える．しかし，多数歯欠損や無歯顎となれば，口腔粘膜を広く義歯床が覆った可撤性の義歯になるために，咀嚼感や口腔の違和感は非常に大きなものとなる．特に無歯顎症例に対して総義歯で治療した場合などは，義歯を安定して維持するためのクラスプ（金具）装置などがないため，不安定になりやすく義歯を使いこなすだけの口腔の機能が残存しているかどうかが重要となる．

　また，高齢になれば顎堤の吸収量が大きい，咀嚼時の顎運動が不安定，認知機能が低下し義歯自体の寛容能力が低下するなど，義歯治療に不利な条件が増えるために，義歯調整が難しく，義歯を使いこなせないような症例も少なくない．いずれにせよ適切な歯科治療を受けることにより改善できることが多いが，外来受診することが難しい在宅患者や施設入居者などでは放置されているようなケースも少なくない．

　要介護高齢者などの場合には認知症や開口障害，神経内科的疾患などにより適切な歯科治療を行うこと自体が難しく，歯科治療を受けたとしても口腔環境の改善が容易でない場合も多くある．また歯周病の進行程度は日々のブラッシングや定期検診などの自己管理に負うところが多いが，高齢になれば生理的な口腔の自浄性低下や歯ブラシの使いこなしなどの巧緻性の低下も進み自己管理が難しくなり，徐々に必要となる介助量が増えることになる．

口腔乾燥

　ある報告[37)]によると，「時々乾燥・少し乾燥」と感じる人は，どの年齢群においても 3 〜 4 人に 1 人の割合でおり，常時乾燥していると感じ

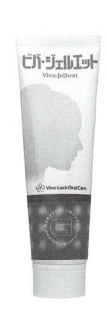

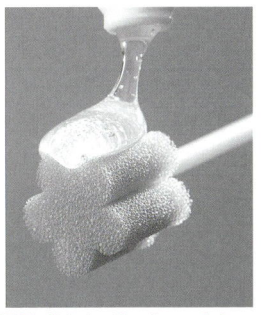

図2　口腔保湿剤「ビバ・ジェルエット」
㈱東京技研社製

る人は，10〜20歳では4.2%と低率であるが，加齢とともにその割合を増し，65歳以上になると4人に1人が常時乾燥していると感じていることが示されている．口腔乾燥状態となると，口腔内の痛みによる摂食嚥下障害，自浄性低下による口腔衛生状態の悪化，発音障害によるコミュニケーション能力の低下，義歯の使用ができなくなるなど，ADLを著しく低下させることにつながるような症状が出てくる．

　口腔乾燥の原因は服用薬剤の副作用によるものや，加齢に伴う生理的な唾液量の減少，シェーグレン症候群や糖尿病などの疾患によるもの，ストレスや心身症などにより自律神経系の影響によるものなど多様で，できるだけ早期に対応しなければ急速に口腔内環境が悪化することになる．治療法としては，服用薬剤のスクリーニングを行い副作用としての唾液分泌量低下を招くような薬剤の変更を行ったり，唾液分泌促進剤の服用，唾液腺マッサージや対症療法としての口腔保湿剤塗布などがある．臨床的には口腔保湿剤（**図2**）を適切に使用することにより即時的に大きな改善が期待できる．しかし複数の保湿剤を使ってみると，口腔内塗布時の厚みや経時的に口腔内に残留している量，保湿されている時間，成分などがさまざまであると感じられる．実際に保湿剤の物性を調べてみたところ，同じ物性のものは1つもなかった[38]．口腔の状態を考慮して，物性が適切なものを選択して使用することが必要であると考えられた．

おわりに

　以上のように口腔・咀嚼機能障害を改善したり予防するためには，患者の主訴のあるなしにかかわらず，歯科医師や歯科衛生士など専門職種による口腔内のチェックを定期的に実施することが望ましいことはいうまでもない．しかし，そのような環境にない場合には，介助者が口腔の状態を日常生活のなかで注意して観察し，何かおかしいと感じた場合には，ためらわずに積極的に歯科受診させることが大切である．できるだけ早期に適切な歯科治療を受けて咀嚼機能の改善を図り，また必要であるなら日常の介助のなかで口腔保清による口腔環境の保全を図ることは，栄養不良予防の第一段階なのである．

（藤本篤士）

文献

1) 池田健二・他：筋力と筋持久力 概論．総合リハ **36**：625-629, 2008.
2) Neumann DA（嶋田智明，平田総一郎訳）：筋骨格系のキネシオロジー，医歯薬出版，2006, p44.
3) Hislop HJ, Montgomery J（津山直一訳）：新・徒手筋力検査法，協同医書出版，1999, pp5-9.
4) 山崎祐司・他：筋力と筋持久力 評価と訓練．総合リハ **36**：631-637, 2008.
5) 細谷憲政：高齢者の栄養管理―寝たきり解消の栄養学，日本医療企画，2005, p66.
6) 室 増男：筋力増強― up date 筋力増強の代表的方法と効果．PT ジャーナル **44**：269-275, 2010.
7) 池添冬芽，市橋則昭：筋力増強― up date 高齢者の動作獲得に必要な筋力と筋力増強法．PT ジャーナル **44**：277-285, 2010.
8) 市橋則昭：運動療法再考 筋力低下予防．総合リハ **33**：627-632, 2005.
9) 日本静脈経腸栄養学会：コメディカルのための静脈経腸栄養ガイドライン，南江堂，2006, p5.
10) Ferrando AA et al：Magnetic resonance imaging quantitation of changes in muscle volume during 7 days of strict bed rest. *Aviat Space Environ Med* **66**：976-981, 1995.
11) 若林秀隆：PT・OT・ST のためのリハビリテーション栄養―栄養ケアがリハを変える，医歯薬出版，2010.
12) 石河利寛，竹宮 隆：持久力の科学，杏林書院，1994, p1.
13) 草野修輔：生産的コスト指数，6分間歩行試験．臨床リハ **16**：472-475, 2007.
14) 丸岡 弘：全身持久力の測定方法．理学療法 **22**：93-106, 2005.
15) 宮崎義憲：体力トレーニング．総合リハ **35**：1333-1337, 2007.
16) 中村隆一・他：基礎運動学，第6版，医歯薬出版，2009, pp313-330.
17) 加藤秀夫，中坊幸弘編：スポーツ・運動栄養学（栄養科学シリーズ NEXT），講談社，

2007, pp15-17.
18) 奈良信雄：貧血. *Modern Physician* **29**：836-838, 2009.
19) 坂本静男：貧血. 臨床スポーツ医学臨時増刊号 スポーツ栄養・食事ガイド, 2009, pp148-152.
20) 加賀谷斉・他：摂食・嚥下障害と呼吸ケア. 改訂版リハ実践テクニック呼吸ケア（塩谷隆信・他編）, メジカルビュー社, 2008, pp160-164.
21) 才藤栄一：脳血管障害による嚥下障害のリハビリテーション. 総合リハ **19**：611-615, 1991.
22) 才藤栄一：摂食・嚥下機能とは. 摂食・嚥下リハビリテーション（才藤栄一・他編）, 第2版, 医歯薬出版, 2007, pp62-63.
23) 前田広士・他：摂食訓練における食品形態と栄養管理. *MB Med Reha* **109**：49-56, 2009.
24) 若林秀隆：症例で学ぶ栄養アセスメントと栄養療法―摂食・嚥下障害. *Nutrition Care* **12**：142-150, 2009.
25) 藤島一郎：脳卒中の嚥下障害, 第2版, 医歯薬出版, 1998, p85.
26) 片桐伯真：摂食・嚥下障害における経腸栄養と経静脈栄養：全般. *MB Med Reha* **109**：131-138, 2009.
27) 藤島一郎・他：摂食・嚥下状況のレベル評価―簡便な摂食・嚥下評価尺度の開発. リハ医学 **43**（Suppl）：S249, 2006.
28) Foley NC et al：A review of the relationship between dysphagia and malnutrition following stroke. *J Rehabil Med* **41**：707-713, 2009.
29) Rofes L et al：Diagnosis and management of oropharyngeal dysphagia and its nutritional and respiratory complications in the elderly. *Gastroenterol Res Pract* **2011**：1-13, 2010.
30) 脳卒中合同ガイドライン委員会：脳卒中治療ガイドライン 2009：http://www.jsts.gr.jp/jss08.html
31) 尾関保則・他：高齢摂食・嚥下障害患者の静脈・経管栄養. 日本臨床 **68**（Suppl 3）：601-604, 2010.
32) 合田文則・他：摂食・嚥下障害リハビリテーションにおける胃瘻の有効性と現状の問題点及びその解決法. *MB Med Reha* **109**：139-146, 2009.
33) 雨海照祥：Mini Nutritional Assessment（MNA）；高齢者のアウトカム指標としての栄養判定基準. 臨床栄養 **114**：627-630, 2009.
34) 石鍋圭子・他：リハビリテーション専門看護―フレームワーク・ビューポイント・ステップアップ, 医歯薬出版, 2005.
35) 若林秀隆：慢性閉塞性肺疾患（COPD）患者への摂食・嚥下リハビリテーションの進め方. エキスパートナース **25**：22-26, 2009.
36) 藤本篤士：リハビリテーションで問題となる栄養不良 口腔・咀嚼機能障害. 臨床栄養 **117**：142-145, 2010.
37) 柿木保明・他：年代別にみた口腔乾燥症状の発現頻度に関する調査研究. 厚生科学研究費補助金長寿科学研究事業「高齢者の口腔乾燥症と唾液物性に関する研究」平成13年度報告書, 2002, pp19-25
38) 藤本篤士・他：口腔ケアにおける保湿剤の必要性とその効果. 看護技術 **55**：65-76, 2009.

第5章 リハビリテーション栄養管理

リハビリテーション栄養管理

Clinical Pearl

- マネジメントとは,成果を生むために既存の知識をいかに適用するかを知るための知識である.
- リハ栄養管理とは,栄養学やリハ医学などの知識を用いて成果を出すことである.
- コルブの経験学習モデルのサイクルを数多く回すことで効率的に学習できる.

管理・マネジメント

現代マネジメントの父といわれるP.F.ドラッカーは,次のようにマネジメントを定義している.「成果を生むために既存の知識をいかに適用するかを知るための知識がマネジメントである.」[1]

栄養学やリハ医学などの知識は年々増えている.一方臨床現場では,最新の知識の恩恵を受けていない患者が少なくない.栄養学やリハ医学などの知識を適用して,ADLやQOLのさらなる向上など成果を出すための知識が,リハ栄養管理である.つまり,どんなに専門知識をもっていても,マネジメントの概念を理解して実践しなければ,十分な成果を出すことは難しい.

現代は知識社会兼組織社会であるため,すべての医療人に個々の患者に対するマネジメント(リハ栄養管理)のほか,チームマネジメントとセルフマネジメントが必要である.目的,目標,問題点,成果,自己実現とともに,時間管理,貢献,強み,集中,意思決定をしっかりと意識しながら仕事することで,より質の高い成果を出せるようになる[2].これらの言葉がマネジメントのキーワードである.

ドラッカーを知らなければ管理・マネジメントを理解しているとはいえないので,ドラッカーの書籍でマネジメントを学習してほしい.P.F.ドラッ

カー著,上田惇生訳「プロフェッショナルの条件―いかに成果をあげ,成長するか(はじめて読むドラッカー:自己実現編)」(ダイヤモンド社)は必読書である.

リハビリテーション栄養管理

　リハ栄養管理とは,栄養学やリハ医学などの知識を用いて,患者の栄養状態を改善して訓練効果を高めて成果を出すことである.リハ栄養管理の一連の流れを**図1**に示す.アセスメントでサルコペニア,摂食・嚥下機能,ICFの評価と予後予測を行うことが特徴である.

　図の一連の流れも大切ではあるが,この流れはマネジメントの1つの手段でしかないことに留意する.大切なことは図の流れに従うことではなく,より質の高い成果を出すことである.つまり,患者のADLやQOLのさらなる向上に貢献することである.したがって,図の流れでなくてもPDCA(Plan-Do-Check-Action)サイクルやPDS(Plan-Do-See)サイクルといった他の手段で十分な成果を出せば問題ない.

　コルブの経験学習モデルも大切である(**図2**).経験学習モデルのサイクルを数多く回すことが,最も効率的な学習方法と考えられている.個々の患者に対するリハ栄養管理を単に繰り返すだけではなく,経験から多くを学ぶことがより質の高いリハ栄養管理につながる.

　最初に具体的な体験,経験をしなければ当然,経験から学ぶことはできない.次に経験したことを振り返る,内省することが必要である.一人で

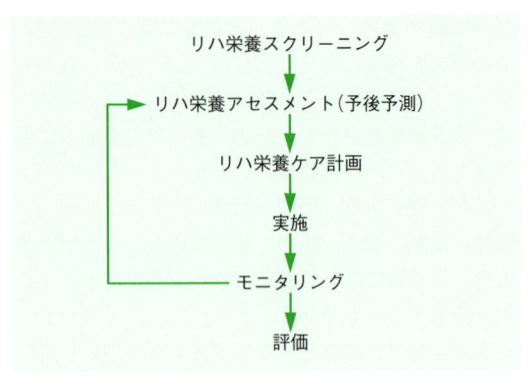

図1　リハビリテーション栄養管理

```
①Concrete Experience（具体的な体験）
    ↓
②Reflective Observation（内省的な観察，振り返り）
    ↓
③Abstract Conceptualization（抽象的な概念化，一般化）
    ↓
④Active Experimentation（積極的な実験）
    ↓
①Concrete Experience のサイクルを数多く繰り返す
```

図2　コルブの経験学習モデル

書いて考えてもよいし，他人に話してもよいが，いずれにしても自分なりの言葉で表現することが大切である．

　次に内省して得られた言葉を，抽象的な仮説や概念に落とし込む．より抽象度の高い概念にすることで，今回経験した状況以外にも適用できる有用な教訓にできる．最後に得られた教訓を活かして新たな状況で計画して実際に行動する．つまり，考えるだけで行動しない，行動するだけで振り返らない，振り返っても次の行動を起こさないようでは，学習したとはいえない．経験学習モデルのサイクルを数多く回してほしい．

（若林秀隆）

リハビリテーション栄養スクリーニング

Clinical Pearl

- MNA®-SF によるリハ栄養スクリーニングが簡便で優れている.
- 急性期病院や回復期リハ病院でリハを要する入院患者の大半で, リハ栄養アセスメントが必要となる.
- 疾患・障害名, 身体計測, 検査値によるリハ栄養スクリーニングも有用である.

MNA®-SF

　リハ栄養スクリーニングはすべての患者に行い, 栄養障害の可能性がある患者を見落とさないことが必要である. そのため, 簡略であることが求められる. スクリーニングで問題がある患者には全員, リハ栄養アセスメントを行う.

　簡易栄養状態評価法 (MNA®; Mini Nutritional Assessment) の Short Form (SF, 図3)[3-6] は, 65歳以上の高齢者の栄養スクリーニングに用いられることが多い. リハ栄養スクリーニングとしても簡便で優れている. ただし, 大半の患者で低栄養のおそれあり (At risk) もしくは低栄養となる可能性がある.

　たとえば急性期病院や回復期リハ病院入院時の脳卒中, 大腿骨頸部骨折, 廃用症候群の入院患者にMNA®-SFを用いると, 「C 自力で歩けますか?」の回答が「2 =自由に歩いて外出できる」となることは少ない. 「D 過去3ヶ月間で精神的ストレスや急性疾患を経験しましたか?」の回答が「2 = いいえ」となることも少ない. この時点で3点減点となるため, 他の項目が満点の場合でも最高11点であり, 必ず低栄養のおそれあり (At risk) もしくは低栄養という結果になる.

　しかし, 移動能力, 過去3カ月間の精神的ストレスや急性疾患, 神経・精神的問題も栄養状態と関連しており, これらに問題を認める患者ではリハ栄養アセスメントが必要である. つまり, 急性期病院や回復期リハ病院でリハを要する入院患者の大半で, リハ栄養アセスメントを要する.

簡易栄養状態評価表
Mini Nutritional Assessment-Short Form
MNA®

氏名:

性別:　　　年齢:　　　体重:　　　kg　身長:　　　cm　調査日:

下の□欄に適切な数値を記入し、それらを加算してスクリーニング値を算出する。

スクリーニング

A 過去3ヶ月間で食欲不振、消化器系の問題、そしゃく・嚥下困難などで食事量が減少しましたか?
- 0 = 著しい食事量の減少
- 1 = 中等度の食事量の減少
- 2 = 食事量の減少なし

B 過去3ヶ月間で体重の減少がありましたか?
- 0 = 3 kg 以上の減少
- 1 = わからない
- 2 = 1〜3 kg の減少
- 3 = 体重減少なし

C 自力で歩けますか?
- 0 = 寝たきりまたは車椅子を常時使用
- 1 = ベッドや車椅子を離れられるが、歩いて外出はできない
- 2 = 自由に歩いて外出できる

D 過去3ヶ月間で精神的ストレスや急性疾患を経験しましたか?
- 0 = はい　　　2 = いいえ

E 神経・精神的問題の有無
- 0 = 強度認知症またはうつ状態
- 1 = 中程度の認知症
- 2 = 精神的問題なし

F1 BMI (kg/m^2): 体重(kg)÷身長(m)^2
- 0 = BMI が19 未満
- 1 = BMI が19 以上、21 未満
- 2 = BMI が21 以上、23 未満
- 3 = BMI が 23 以上

BMI が測定できない方は、**F1** の代わりに **F2** に回答してください。
BMI が測定できる方は、**F1** のみに回答し、**F2** には記入しないでください。

F2 ふくらはぎの周囲長(cm): CC
- 0 = 31cm未満
- 3 = 31cm以上

スクリーニング値
(最大:14ポイント)

12-14 ポイント:　　栄養状態良好
8-11 ポイント:　　低栄養のおそれあり (At risk)
0-7 ポイント:　　低栄養

より詳細なアセスメントをご希望の方は、**www.mna-elderly.com** にありますMNAフルバージョンをご利用ください。

Ref. Vellas B, Villars H, Abellan G, et al. Overview of the MNA® - Its History and Challenges. J Nutr Health Aging 2006;10:456-465.
Rubenstein LZ, Harker JO, Salva A, Guigoz Y, Vellas B. Screening for Undernutrition in Geriatric Practice: Developing the Short-Form Mini Nutritional Assessment (MNA-SF). J. Geront 2001;56A: M366-377.
Guigoz Y. The Mini-Nutritional Assessment (MNA®) Review of the Literature - What does it tell us? J Nutr Health Aging 2006; 10:466-487.
® Société des Produits Nestlé, S.A., Vevey, Switzerland, Trademark Owners
© Nestlé, 1994, Revision 2009. N67200 12/99 10M
さらに詳しい情報をお知りになりたい方は、**www.mna-elderly.com** にアクセスしてください。

図3 MNA® Short Form

(http://www.mna-elderly.com)[6] より引用

なお著明な浮腫を認める患者では，浮腫による体重増加で MNA®-SF の得点が実際の栄養状態より高くなる場合があるので，アルブミンなど検査値も同時に評価することが望ましい．

その他のリハビリテーション栄養スクリーニング

疾患・障害名で行うリハ栄養スクリーニングとして，廃用症候群，摂食・嚥下障害，褥瘡，大腿骨頸部骨折，関節リウマチ，慢性閉塞性肺疾患，慢性心不全，がん，認知症，うつ病を認める場合には，リハ栄養アセスメントが必要である．

身体計測で行うリハ栄養スクリーニングとして，上腕周囲長（AC；arm circumference）21 cm 以下，もしくは下腿周囲長（CC；calf circumference）31 cm 以下なら，リハ栄養アセスメントを行う．

検査値で行うリハ栄養スクリーニングとして，たとえば，アルブミン 3.0 g/dl 以下，ヘモグロビン 10.0 g/dl 以下，総リンパ球数 1,200/μ 以下，総コレステロール 100 mg/dl 以下のいずれかに該当すれば，リハ栄養アセスメントを行う．

（若林秀隆）

リハビリテーション栄養アセスメント

> ### 🔍 Clinical Pearl
> - 栄養障害を認めるか評価する.
> - 現在の栄養管理は適切か評価する．今後，栄養状態はどうなりそうか判断する．
> - 機能改善を目標としたリハを実施できる栄養状態か評価する．

リハビリテーション栄養アセスメントのポイント

リハ栄養アセスメントのポイントを**表1**に示す．第1章「サルコペニア」(p4) と第4章「摂食・嚥下障害」(p68) を参照のこと．

表1 リハビリテーション栄養アセスメントのポイント

- 栄養障害を認めるか評価する．
- サルコペニア（広義）を認めるか評価する．
- 摂食・嚥下障害を認めるか評価する．
- 現在の栄養管理は適切か，今後の栄養状態はどうなりそうか判断する．
- 機能改善を目標としたリハを実施できる栄養状態か評価する．

身体計測

栄養障害の有無は身体計測と検査値で判断する．身体計測で最も重要なのは体重とBMI (Body Mass Index) である．体重減少率（**表2**）と通常体重比（**表3**）も評価する．

体重の他では，上腕周囲長（AC, **図4**)[7]，上腕三頭筋皮下脂肪厚（TSF; triceps skinfolds, **図5**)[7]，下腿周囲長（CC, **図6**)[7]を評価することが多い．ACとTSFから筋肉量の指標である上腕筋囲（AMC；midupper arm muscle circumference）と上腕筋面積（AMA；midupper arm muscle area）を計算できる（**表4**）．

表2 体重減少率

(通常体重−現体重)÷通常体重×100
判定　1週間で2%, 1カ月で5%, 3カ月で7.5%, 6カ月で10%以上減少すれば, 中等度以上の栄養障害の疑い.

表3 通常体重比

現体重÷通常体重×100
判定　85〜95%：軽度栄養障害, 75〜85%：中等度栄養障害, 74%以下：高度栄養障害

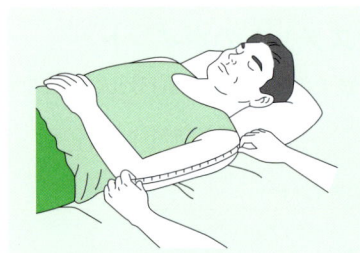

利き手でない上腕の計測.

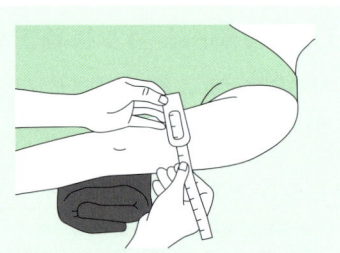

肩峰から肘頭で上腕の計測. その中央で測定.

図4　上腕周囲長の計測

(若林, 2010)[7]

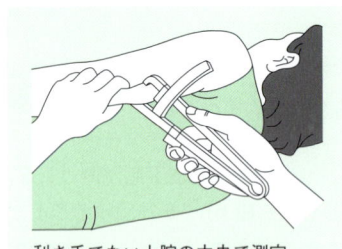

利き手でない上腕の中央で測定

図5　上腕三頭筋皮下脂肪厚の計測

(若林, 2010)[7]

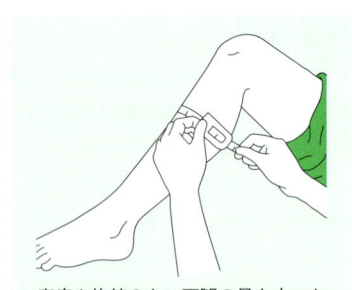

麻痺や拘縮のない下腿の最も太いところで計測.

図6　下腿周囲長の計測

(若林, 2010)[7]

表4 AMCとAMAの計算式

AMC (cm) =AC (cm) －TSF (cm) ×3.14
AMA＝ (AC－TSF×3.14) × (AC－TSF×3.14) ÷(4×3.14)

表5 ストレス係数の例

飢餓状態：0.6～1.0
術後3日間：手術の侵襲度によって 1.1～1.8
骨折：1.1～1.3
褥瘡：1.1～1.6
感染症：1.1～1.5
臓器障害：1臓器につき0.2追加（上限2.0）
熱傷：深達度と面積によって1.2～2.0
発熱：1℃上昇ごとに0.13追加

(若林, 2010)[7]

エネルギー消費量

全エネルギー消費量（TEE；Total Energy Expenditure）は，基礎エネルギー消費量（BEE；Basal Energy Expenditure）から次の式で推計される．

TEE (kcal) ＝BEE×活動係数×ストレス係数

BEEはHarris-Benedictの式[8]で推計されることが多い．

男性：66.47 ＋ 13.75 W＋ 5.0H－ 6.76A
女性：655.1 ＋ 9.56 W＋ 1.85H－ 4.68A
W：体重（kg） H：身長（cm） A：年齢（年）

現体重が不明の場合には標準体重で計算する．ただし本来この式を適用できるのは，21～70歳であることに留意する．

ストレス係数の例を**表5**に示す[7]．活動係数は第1章「メッツと活動係数」（p9）を参照のこと．BEE，活動係数，ストレス係数はいずれも推計であり，全エネルギー消費量の推計には±400 kcal程度の誤差が生じることに留意する．

一方，エネルギー摂取量は経口摂取，経管栄養，経静脈栄養それぞれの摂取量の足し算で計算する．エネルギー摂取量からエネルギー消費量を引くことで，エネルギーバランスを計算できる．

明らかな侵襲がない場合には，エネルギーバランスが0であれば今後

の栄養状態は維持と予測できる．エネルギーバランスが負であれば現在の栄養管理は不適切であり，今後の栄養状態は悪化と予測できる．

　侵襲を認める場合には，内因性エネルギーの考慮を要するため，エネルギーバランスのみで栄養管理が適切かどうか判断することは難しい．今後の栄養状態は維持もしくは悪化と予測される．

　機能改善を目標としたリハを実施できるのは，今後の栄養状態が維持もしくは改善と予測できる場合である．今後の栄養状態は悪化と予測される場合には，機能維持を目標としたリハのみ実施する．

（若林秀隆）

リハビリテーション栄養ケアプラン

> **Clinical Pearl**
> - 予後予測を行い，SMART なゴールを設定する．
> - 腸管の使用の可否も重要であるが，経口摂取の可否を最初に考える．
> - 推定エネルギー必要量は，エネルギー消費量とエネルギー蓄積量から推計する．

SMART なゴール

リハ栄養ケアプランでは，まず予後予測と適切なゴール設定を行う．ゴール設定の際は，SMART なゴール（**表6**）になるように検討する．先の見通しが現時点では不明な場合には，いつまでに何を見極めるのかを明確にしたうえで，見極めをゴールにしてもよい．SMART なリハ栄養の短期ゴール（STG；Short Term Goal）と長期ゴール（LTG；Long Term Goal）の例を**表7**に示す．

表6 SMART なゴール

Specific：具体的（機能でも活動でも，項目を明確にする）
Measurable：測定可能（改善のように線ではなく，自立や監視のように点で示す）
Achievable：達成可能（努力すれば実現できる高さにする．願望や夢ではない）
Related：関連した（ADL，QOL の向上や維持に関連した内容にする）
Time-bound：期間が明確（期間がないものはゴールではない）

表7 SMART なリハビリテーション栄養のゴール例

STG（1W）：ゼリー1個昼のみ経口摂取可能
STG（1W）：下痢を治癒して全量経管栄養可能
STG（2W）：体重 0.5 kg 増加（浮腫の影響除く）
STG（2W）：ミキサー食で3食経口摂取可能（補助栄養不要）
LTG（1M）：体重 1 kg 増加（浮腫の影響除く）
LTG（1M）：胃瘻を造設して静脈栄養から全量経管栄養に移行
LTG（3M）：体重 3 kg 増加（浮腫の影響除く）
LTG（3M）：全量経口摂取に移行，胃瘻離脱

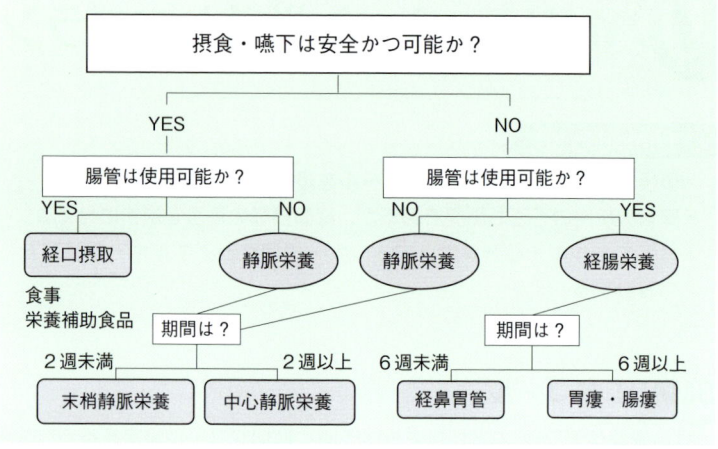

図7 経口摂取を重視した栄養投与経路

(若林, 2010)[7]

投与ルート

投与ルートは，経口摂取，経管栄養，静脈栄養の3種類に分けられる．投与ルートの原則は，「腸管を使用できるときは腸管を使用する（経腸栄養）」である．静脈栄養と比較して経腸栄養では，消化管粘膜の萎縮の予防，感染症の減少，重篤な合併症の少なさ，費用が安価などの利点がある．

しかし，患者のQOL向上に最も貢献する投与ルートは当然，経口摂取である．したがって，リハ栄養では**図7**のフローチャート[7]で投与ルートを検討することを推奨する．

推定エネルギー必要量

推定エネルギー必要量は，エネルギー消費量とエネルギー蓄積量から推計する．

推定エネルギー必要量＝エネルギー消費量±エネルギー蓄積量

エネルギー消費量と同量のエネルギーを投与すれば，現在の栄養状態を維持できる．現在の栄養状態が良好な場合には，エネルギー蓄積量は0でよい．

一方，低栄養状態で栄養改善を目指す場合の蓄積量は＋200〜500

kcal，肥満で減量を目指す場合の蓄積量は−200〜500 kcal として，1カ月に1〜2 kgの体重増減を目指す．ただし，飢餓から栄養改善を目指す場合には，Refeeding 症候群に十分留意しながら徐々に投与量を増やしていく．減量の場合には，基礎エネルギー消費量を下回らないようにする．侵襲時のエネルギー必要量は，第3章「侵襲時の代謝」(p52) を参照のこと．

エネルギー量の次に蛋白質の投与量を決める．体重×ストレス係数が1つの目安である．次に蛋白質が体蛋白合成に利用されるように，NPC/N 比（Non protein calorie/nitrogen；非蛋白カロリー/窒素比）が150〜200になるように調整する．ただし，侵襲時は100〜150，透析導入前の腎不全のときは300〜500とする．

次に脂質の投与量を決める．体重1 kgあたり脂質1 gが1つの目安である．また，エネルギー投与量の20〜30%の間とする．最後に糖質の投与量を，

総エネルギー投与量−蛋白質−脂質

で計算して決める．

水分は1 ml×推定エネルギーか，体重1 kgあたり30〜35 mlのいずれかで計算する．脱水や浮腫の場合には，病態に応じて投与量を増減する．ビタミン，ミネラルは基本的に1日必要量を投与量として，過剰や欠乏の場合には病態に応じて増減する．

リハの種類・内容・時間

第1章「栄養不良とリハビリテーション」表9 (p12) のように，現在の栄養状態と臨床栄養管理で，リハの目標を機能改善か機能維持と決める．機能維持が目標の場合には，関節可動域訓練，ポジショニング，物理療法，座位訓練，ADL訓練，認知訓練など2メッツ以下で20分〜1時間程度行う．機能改善が目標の場合には，レジスタンストレーニングや持久力増強訓練も含めて20分〜3時間程度行う．

〔若林秀隆〕

リハビリテーション栄養モニタリング

> **Clinical Pearl**
> - 仮説思考でリハ栄養モニタリングを行う.
> - 高齢者では若年者より体重増加を認めにくい.
> - トランスサイレチンでリハ栄養モニタリングが一部可能である.

仮説思考

　リハ栄養に限らず,マネジメントではモニタリングが重要である.リハ栄養ケアプランを立案するだけ,実施するだけではいけない.立案する栄養ケア計画はあくまで仮説であり,その仮説が正しいかどうかは実施後に検証して,検証結果で判断しなければいけない.

　仮説思考とは,現在入手できる情報から,最もありそうな仮の結論を考え出して,それをベースに行動していくという考え方である[9].仮説の構築→仮説の検証→検証結果の判断→仮説の構築(進化)のサイクルを繰り返し回すことで,特に問題解決の際の原因追究(Whyの仮説)や対策立案(Howの仮説)に活用する(**図8**).仮説思考の長所を**表8**に示す[9].

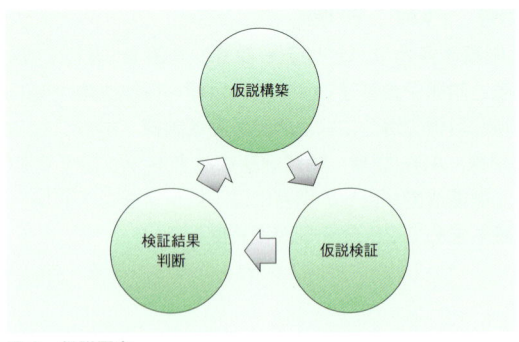

図8　仮説思考

(ライトワークス,2007)[9]

表8 仮説思考の長所

- 仮説であることを意識することにより思い込みを回避できる.
- 仮説の構築,検証を繰り返していくことにより,最終的に正しい答えに行き着く可能性が高くなる.
- 仮説を構築,検証することにより,多数の可能性を排除でき,時間が短縮できる.

(ライトワークス,2007)[9]

　仮説思考を常に意識することで,より質の高い仮説を最初から構築できるようになるため,リハ栄養管理の質が向上する.検証結果の判断で現在のリハ栄養ケアプランを継続するか,新たなリハ栄養ケアプランを立案して実施するかを決める.正しい仮説であったとしても,あくまでその時点での仮説である.1週間後には新たな仮説の構築が必要となることも少なくない.優秀な医療人は仮説思考を行っていることが多い.

　急性期病院や回復期リハ病院で栄養障害を認める入院患者に対しては,週1回以上のモニタリングが必要である.食事摂取量は何らかのきっかけで容易に大きく変化することがある.急性期病院の場合,全身状態が短期間で改善もしくは悪化することが多い.全身状態に合わせてリハの内容も細かく変えていく.

　エネルギー消費量の推計には一定の誤差があるため,栄養改善や減量を目標としてエネルギー蓄積量を調節しても,予想どおりに変化しないことが多い.必ずモニタリングで推定エネルギー必要量を改めて推計する.

　栄養改善を目指しても,高齢者ではなかなか体重増加を認めないことがある.若年者では1kgの体重増加に7,500kcalが必要であるが,高齢者では8,800〜22,600kcalを要する[10].

トランスサイレチン

　トランスサイレチン(プレアルブミン)は肝臓で合成される蛋白質であるが,半減期が2日と短く,RTP(Rapid Turnover Protein)の1つである.そのため,過去の数値と比較しなくても現在の検査値だけで蛋白合成の目安として使用できる.つまり,リハ栄養モニタリングに使用しやすい.

　トランスサイレチンの基準値例を**表9**に示す.正常であれば通常は機能改善を目標とした積極的なリハの適応となる.ただし,腎不全,ネフローゼ症候群,甲状腺機能亢進症を合併している場合,高値を示すことがある.この場合,トランスサイレチンだけではリハの内容を判断できず,合併疾

表9 トランスサイレチンの基準値例

22〜40 mg/dl：正常
21 mg/dl 以下：軽度栄養障害
11 mg/dl 以下：中等度栄養障害
5 mg/dl 以下：重度栄養障害

患の状態の考慮が必要である.

トランスサイレチンが低値の場合，侵襲による場合と飢餓による場合がある．侵襲が強い場合，CRP（C-Reactive Protein；C反応性蛋白）など別の蛋白合成が優先されるため，トランスサイレチンは低値となり，栄養指標として使用しにくくなる．トランスサイレチン＋CRPで20前後が1つの目安である．飢餓の場合，CRPは陰性でトランスサイレチンは低値となり，栄養指標として使用できる．

11 mg/dl 以下の場合，原因が侵襲でも飢餓でも，レジスタンストレーニングによる筋蛋白合成は期待しにくい．ただし，検査値が改善傾向にある場合には，11 mg/dl 以下でも機能改善を目標とした積極的なリハを行えることもある．しかし，トランスサイレチンが5 mg/dl 以下であれば重度栄養障害で，機能維持を目標としたリハの適応である．

（若林秀隆）

文献

1) ドラッカー PF 著，上田惇生訳：ポスト資本主義社会（ドラッカー名著集8），ダイヤモンド社，2007.
2) ドラッカー PF 著，上田惇生訳：経営者の条件（ドラッカー名著集1），ダイヤモンド社，2006.
3) Vellas B et al：Overview of the MNA(r)-Its History and Challenges. *J Nutr Health Aging* **10**：456-465, 2006.
4) Rubenstein LZ et al：Screening for Undernutrition in Geriatric Practice：Developing the Short-Form Mini Nutritional Assessment(MNA-SF). *J Geront* **56A**：M366-377, 2001.
5) Guigoz Y：The Mini-Nutritional Assessment(MNA(r))Review of the Literature-What does it tell us? *J Nutr Health Aging* **10**：466-487, 2006.
6) MNA® Mini Nutritional Assessment：http://www.mna-elderly.com/
7) 若林秀隆：PT・OT・STのためのリハビリテーション栄養−栄養ケアがリハを変える，医歯薬出版，2010, p32, 36, 41, 44.
8) Harris JA, Benedict FG：A biometric study of human basal metabolism. *Proc Natl Acad Sci USA* **4**：370-373, 1918.
9) ライトワークス監修，江口夏郎，山川隆史著：仮説思考，ファーストプレス，2007.
10) Hebuterne X et al：Ageing and muscle：the effects of malnutrition, re-nutrition, and physical exercise. *Curr Opin Clin Nutr Metab Care* **4**：295-300, 2001.

第6章 リハビリテーション栄養と看護

リハビリテーション看護

> **Clinical Pearl**
> - 摂食・嚥下障害患者へのリハは，呼吸・口腔・栄養・脳機能・姿勢・排泄・心理面などの心身の包括的なアプローチが必要である．
> - 可能な限り経口栄養を提供したうえで，個別に応じた多面的な栄養管理を行う．
> - 段階的な経口摂取拡大へのステップアップを行い，セルフケアを高められるような援助に留意する．

はじめに

　リハ看護とは，疾病，事故，加齢などに伴う健康状態の変化に伴い，生活機能障害に直面した人々を対象に，専門的な知識と技術をもって行う看護である．その目標は，健康の回復・維持・増進によって可能な限りの自立と生活の質を向上させることであり，人間の尊厳と可能性に注目し，変化する力を促進することである[1,2]．特に，"食事"は，生命の維持・増進という生物学的な側面に加えて，生活活動や社会参加の意義は大きく，日常生活行動の根幹を成すものである．

　リハ看護において，"口から食べる"ことを支援するための看護実践は，日常生活援助技術としての重要な位置づけであるが，非経口栄養療法の普及により経口摂取と栄養管理への考え方がやや乖離している側面も否定できない．まずは，より生理的で満足感の高い経口摂取を継続できるための栄養管理に留意し，ADL拡大，QOL向上を実現できるような食支援を目指したい．本章では，リハ看護の立場から摂食・嚥下障害者への看護について述べる．

口から食べることを支えるために必要な看護の技術

　人間としての安寧ある社会生活を維持し，今後の医療や福祉の水準を高

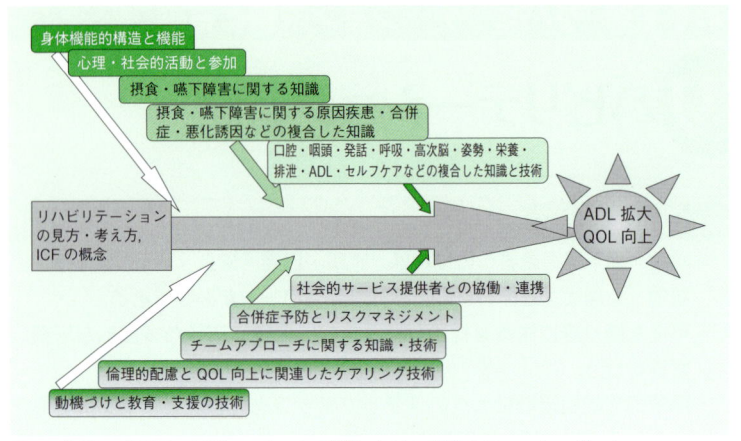

図1 摂食・嚥下リハビリテーション看護における学習のフィッシュボーン

めていくためにも，複合したリスク管理，ADL拡大・QOL向上を基本とした"口から食べる"ことを支援できる人材育成と多職種協働によるチームアプローチの充実が急務である．**図1**に，筆者が考える摂食・嚥下リハ看護に必要な学習のフィッシュボーンをまとめた[2]．

摂食・嚥下障害患者へのリハは，摂食・嚥下障害に関する知識に加えて，呼吸，口腔，栄養，脳機能，姿勢，排泄，心理面などの心身の包括的なアプローチが必要である．対象者を一人の尊厳ある人間として，また社会で活動し参加する主体的な存在としてとらえ，チームアプローチや多職種との協働・連携のもと，食支援における実践的知識と技術を提供し発展させていく[3,4]．特に，看護は全身の医学的な管理や心身の調和への介入を包括的にマネジメントできる立場にある．**図2**に示すように，摂食・嚥下障害に関連した知識・技術に加えて，人工呼吸器，気管カニューレ管理，酸素療法，静脈栄養，経腸栄養などのカテーテル管理や複合した合併症へのリスク管理とケア，栄養管理，食事介助などの日常生活援助などは看護が積極的に介入したい要素である[5]．思いやりのケアマインドを実践的スキルにつなげ，可能性を積み重ねたADL拡大，QOL向上[6]を目指していく．

```
┌─────────────────────────┐      ┌──────────────────────────────┐
│ 摂食・嚥下リハビリテーションの │      │ 複合した身体ケアの知識と技術      │
│ 知識とスキル              │      │ ・口腔・咽頭・発話・呼吸         │
└─────────────────────────┘      │ ・高次脳・姿勢・栄養・排泄        │
      ┌──────────────────────┐   │ ・ADL・セルフケアなど           │
      │ 全身の医療的な管理とケア │   │ ・リハビリテーションスキル        │
      │ ・気管内カニューレ      │   └──────────────────────────────┘
      │ ・静脈栄養・経腸栄養    │
      │  などのカテーテル類    ┌──────────────────────────────┐
      │  に関連した全身管理    │ チームアプローチによる            │
      │ ・合併症のリスク管理    │ 多職種との協働・連携             │
      └──────────────────────┘│ ・QOL(生命の質)への支援        │
              △              │ ・地域連携やサービス調整          │
         思いやりの            │ ・家族支援                    │
           心                └──────────────────────────────┘
```

図2　口から食べることを支えるために必要な技術

摂食・嚥下障害による合併症と弊害

　摂食・嚥下障害の合併症として誤嚥性肺炎，低栄養，窒息などがあげられる．加えて，一旦，誤嚥性肺炎を併発すると，非経口栄養が長期化し，体力低下，廃用症候群，食べる楽しみの喪失となり，引いてはADLやQOL低下を引き起こしやすい．特に長期的な経管栄養は，認知機能をはじめ，口唇・舌・頬・顎関節・嚥下力・咳反射などの廃用性機能低下をきたし，摂食・嚥下機能低下の悪循環に陥ることを懸念しなければならない．さらには，口腔環境の悪化，不良姿勢，胃食道逆流などによる慢性的な合併症を繰り返すハイリスク症例へ移行し，生命力の消耗をきたす場合も少なくない．

　摂食・嚥下リハでは，**図3**に示すような悪循環を念頭において，身体機能だけでなく，心理面を含めた人的環境を良好にした支援的なケアスキルを提供することが大切である．

栄養方法の検討

　筆者の病院ではNSTと摂食・嚥下チームが連携し，経口摂取を主軸とした栄養管理に力を注いでいる．そのなかで，特に留意していることは「できる」「できない」という二者択一的な考え方ではなく，「十分ではないが

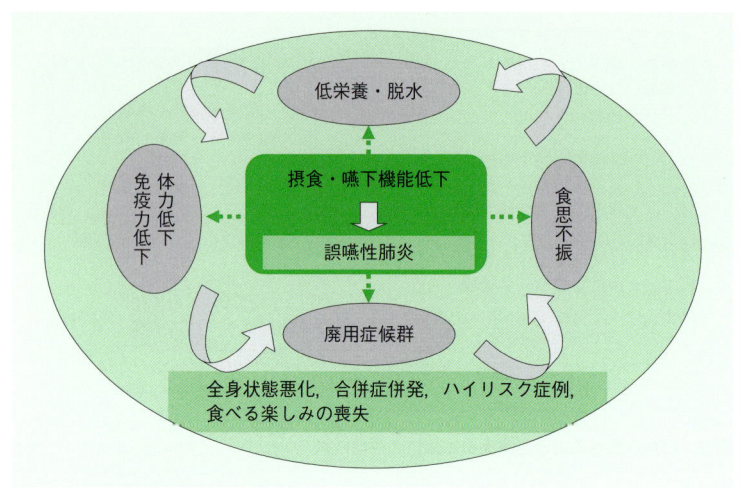

図3　摂食・嚥下障害による悪循環

不可能ではない」といった不十分な機能をリスク管理しながら，可能性に働きかけるアプローチである．危険な経口摂取は避けなければならないが，「ここはこうすればできる」という視点での早期経口摂取開始と安定した経口栄養を提供したいものである．また，複数以上の選択肢をもった栄養方法を検討することも必要である．たとえば，経口摂取と静脈栄養（末梢，中心静脈栄養），経口摂取と経管栄養など，可能な限り経口栄養を提供したうえで，個別に応じた多面的な栄養管理を行う．そのうえで，事故予防，感染予防，低栄養予防，廃用症候群の予防，精神面へのサポートなどに留意してモニタリングしていくようにしている．図4に当院での栄養管理の方法と選択のフローチャート例を示した[7]．

なお，種々の障害や合併症により，栄養の確保が困難な場合は，無理に経口摂取のみを継続せず，非経口栄養を柔軟に併用し栄養状態を良好にすることも肝要である．低栄養は，活動性を低下させるだけなく，脳卒中の再発，褥瘡，心肺機能低下，感染症など多くの身体機能低下や新たな疾病を引き起こしやすくなる．経管栄養，静脈栄養との柔軟な併用と目標設定によって，栄養状態が改善し，安定した経口栄養を維持できる症例を多く経験する．仮に，飲食物の誤嚥という状態が発生していたとしても，体内

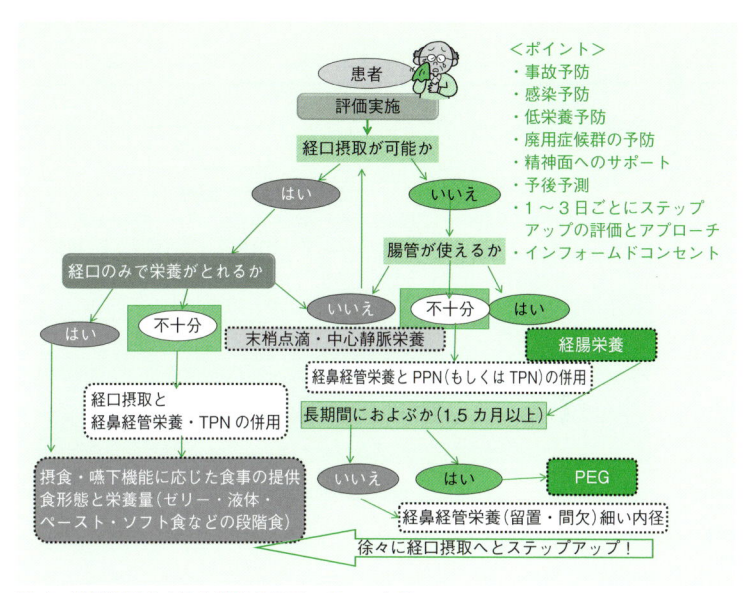

図4 栄養管理の方法と選択のフローチャート例

(小山, 2010)[7]

の栄養状態が良好であれば肺炎の併発には至らなくても済む場合がある.

　経管栄養と経口摂取のバランスは,体重,身長,活動量,栄養状態などを勘案して必要なカロリーと水分量を算出し目標値を設定していく.必要時,補助栄養やエネルギーの高いゼリーなど少量で栄養が提供できるような工夫を行い,段階的な経口移行を目指すとよい.特に,高齢者の誤嚥性肺炎患者は,脳梗塞,認知症,サルコペニア,呼吸器疾患,心不全などを合併し,摂食・嚥下機能が重度に低下していることが多い[8,9].また,意識障害と低栄養を合併している高齢者は,日ごろからの食思不振,塩分制限,長期的な経腸栄養管理により,電解質異常をきたしているケースもある.肺炎の原因を,単に嚥下機能低下とみるのではなく,多面的な影響因子を系統的にアセスメントすることが重要である.心身の複合したリスク管理と,段階的な摂食・嚥下リハを行うことで,入院当初は重度の摂食・嚥下障害であっても,経口摂取の再獲得となる症例も多く経験する.

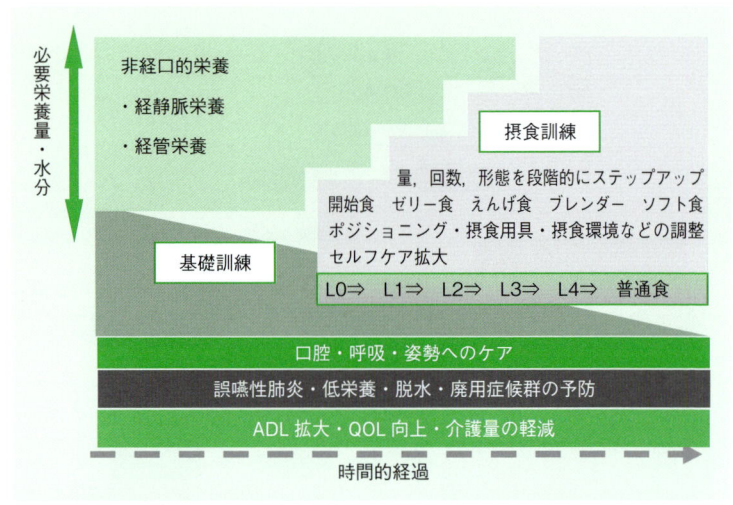

図5 段階的経口摂取のステップアップ

段階的摂食経口摂取の拡大

　経口摂取が開始されていない段階から，口腔・呼吸・姿勢へのケアを基本として誤嚥性肺炎，低栄養，脱水，廃用症候群の予防に留意し，ADL拡大，QOL向上，介護力の軽減 をベースにして，段階的な経口摂取拡大へのステップアップを行う（**図5**）．なお，食事内容に関しては，嚥下食ピラミッド[10]を活用すると，摂食・嚥下障害の難易度に応じたステップアップが図りやすくなる．**図6**に，当院での段階的食事の種類を紹介する．開始食の選択については，固さ，付着性，凝集性など摂食・嚥下機能障害に応じた形態であることはもちろんであるが，安全性を加味したうえで嗜好に合った食品や味に留意したい．基本的には嚥下食ピラミッドによる$L_{0～1}$レベルのゼリー食から開始し，$L_{1～3}$レベルの嚥下食となり，次いで歯茎でも咀嚼し食塊形成できるようなソフト食へと形態をあげ，最終的には普通食へと段階的にステップアップしていく[7]．いずれにしても，食事のステップアップにおいては，リスク管理，評価からプラン立案，継続したモニタリング，ADL拡大へのリハ，栄養管理，薬剤管理などそれぞれの専門性を結集したチームアプローチが必要である．

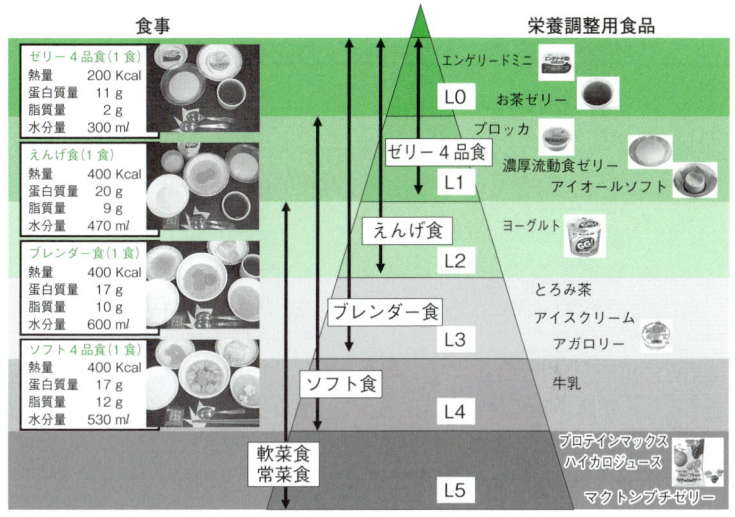

図6 当院での段階的摂食・嚥下障害対応食

食事側(左):
- ゼリー4品食(1食) 熱量 200 Kcal、蛋白質量 11 g、脂質量 2 g、水分量 300 ml
- えんげ食(1食) 熱量 400 Kcal、蛋白質量 20 g、脂質量 9 g、水分量 470 ml
- ブレンダー食(1食) 熱量 400 Kcal、蛋白質量 17 g、脂質量 10 g、水分量 600 ml
- ソフト4品食(1食) 熱量 400 Kcal、蛋白質量 17 g、脂質量 12 g、水分量 530 ml
- 軟菜食 常菜食

ピラミッド(L0~L5):
- L0 ゼリー4品食
- L1 えんげ食
- L2 ブレンダー食
- L3 ソフト食
- L4 軟菜食・常菜食
- L5

栄養調整用食品側(右):
- エンゲリードミニ、お茶ゼリー
- ブロッカ、濃厚流動食ゼリー、アイオールソフト
- ヨーグルト
- とろみ茶、アイスクリーム、アガロリー
- 牛乳
- プロテインマックス、ハイカロジュース、マクトンプチゼリー

(小山, 2010)[7]

食事に関連した援助の実際

食事の援助を必要としている患者は、その背景に摂食・嚥下障害だけでなく、運動麻痺、感覚障害、高次脳機能障害、呼吸障害、消化器障害など多岐にわたる障害の合併を有していることが多い。そのため、他の日常生活動作や健康問題などを多面的にアセスメントしたうえで、援助を行う必要がある[7]。何よりも、患者のもてる力を最大限に発揮してセルフケアを高められるような援助に留意する。そのためには、急性期の段階から、早期経口摂取を開始し、栄養管理を適切に行いながら食事動作能力を高めていくことが肝要である。食事援助は、リハの要素を踏まえた高度な援助技術である。表に食事に関連した要素を示した。食事は人間にとっての高次な社会的活動であることを踏まえて、クオリティーの高い食行動となるような支援を心がけたい。

おわりに

医療現場での早期摂食・嚥下リハアプローチ、有効な後方施設へのバトンタッチ、サービス提供者の知識・技術・意識に基づいた連携と協働など

表　食事に関連した援助の要素

- 環境調整（食欲が増す環境，安全な人的環境）
- 口腔の清潔と機能を良好にする
- 呼吸状態を良好にする
- 安定した姿勢や体位を工夫する
- 食事内容を安全で適切なものにする
- 高次脳機能の活性化をはかる（視覚情報が入るよう工夫）
- テーブル，椅子，食具を工夫する
- 自分で食べられる工夫をする
- 意欲の支持をする
- 食のクオリティーを高める

により，重度の障害があっても，その人らしく口から食べ続けることが可能となる．摂食・嚥下障害患者にとっての食支援は，本人・ご家族の実質的QOLの向上はもとより，援助者にとっても喜びをもたらしてくれる．関係者のあきらめない姿勢と知識・技術を駆使したアプローチ，良好なチームワークによって，最良の人的環境を提供したいものである．

（小山珠美）

文献

1) 石鍋圭子・他編：リハビリテーション専門看護．医歯薬出版，2007, p3.
2) 石鍋圭子・他編：専門性を高める継続教育 リハビリテーション看護実践テキスト，医歯薬出版，2008, pp118-136.
3) 才藤栄一，向井美惠監修：摂食・嚥下リハビリテーション，医歯薬出版，2007, pp7-8, p116.
4) 小山珠美：急性期医療における早期経口摂取を目指したチームアプローチ．*MB Med Reha* **116**：6-12, 2010.
5) 小山珠美：早期経口摂取実現とQOL向上への多職種協働によるチームアプローチ．臨床リハ **19**：838-847, 2010.
6) 舘村 卓：摂食・嚥下障害のキュアとケア，医歯薬出版，2009, pp2-7.
7) 小山珠美監修：早期経口摂取実現とQOLのための摂食・嚥下リハビリテーション，メディカルレビュー社，2010, pp68-81, 146-147.
8) 若林秀隆：PT・OT・STのためのリハビリテーション栄養—栄養ケアがリハを変える，医歯薬出版，2010, pp14-18.
9) 雨海照祥：看護と臨床栄養．看護技術 **56**：26-33, 2010.
10) 江頭文江，栢下 淳：嚥下食ピラミッドによる嚥下食レシピ125, 医歯薬出版，2007, pp13-17.

第7章 リハビリテーション栄養と薬剤・サプリメント

主に筋肉源となるサプリメントについて

> ### Clinical Pearl
> - リハ栄養が対象となる患者に有効と考えられるサプリメントにはアミノ酸製剤，男性ホルモン，EPAなどがある．
> - サプリメントは各栄養素の十分な供給のうえで，初めて成り立つことに留意する．
> - BCAAなどのアミノ酸サプリメントは筋蛋白合成促進に有用な可能性がある．

医薬品とサプリメント

　口から摂取されるものは，薬事法および食品衛生法により「医薬品」と「食品」に大別される．医薬品は，厚生労働大臣による製造販売承認が必要で，「効能」「効果」をうたうことができる．食品は保健機能食品と一般食品に区分されている．保健機能食品には，科学的根拠を提出し表示の許可を得た特定保健用食品（トクホ）と，ミネラルやビタミンなどの特定の栄養素を含むことからその基準を満たしているとの表示が可能である栄養機能食品に分類される．

　サプリメントはこれ以外の食品に位置づけられ，一般的には健康を保持，増進するものとして販売されている．多成分である食事や経腸栄養剤から，ある一定の成分を摂取することは難しい．サプリメントは特定の成分を容易に摂取できるという点が最大のメリットと考えられる．本章ではリハを行っている患者，特に加齢や病状に関連して起こるサルコペニアといった病態に対して有効と考えられるサプリメントを取り上げ，作用のメカニズム，用法・用量，副反応などについて述べる．

アミノ酸

　人間の体重の約60％は水であり，蛋白の占める割合はおよそ15％で

ある．筋肉の基質は蛋白質すなわちアミノ酸である．人間の体を構成する蛋白は10万種類にも及ぶが，蛋白に含まれるアミノ酸はわずか20種類で構成されている．アミノ酸は筋蛋白の原料であり，アミノ酸をサプリメントで摂取すれば骨格筋を形成するうえで好都合と考えられる．実際，筋に刺激を与えない非運動空腹時は筋蛋白のバランスは負になり，アミノ酸を加えると正になるが，全体の筋量に変化はない．一方，レジスタンストレーニングにより蛋白合成刺激が加わる一方で，筋蛋白も分解する．ここでアミノ酸を摂取すると筋肉蛋白の分解が抑制され，さらにトレーニング後のアミノ酸摂取により全体の筋量は増加することが示されている[1]．ただし，蛋白摂取量が所要量以上であっても全エネルギーバランスが負の場合，体内窒素は負に傾くことが報告されている[2]．

BCAA

筋肉を構成している必須アミノ酸の約30～40%がBCAA（分岐鎖アミノ酸；branched-chain amino acids）である．またBCAAは主に骨格筋で代謝を受ける．筋肉において構成比率の高いBCAAを摂取することは筋蛋白の合成促進，分解抑制および活動時のエネルギー源に大きく寄与する可能性が想定される．

(1) 摂取量

BCAAは2g以上摂取すると，2時間経過後も摂取前より血中濃度が維持されていたことが報告されている．しかし血中のBCAAは骨格筋へ取り込まれた後，筋蛋白合成となったかエネルギー産生のために酸化分解されたかは明らかにされていない．別の研究では軽強度の運動で2gのBCAAを摂取することで筋蛋白の分解が抑制されたことが報告されている．これらの点から少なくても2g以上のBCAAを摂取することで筋蛋白分解は抑制され，骨格筋の維持に有用と考えられる．BCAAは牛肉やマグロに多く含まれ，BCAAを2g摂取するには牛肉で70g摂取する必要があるとされる[3]．このことからもサプリメントとしてBCAAを摂取する意義はあるものと考えられる．

(2) 摂取時期

BCAAはトレーニング前あるいはその途中にタイミングよく補給する必要があることが報告されている[4]．とくに高齢者はトレーニングによる蛋白合成刺激時間が短く，トレーニング直後にBCAAを摂取する必要があ

るとされ，一方，若年者では摂取時間の差がみられなかったことが報告されている[5]．

(3) 持久力への影響

運動を続けると血中の乳酸が増え筋肉中のpHが下がり，筋肉は収縮しづらくなる．すなわち乳酸産生を抑制することで筋収縮が保たれる．BCAAを6g/日で6日間，7日目に2gを摂取させた研究では，乳酸産生が低下し持久力運動能力が向上する可能性が示唆されている[2]．

(4) 副作用

医薬品として使用されるBCAAは，内服用では肝疾患とくに非代償性肝硬変患者のアルブミン合成促進作用が認められている．内服薬の保険診療における使用量は1日12gで尿素窒素や血中アンモニアの異常が認められる場合，過剰投与の可能性があるとされる．医薬品のBCAAは肝疾患者に限った検討であるためその許容量に制限があった可能性があるが，健常人を対象とした経静脈栄養の検討では，2g/kg以上のアミノ酸投与は，蛋白合成の亢進も認められるものの確実に高窒素血症が惹起されることが報告されている[6]．したがってサプリメントとして摂取するBCAAは食事などに含まれる蛋白分を加味して投与量を設定する必要があると考えられる．

(5) その他の期待される効果

経静脈的に投与されるBCAA製剤は慢性肝障害時における脳症の改善に効能・効果をもつ．肝疾患時における脳症の要因として主に2つの機序が想定されている．1つは肝臓の尿素回路が障害され神経毒性物質であるアンモニアの処理が遅れ，脳血液関門を通過し脳症が起こる機序である．もう一方は，通常は肝臓で代謝を受けるトリプトファンが肝疾患のためその血中濃度が増加し脳内に移行する．トリプトファンの代謝産物であり気力や集中力の低下作用をもつセロトニンが増えることによる機序である（反対にいえばセロトニンは神経を落ち着かせる働きがある）．

これに対しトリプトファンの脳内移行はBCAAと競合するとされ，BCAAを投与し脳内に移行するトリプトファンを減少させセロトニンの生成を抑制できれば，気力低下や疲労感が緩和でき，リハが持続的に実施できる可能性がある．BCAAの運動時間持続効果についてはまだ明らかな改善効果を示した報告はなく，さらなる検証が必要である[7]．

ロイシン

　BCAAのなかでもロイシンは蛋白合成の起点であるMTOR（mammalian target of rapamycin）を刺激するアミノ酸とされ，蛋白合成といった点ではBCAAのなかでも最も強力なアミノ酸とされる[8]．骨格筋合成に必要なロイシン量として，脂肪を除いた体重換算で0.12g/kg/日であることが報告されている[9]．また，アミノ酸であるBCAAやロイシンの筋肥大効果は同時に摂取する糖質も重要とされる[10]．ロイシンについては骨格筋の糖取り込み作用の促進とグリコーゲン合成酵素活性の促進作用があり，蛋白合成刺激作用とともに糖代謝改善作用の意義も重要と考えられる[11]．

HMB

　HMB（ベータヒドロキシ・ベータ酪酸メチル）はロイシンの前駆体である．ロイシンの項で述べたようにロイシン同様の骨格筋合成作用が期待される．HMBにはこのほかコレステロール合成作用，ユビキノン系に作用し蛋白分解を抑制する働きがあると考えられている[12]．Vukovichらは，70歳前後の高齢者にプラセボとCa-HMB（3g/日）を8週間服用させ，その後の除脂肪量をCTとDEXAで評価した結果，HMG群で除脂肪量（つまり蛋白質）の増加傾向を認めたことを報告している[13]．しかし，この結果が示すようにHMBは明らかに有意性を示すデータはまだ出揃っていないのが現状であり，ほかの栄養素，たとえばアルギニンやグルタミンとHMBを併用した研究が試みられている．

クレアチン

　生体におけるエネルギーの本体はATP（adenosine triphosphate）であり，ATPはADP（adenosine diphosphate）とリン酸に分解される際にエネルギーを放出し筋肉を収縮させる．しかしATPの体内の存在量は少なく，最大運動においては1秒ほどしか筋は収縮できないとされる[14]．そこで運動を行う際にはその強度や持続時間を延長させるため，ATPを補給する必要がある．クレアチンを投与すると筋肉内のクレアチンリン酸（creatine phosphate；CP）は20〜50%増加するが，クレアチンリン酸は，ADPをATPに再合成させる作用をもつとされる．

クレアチンを筋肉にため込むためには1日20gを4回に分け服用し，6日間クレアチンを摂取するとCP濃度は最大になるとされる．興味深い検討としてArcieroらは，プラセボとトレーニングを行った群とクレアチンを20g/日，28日間服用させた群をトレーニング有無の2群に分け，都合3群の筋力増強作用について検討している．この検討ではクレアチンとトレーニングを行った群の筋力増強効果が最も高かったが，クレアチンを服用しトレーニングを行わなかった群においても筋力増強が認められたことを報告している[15]．これらの成績から，クレアチンはサルコペニアの患者に対して有効性が期待できるサプリメントである可能性が示唆される．

　一方，クレアチンの筋肉への取り込みにはインスリンが必要とされ，血糖値を高めるような栄養素とクレアチンを同時に摂取することが望ましいことも報告されている[14]．クレアチン摂取の問題点として，クレアチンを摂取しても筋肉内のクレアチン増加がみられないといった，いわゆる非反応者（non-responder）が存在すること，体重増加や筋痙攣の報告，熱産生や脱水などを惹起する，過剰摂取や腎機能障害例で腎機能不全なども報告されており，留意すべき点と考える[16]．

男性ホルモン

　加齢とともにホルモン分泌は変化を生じる．とくにメラトニンやデヒドロエピアンドロストロン（DHEA），女性ホルモン，男性ホルモンなどは30歳頃から減りはじめ，症状として運動能力や筋力の低下，精神面では気力低下などが表れるとされる[17]．そこでこれらのホルモンを補充することで若返りが図れるのではないか，という想定のもとホルモン補充療法が行われている．ホルモンは強い薬理作用をもち，過量による副作用やフィードバック機構といって1つのホルモンを追加すればほかのホルモン分泌に影響を及ぼすことが考えられる．それぞれのホルモンには最適な濃度範囲が設定されている．これを超えれば副作用が懸念される．少ない場合は十分なホルモンの効果が得られない．したがって，通常はホルモンの血中濃度が適正であることをモニタリングしながら使用することになる．このためわが国では医師のみが処方可能である．しかし，インターネットなどの普及で海外からの輸入サプリメントが流通している可能性も考えられる．そこでサプリメントとしての男性ホルモンの効果について述べる．

男性ホルモンは，アンドロゲン（androgen）ともよばれており，そのなかには，テストステロンのほか，ジヒドロテストステロン（DHT），DHEA，アンドロステロン，アンドロステンジオン（androstenedione）などがある．テストステロンレベルの低下を伴う性腺機能低下症患者や高齢者にテストステロンを投与すると，筋肉量や筋力が増加するとのことであるが，その詳細は明らかでない[18]．最近では加齢男性性腺機能低下症候群（LOH 症候群）として診療の手引きが整い[19]，ホルモンレベルが低下し，生活に支障をきたしている患者に対するホルモン療法を推進していく動きがある．この手引きのなかでも述べられているが，ホルモン補充療法については推奨ランクの低い論文がほとんどであり，ガイドラインという名称の代わりにあえて「手引き」という言葉を使用した，と書かれている．したがって，ホルモン療法の長期使用時の効果や安全性については今後の研究結果を待たざるを得ない．

EPA

　EPA（Eicosapentaenoic acid）は魚油に含まれる成分で n-3 系多価不飽和脂肪酸の 1 つである．エスキモーに心疾患が少ないことから注目された成分で，現在では心疾患のほか，アトピー性皮膚炎や炎症性腸疾患などで有効性を示したなど，多数の臨床報告がある．幅広い疾患への有効性から，多彩な薬理作用も報告されている．とくに NF-$\kappa\beta$（nuclear factor-$\kappa\beta$；核要因 $\kappa\beta$）や PPARs（peroxisome proliferator-activated receptors；ペルオキシソーム増殖因子活性化受容体）などに作用し炎症を制御すると考えられている．これらの薬理作用の応用から，がん患者の悪液質に対して EPA を投与することが試みられている．すなわちがん患者では悪液質誘発因子として LMF（lipid mobilizing factor；脂質動員因子），PIF（proteolysis inducing factor；蛋白質分解誘導因子），生体免疫反応サイトカインである TNF-α，IL-1，IL-6，IFN-γ などの発現が亢進し，熱産生が亢進するとされる[20]．そこで三木は，がん組織が IL-6 を産生し筋蛋白が崩壊することから，臨床で測定可能な IL-6 との相関が高い炎症マーカである CRP を指標に検討を行っている[21]．EPA を含有した免疫栄養剤の投与後，CRP が減少し化学療法の施行が可能になったと報告している[22]．一方，Fearon らの RCT 研究では，EPA を 2g/日，4g/日とプラセボを 4 週，8 週の観察で投与し，体重や栄養指標に差が認められ

なかったことを報告している．このRCTの結果からEPA単独での栄養効果は否定的と考えられる[23]．

おわりに

　医薬品は投与対象が設定され，それぞれ用法・用量が規定されている．しかしサプリメントは，どういったとき（疾患）に，どれくらいの量でどのくらいの期間を続けるか，などといった情報が十分に明らかになっていない．売る側も買う側も何となく「効く」「効いた」との印象からサプリメントが使われているのが現状と思われる．しかし，サプリメントの年間売上げは1兆円とも伝えられ，がん患者の60％がサプリメントを服用していたことなども報告されている．このような状況下，中国製のダイエット用健康食品を個人輸入し，服用した人が重篤な肝障害に陥り死亡した，といった痛ましい事故も報告されている．したがって，医療関係者はサプリメントについて十分な知識をもち，個々の患者に対し適切に対応することが望まれる．

　今回いくつかのリハ栄養に効果的と思われるサプリメントを取り上げたが，いずれにせよ，サプリメントは栄養成分の一部であり，他項で述べられているように各栄養素の十分な供給のうえに成り立つものであることを銘記しておきたい．

（林　宏行）

文献

1) 浜岡隆文・他：筋肉増強のための機能性食品．*funct food* **2**：268-274, 2008.
2) Todd KS et al：Nitrogen balance in men with adequate and deficient energy intake at three levels of work. *J Nutr* **114**：2107-2118, 1984.
3) 濱田広一郎：アミノ酸飲料が運動パフォーマンスに及ぼす可能性．臨スポーツ医 **22**：823-828, 2005.
4) 信川益明：アミノサプリメント．*Prog Med* **24**：153-156, 2004.
5) Rasmussen BB et al：An oral essential amino acid − carbohydrate supplement enhances muscle protein anabolism after resistance exercise. *J Appl Physiol* **88**：386-392, 2000.
6) 田代亜彦：タンパク・エネルギー至適投与量決定の理論—非タンパクカロリー／窒素比の意義．臨栄 **110**：669-678, 2007.
7) 下村吉治：分岐鎖アミノ酸サプリメントの効果．日臨スポーツ医会誌 **12**：236-239, 2004.
8) Hara K et al：Amino acid sufficiency and mTOR regulate p70 S6 kinase and eIF-

4E BP1 through a common effector mechanism. *J Biol Chem* **273**：14484-14494, 1998.
9) Drummond MJ, Rasmussen BB：Leucine enriched nutrients and the regulation of mammalian target of rapamycin signaling and human skeletal muscle protein synthesis. *Curr Opin Clin Nutr Metab Care* **11**：222-226, 2008.
10) Rasmussen BB et al：An oral essential amino acid-carbohydrate supplement enhances muscle protein anabolism after resistance exercise. *J Appl Physiol* **88**：386-392, 2000.
11) 西谷しのぶ：分岐鎖アミノ酸の糖代謝改善作用．栄評治 **20**：43-46, 2003.
12) Weitzel LR et al：Performance-enhancing sports supplements；role in critical care. *Crit Care Med* **37**：S400-409, 2009.
13) Vukovich MD et al：Body composition in 70-year-old adults responds to dietary beta-hydroxy-beta-methylbutyrate similarly to that of young adults. *J Nutr* **131**：2049-2052, 2001
14) 杉浦克己：開発に関連する研究者の立場から 糖質・クレアチン．臨スポーツ医 **19**：1157-1160, 2002.
15) Arciero PJ et al：Comparison of creatine ingestion and resistance training on energy expenditure and limb blood flow. *Metabolism* **50**：1429-1434, 2001.
16) Lopez RM et al：Does creatine supplementation hinder exercise heat tolerance or hydration status? A systematic review with meta-analyses. *J Athl Train* **44**：215-223, 2009.
17) 米井嘉一：抗加齢とホルモン療法．あたらしい眼科 **19**：859-863, 2002.
18) 赤水尚史：サルコペニアと液性因子．*Geriat Med* **48**：177-179, 2010.
19) 加齢男性性腺機能低下症候群（LOH症候群）診療の手引き：http://www.urol.or.jp/iryo/guideline/pdf/gl_LOH.pdf
20) 赤水尚史：がん悪液質の病態．静脈経腸栄養 **23**：607-611, 2008.
21) Miki C et al：C-reactive protein as a prognostic variable that reflects uncontrolled up-regulation of the IL-1-IL-6 network system in colorectal carcinoma. *Dig Dis Sci* **49**：970-976, 2004.
22) 三木誓雄・他：癌患者の栄養管理：癌悪液質患者の生存期間延長を目的とするEPA配合栄養機能食品プロシェア$_{TM}$の分子標的免疫栄養療法としての意義．*nutrition support journal* **10**：11-15, 2009.
23) Fearon KC et al：Double-blind, placebo-controlled, randomized study of eicosapentaenoic acid diester in patients with cancer cachexia. *J Clin Oncol* **20**：3401-3407, 2006.

第8章 — リハビリテーション栄養と検査

リハビリテーション栄養における検査

Clinical Pearl

- リハ栄養では，筋肉量と内臓蛋白の評価と推移が重要である．
- 画像・生理学的検査としては，DEXA や BIA 法が実用的である．
- 血液・尿検査は蛋白動態のほか，骨代謝マーカーも大切である．

はじめに

図書館のリハの棚を散策すると栄養管理について述べている書籍がほとんどない．また，数少ないリハと栄養関連の書籍をひも解くと，その栄養評価法の大部分は主観的包括的アセスメント（SGA）と身体計測のみで行われている．

しかし，具体的な評価を行うためには，より詳細な客観的アセスメント（ODA）を行うことが必須である．リハ栄養においては，特にその効果を評価するためにも体蛋白，すなわち筋肉量と内臓蛋白の推移を正確に把握することが重要と考える．そのため本章では，体蛋白の評価を中心に述べる．

身体計測

代表的な身体計測（anthropometric method）としては，①身長・体重，②上腕三頭筋皮下脂肪厚（TSF），③上腕周囲長（AC），上腕筋囲（AMC = AC − 0.314xTSF），④上腕筋面積（AMA = $AMC^2/4\pi$）などがあげられる．身長と体重の計測により得られる情報は多く，body mass index（BMI），％理想体重などがあり，また，AMA は正確に筋肉量を反映するといわれている[1]．

これらの基準値は JARD2001[2] にまとめられているが，リハが必要な患者では筋肉量および筋力が当然減少しており，この基準値と比較することがどこまで重要かは疑問である．そのため，基準値との比較よりも，重

表 1　身体構成成分測定法

(1) 脂肪量，FFM，LBM（Lean Body Mass）
    1. 体密度：ⅰ) 水中体重秤量法　ⅱ) 空気中体重秤量法
    2. 生体電気インピーダンス分析法（Bioelectrical Impedance Analysis；BIA）
    3. 生体内電気伝導度測定法（Total Body Electrical Conductivity；TOBEC）
    4. CT，MRI
(2) 体内窒素量：生体中性子励起分析法
(3) 骨塩量，体内脂肪量：
    二重エネルギーX線吸収測定法（Dual Energy X-ray Absorptiometry；DEXA）
(4) 体内総カリウム量，LBM：Whole body counter（^{40}K）
(5) 体内総水分量，細胞内水分量，細胞外水分量
    1. Isotope dilution technique 法
    2. 生体電気インピーダンス分析法（BIA）

要なのは患者個人の経時的変化を観察することであり，概ね2週間～1カ月/1回をめどに測定するとよい[3]．

身体構成成分

身体構成成分（body composition）は脂肪組織（fat mass；FM）と除脂肪組織（fat free mass；FFM）に分けられ，FFMはさらに内臓蛋白と筋組織に分けられる．内臓蛋白の評価は後述する血液生化学的検査が中心となるが，筋組織や脂肪組織の評価には**表1**のような測定法がある．

(1) 生体電気インピーダンス分析法

生体電気インピーダンス分析法（Bioelectrical Impedance Analysis；BIA）は，生体に微弱な交流電流を流して筋肉と脂肪の電気伝導性（インピーダンス）の違いを利用して身体構成成分を推定する方法で，非侵襲的かつ簡便である．従来のBIA法は単周波数方式で，FFM，体水分量を正確に反映するが，注意事項としては，①肥満者の体脂肪の過少評価，②スポーツ選手の除脂肪量の過少評価，③極端なやせは体脂肪率が過大評価，④脱水，浮腫などが強い場合は妥当性がないなどがあげられる[4]．最近は，より高精度な多周波BIA法による装置も発売され，FM，FFMのほか細胞内液・外液量も測定可能で，その有用性が期待される．

(2) 二重エネルギーX線吸収測定法

　二重エネルギーX線吸収測定法（Dual Energy X-ray Absorptiometry；DEXA）は，もともとは骨粗鬆症患者の骨塩量（骨密度）測定のために開発された検査であるが，最近は軟部組織（FM，FFM）の定量が可能とわかり，臨床応用が開始されている．測定時間も短く（10〜20分）被爆量も少ないので繰り返し測定が可能である．しかし，FFMの水分含有量を一定の73%としているため，水分量が多い場合はFMが過大評価されることがあるので注意が必要である[5]．

(3) CT，MRI

　身体計測におけるCT（Computed Tomography）の特徴は，三次元の画像から臓器体積，筋肉量，皮下脂肪量，内臓脂肪量が正確に算出できる反面，放射線被曝の問題があり，頻繁な検査は好ましくない．一方，MRI（Magnetic Resonance Imaging）もCTと同様に筋肉およびその他の組織面積・体積が算出でき，組織分解能が高いためその利用価値は高いが計測値が安定しないなどの問題点もある[6]．

機能検査

　筋肉量の推定にはAMC，AMAがあるが，さらに筋組織を質的に評価する方法（筋力測定）として下記の機能的アセスメントがある．

　1）大腿四頭筋筋力，母指内転筋筋力：これらは特殊な装置や電気刺激を必要とし，手軽に行えるものではない．

　2）呼吸筋筋力：スパイロメータを用いて最大呼気圧，最大吸気圧を測定し，基準値に対する%で評価する．

　3）握力：ベッドサイドで容易に行える検査である．

血液生化学的検査

　血液生化学的検査は身体計測とともにODAの代表的な項目で，代謝動態を把握するうえで重要な指標であり，項目は，①静的栄養指標，②動的栄養指標，③総合的栄養指標に分類される（**表2**）．

　静的栄養指標とは，種々の因子の影響を受けにくく，測定時付近の平均的栄養状態を把握できる反面，短期間の栄養状態の変化は評価できない．前述の身体計測などは静的栄養指標に分類され，血液検査では血清アルブミンや，微量元素がそれに含まれる．

表2 ODA 検査項目

(1) 静的栄養指標
    1. 身体計測
    2. 血液生化学的検査
    血清総蛋白, アルブミン, コレステロール, コリンエステラーゼ
    クレアチニン (クレアチニン身長係数)
    血中ビタミン, 微量元素
    3. 免疫能検査
    遅延型皮膚過敏反応 (ツベルクリン反応)
(2) 動的栄養指標
    1. 血液生化学的検査
    RTP (トランスフェリン, トランスサイレチン, レチノール結合蛋白), CRP
    窒素バランス, 尿中 3-メチルヒスチジン
    アミノ酸分析, Fisher 比, BTR, AKBR
    2. 間接熱量測定
    安静時エネルギー消費量 (REE)
    呼吸商 (RQ)
(3) 総合的栄養指標
    1. 予後推定栄養指数 (PNI)
    2. CONUT スコア

　動的栄養指標とは半減期の短い蛋白 (Rapid Turnover Protein ; RTP) などを指標とすることにより, リアルタイムの代謝・栄養状態の把握ができる. 総合的栄養指標は, 数項目を組み合わせた変数あるいはスコアを用いて, より総合的に全身栄養状態を評価できるように工夫されている. 以下に代表的な項目について述べる.

(1) 蛋白代謝；血漿蛋白, アミノ酸
①血清アルブミン, RTP

　アルブミンは血清中で最も含有量の多い蛋白で, 膠質浸透圧の 3/4 を担う重要な蛋白であり, 難溶性物質の輸送を担うだけでなく, 生体内におけるアミノ酸の供給源でもある. 栄養指標として広く使用されてはいるが, 半減期が長く, 血管外プール (アルブミン全体の 2/3) も多く存在するため, 短期的な評価には適さない.

　また, アルブミンはその測定法によって数値に差が出る. 現在普及している BCG 法は, 特異性が高いといわれる BCP 改良法に比し, 平均で 0.4 g/dl (0.2～1.0 g/dl) 高値となる. これは, 急性相蛋白が BCG 法に正の影響を与えるためである. そのため, 炎症反応を有する場合は注意が必要

であり，自施設の測定法を把握しておく必要がある．一方，RTPは半減期が短く蛋白代謝動態を把握するうえで有用であるが，肝疾患（蛋白合成障害），腎疾患（排泄障害）や炎症（蛋白消耗性疾患）の影響を受ける（**表3〜5**）．

表3 血漿蛋白の特徴

蛋白	半減期（日）	基準値（mg/dl）	疾患の影響
アルブミン（Alb）	17〜23	3,600〜4,800	肝・腎疾患，炎症で減少
トランスフェリン（Trf）	7〜10	M：190〜300 F：200〜340	鉄欠乏性貧血で増加，炎症で減少
トランスサイレチン（TTR）＝プレアルブミン（PA）	1.9	M：23.0〜42.0 F：22.0〜34.0	肝疾患，炎症で減少，腎疾患でやや増加
レチノール結合蛋白（RBP）	0.4〜0.7	M：3.6〜7.2 F：2.2〜5.3	肝疾患，炎症で減少 腎疾患で増加

表4 アルブミン（Alb）とRTPの組み合わせによる評価

Alb	RTP	評価
正常	正常	問題なし
正常	低値	最近の低栄養
低値	正常	改善傾向
低値	低値	長期低栄養，侵襲

表5 疾患と検査項目の関係

	炎症	肝疾患	腎疾患	低栄養
Alb	↓	↓	↓	↓
TTR	↓	↓	→	↓
RBP	↓	↓	↑	↓
CRP	↑	→	→	→
ChE※	→	↓	→	↓

※ChE（コリンエステラーゼ）：肝での蛋白合成能の指標

②クレアチニン，尿素窒素

クレアチニン（Cr）は，クレアチンの前駆物質でその尿中排泄量は体内総クレアチン量と高い相関関係がある．クレアチンは総量の96〜98%が筋肉に存在するため，尿中クレアチニンを測定することにより筋肉量を推定することができる．

除脂肪組織（FFM）量（kg）＝23.3×尿中 Cr（mg/日）＋21.1

クレアチニン身長係数（CHI）%

＝24 時間尿中 Cr（実測値）/24 時間尿中 Cr（理想体重）×100

CHI＝60〜80%：中等度栄養障害，60%未満：高度栄養障害と評価する[7,8]．

また，アミノ酸は窒素を含み，その最終代謝産物である尿素窒素（UN）が尿中総窒素の約80%を占めている．そのため，尿中 UN を測定することで，窒素動態＝蛋白動態の把握と喪失した蛋白量を推測することができる．なかでも窒素平衡（nitrogen balance；NB）測定は有用かつ簡便に実施できる．

窒素平衡（NB）＝[投与アミノ酸量（g/日）/6.25－尿中 UN（g/日）]×5/4

で求められ，目標は±0であるが，正：同化優位，負：異化優位と評価する．

③ 3- メチルヒスチジン

3- メチルヒスチジンはその90%以上が筋肉に存在しており，筋蛋白の分解に伴い95%が尿中に排泄される性質から，筋肉量，筋蛋白代謝状態（異化）の指標となる．

(2) 骨マーカー

脳血管障害では，骨折のリスクが非常に高いことが報告されている[9]．そのため，骨の評価はリハ栄養では重要な項目の1つとなる．

①カルシウム，リン，ビタミンD

カルシウム（Ca）は約99%，リン（P）は約80%が骨や歯に存在し，副甲状腺ホルモンとビタミンD（VD）により調節される．CaやVDの摂取不良は骨量の減少を招くため，注意が必要である．また，血中Caの約50%は蛋白と結合しているため，低アルブミン患者（Alb4.0 g/dl）においては補正が必要である（補正値＝実測値＋4－Alb）．

②骨代謝マーカー

尿中 NTx（Ⅰ型コラーゲン架橋 N 末端テロペプチド）などがリハを行ううえでの骨折リスクの評価に有用であり，尿中 NTx（nmolBCE/mmol-CRE）が 54.3 以下では骨折のリスクがある（55 以上：骨吸収亢進）．また，DEXA では骨密度が平均値の 80% 未満で骨折リスクが高い（骨粗鬆症判定基準 2000 年改訂版より）とされている．

その他のビタミン，ミネラル，微量元素などの各種項目についての生理作用，臨床的意義などについては成書を参考にされたい．

代謝動態検査

(1) 間接熱量測定法

エネルギー消費は酸素を消費して二酸化炭素を産生することであり，間接熱量測定法（Indirect Calorimetry；IC）は，呼気中の二酸化炭素の量と吸気中の酸素の量から間接的にエネルギー消費量と呼吸商を算出することができる．キャノピー式とブレスバイブレス式があり，後者は人工呼吸器装着患者でも測定可能である．

①安静時エネルギー消費量（REE）

算出には，de Wier の式を用いている．

エネルギー消費量（kcal/日）
$= 5.5 \times VO_2 (ml/分)：1.76 \times VCO_2 (ml/分) - 1.99 \times$ 尿中窒素排泄量（g/日）

簡便式 $= 1.44 [3.9 \times$ 酸素消費量$(l) + 1.1 \times$ 二酸化炭素産生量$(l)]$

クリティカルケアを必要とする重症患者ではもちろんのことであるが，適切なエネルギー必要量の評価は一般入院患者や在宅高齢者でも必須である．基礎エネルギー消費量（BEE）の算出に Harris-Benedict の式を日本人に用いることの問題点が指摘されているが，実際にクローン病や胃瘻による経腸栄養管理の高齢者では，BEE > REE となるとの報告がある[10]．リハを行っている患者においても同様で，リハ効果による筋肉量の増加は BEE および REE の増加が見込まれ，エネルギー投与量の設定に重要である．

②呼吸商

呼吸商（respiratory quotient；RQ）は二酸化炭素産生量/酸素消費量から求められ，エネルギー基質の酸化状態を反映しており，投与エネルギー基質が有効に利用されているかの評価に有用である．

表6 CONUT スコア

検査項目	正常	軽度	中等度	高度
アルブミン (g/dl)	3.5 以上	3.0 以上 3.5 未満	2.5 以上 3.0 未満	2.5 未満
スコア	0	2	4	6
リンパ球数 (/μl)	1600 以上	1200 以上 1600 未満	800 以上 1200 未満	800 未満
スコア	0	1	2	3
コレステロール値 (mg/dl)	180 以上	140 以上 180 未満	100 以上 140 未満	100 未満
スコア	0	1	2	3
栄養不良レベル　スコア計	正常 1 以下	軽度 2～4	中等度 5～8	高度 9 以上

　間接熱量測定によって REE, RQ を求めることは, 過剰な栄養投与に伴う合併症 (高血糖, 脂肪肝, 高二酸化炭素血症など) の回避と各栄養素の適切な投与量決定に有用である.

(2) PET 検査

　PET (Positron Emission Tomography) 検査は, 多種多様な放射性薬剤 (トレーサー) を用いることで, トレーサーの体内分布や動態から, 血流量, 酸素代謝率や酸素摂取率などの循環代謝や, 脂肪酸, ブドウ糖やアミノ酸に代表される基質代謝および神経伝達・受容体機能を画像化・定量評価することが可能な検査である[11].

総合的栄養評価

CONUT 法

　CONUT (Controlling Nutritional Status) 法は, Ignacio de Ulíbarri らが提唱し[12], 血清アルブミン値, 血清総コレステロール値および末梢血総リンパ球数の測定値を指標として総合的な栄養状態を評価する方法である (表6). 特殊な項目を含まず, 急性期・慢性期双方のスクリーニングおよびモニタリングに有用である.

　筆者らの経験では, CONUT 法において中等度の栄養不良であれば, リ

ハによる機能改善が見込まれるが,高度栄養不良(CONUTスコア10以上)となると,思ったほどの効果が認められない症例が散見されたため注意を要する.

まとめ

　本章では主に体蛋白について述べてきたが,栄養管理では脂質代謝,糖代謝も大切な項目である.脂質は中性脂肪として体内に貯蔵されており,糖質が不足した場合の主要なエネルギー基質である.長期にわたる低栄養状態では脂肪分解が亢進し体脂肪減少に伴い血中濃度は減少する.糖代謝の検査は直接的な栄養指標にはなりえないが,糖尿病などの合併症を伴っている場合や,さまざまなストレスホルモンの影響によりインスリン抵抗性が高まると耐糖能異常となり高血糖をきたしやすいので注意を要する.内臓蛋白は血液生化学検査が主となる.スクリーニングのみならずモニタリングにも利用しやすいので,活用していただきたい.画像診断としては,コスト・手軽さの面からもDEXAやBIA法が実用的である.ただし,臨床での評価基準が統一されていないのが現状であり,これを読まれた先生方から多数の報告がなされ,今後ゴールデンスタンダードが打ち出されれば幸いである.

(昭和大学藤が丘病院NST:佐藤千秋,真田　裕,千葉正博,菅野丈夫,八木仁史,添野民江,加藤信明)

文献

1) Heymsfield SB et al:Body circumferences:clinical implications emerging from a new geometric model. *Nutr Metab* **5**:24, 2008.
2) 日本人の新身体計測基準値JARD2001. 栄評治 **19**(suppl), 2002.
3) 宮澤　靖:栄養アセスメントの進め方. 看技 **56**:826-833, 2010.
4) 高谷竜三・他:栄養評価としての身体組成解析法(BIA, DXA)と安静時エネルギー消費量. 小児診療 **64**:627-631, 2001.
5) 山東勤弥:二重エネルギーX線吸収測定法. 栄評治 **23**:66-69, 2006.
6) 中村博式・他:CT, MRIによる栄養評価. 栄評治 **22**:443-447, 2005.
7) 田代亜彦・他:栄養評価の実際. 静脈・経腸栄養ガイド(Medical Practice編集委員会編), 文光堂, 1995, pp23-34.
8) 小山　諭, 畠山勝義:生化学的パラメーター　蛋白代謝(一般検査). 臨検 **48**:977-982, 2004.
9) Ohata K et al:Measurement of muscle thickness as quantitative muscle evaluation for adults with severe cerebral palsy. *Phys Ther* **86**:1231-1239, 2006.

10) 佐々木雅也・他：間接熱量測定によるエネルギー所要量設定と栄養サポート．栄評治 **25**：247-251, 2008.
11) 越野一博・他：PET 装置ならびに関連技術の進歩．*PET Journal* **5**：21-23, 2009.
12) Ignacio de Ulíbarri J et al：CONUT：a tool for controlling netritional status. first validation in a hospital population. *Nutr Hosp* **20**：38-45, 2005.

第9章 — リハビリテーション栄養と歯科

口腔ケアの必要性

> **Clinical Pearl**
> - 口腔に付着したバイオフィルムを機械的清掃で除去することが必要である.
> - 誤嚥性肺炎予防のための口腔ケアは, 口蓋や舌などの粘膜ケアが重要である.
> - 食べる, 話すなどの口腔の運動は唾液分泌を増加させ, 口腔の自浄性を向上させる.

　口腔環境や口腔機能が障害されることによって口腔・咀嚼機能障害が引き起こされ, これに嚥下機能障害などが加わり,「食べられない」ことが栄養障害の原因となる症例も多い. 栄養状態の改善や維持を図り, 効果的なリハを実施するためには, 基本的なアプローチとして円滑な摂食・嚥下環境を整える必要がある.

　円滑な摂食・嚥下環境を整えるために, まず第一に必要な要件として口腔の保清があげられる. これはスムーズな摂食・嚥下を行うことと, その環境を長く維持するためにも必要不可欠な第一要件である.

　口腔の汚れは大きく2つに分類できる (**表**)[1]. 1つは口腔粘膜や歯の表面, 唾液などに遊離した状態で存在する汚れで, 食物残渣や新陳代謝により脱落した口腔粘膜細胞や遊離細菌などであり, これらは含嗽などでも比較的簡単に除去することができる.

　もう1つは口腔粘膜や歯の表面に付着しているバイオフィルムである. バイオフィルムとは代謝により菌体外に排出した粘着性の不溶性グルカンで強固に付着している細菌の固まり (マイクロコロニー) であり, この内部には薬剤も浸透しづらく, 除去するためには歯ブラシや清拭などで擦過するなど機械的な力でバイオフィルムを破壊し, 遊離した状態にする必要がある. また, バイオフィルムの破壊は, 食事時に肉や食物繊維などのある程度の硬さをもった食物を咀嚼したり, 会話をするなど口腔が運動する

表 口腔の汚れ

含嗽や嚥下で除去できる汚れ
・食物残渣
・新陳代謝により脱落した口腔粘膜細胞
・遊離細菌

機械的な力で除去する必要のある汚れ
・口腔粘膜などに付着した細菌群(バイオフィルム)

(藤本, 2010)[1]

ときにも舌と歯や口蓋,頬と歯や歯槽粘膜などが擦れ合う力などでも同様の効果が得られる.こうして破壊されたバイオフィルムから遊離した細菌が,平常時や睡眠時には生理的な嚥下運動により,食事時には食物と一緒に強酸性環境である胃に送られることにより,口腔ケア時には含嗽などで口腔外へ排出されたりすることにより,生体は常に口腔を保清している.

つまり健常な人は,普通の食事を普通に食べて会話をしてというような通常の日常生活を送っていれば,自然と口腔粘膜はきれいな状態となる.これに対し覚醒状態が悪い,口腔の運動がみられない,非経口栄養であるなどすれば,口腔粘膜全体がバイオフィルムに覆われて不潔な状態となるため,舌や口蓋などの口腔粘膜への積極的な粘膜ケアが必要となる.もし,これらのケアが十分でなければ,咳反射などが起きない(サイレントアスピレーション),少量(マイクロアスピレーション)の誤嚥が継続し,これらの汚れが気管から肺に侵入することにより発熱や誤嚥性肺炎のリスクが増大することになる.

口腔が不潔な状態であることにより,むし歯や歯周病で歯を失い咀嚼環境が悪化するばかりではなく,これらのような発熱や誤嚥性肺炎による全身状態の悪化によって栄養状態やリハにも悪影響を及ぼすことは明らかである.「口腔ケア」は基本的かつ重要なアプローチの1つなのである.

(藤本篤士)

義歯型装置による摂食・嚥下状態の改善

> **Clinical Pearl**
> - 顎や舌の運動障害や麻痺，認知症などに配慮した高度な義歯治療が必要となる．
> - 口腔の形態異常や機能異常の改善を図るために嚥下機能補助装置が必要な症例も多い．
> - 適切な義歯型装置の使用は栄養状態の改善や効果的なリハにつながる．

義歯

　高齢者のスムーズな摂食・嚥下には義歯が必要な口腔状態である患者も多く，また高齢になるほどに欠損歯数が増加し，顎堤の吸収も高度になり，顎運動が不安定になるなど義歯作製の難度が増してしまう症例が多い．これに加え，認知症の進行や，異物に対する寛容能力の低下などにより義歯を使いこなすことが難しくなったり，義歯を口腔内に装着すること自体に抵抗するような症例も少なくない．

　たとえば，義歯の咬合状態や外形などを口腔内の知覚麻痺や片側性の運動障害などの患者の口腔状態に合わせて義歯を適合させたり，義歯を使いこなせるだけの口腔機能や認知機能が残存しているかなどを判断し義歯使用の可否を判断するなど，的確な歯科的アプローチが必要とされるケースも多い．要介護高齢者の場合には健常高齢者とは異なる高度な義歯の作製技術や診断能力が必要とされる場合が少なくない．

嚥下機能補助装置

　嚥下機能補助装置とは義歯型装置によって口腔の形態を変化させることにより，嚥下運動の原因となるさまざまな形態異常や機能異常の改善を図る装置である．代表的な嚥下機能補助装置を以下に示す．

(1) 顎義歯（Obturator）

　舌や口蓋などの切除が必要な口腔がんなどでは，術後の摂食・嚥下障害は患者の栄養状態やQOLを著しく低下させてしまう大きな原因となる．

このため術後に適切な機能回復や代償法を獲得するためのリハを効果的に行うためには顎義歯が必要となる.

本症例（**図1**）は80歳，男性，左上顎扁平上皮がんで左上顎全摘出術術後症例である．このような上顎口蓋が欠損した無歯顎の顎義歯は吸着力がほとんど期待できない．このため不安定で脱落しやすく，その際に顎切除部等に褥瘡性潰瘍をつくりやすい．特に顎堤や切除部のアンダーカットを利用して義歯の脱落を防止するように設計された顎義歯の場合は，アンダーカット部分周囲に褥瘡性潰瘍を生じることも多い．さらに術前，術後にラジエーションを行っていることから照射部の皮膚の可動性低下や顎関節の可動範囲の低下（仮義歯の前歯切端間で15 mmの最大開口量），唾液分泌量の軽度低下がみられるなどの難症例であった．そこで特殊な材料を用いた機能印象法や粘膜部分に粘弾性レジンを用いるなどの義歯治療を行い，摂食・嚥下状態を改善することができた（**図2**）[2,3].

(2) 舌接触補助床（PAP；Palatal Augmentation Plate）

上顎骨欠損や舌運動不全などにより舌の口蓋への接触不良が原因となり，食塊形成不全や咽頭への食塊送り込み圧が不足する摂食・嚥下障害などに

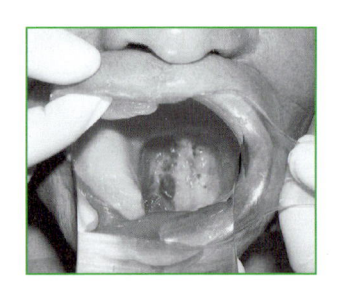

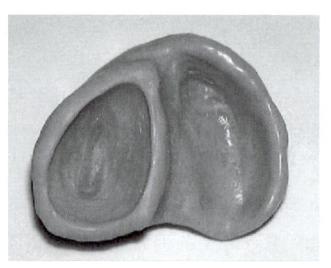

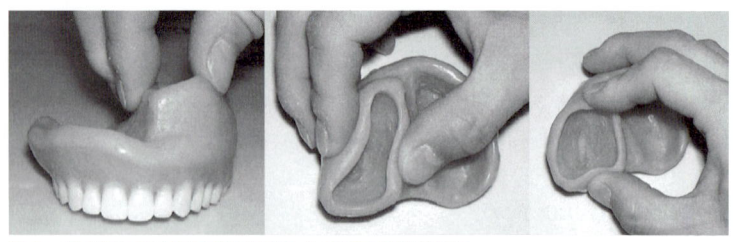

図1　左上顎1/2欠損症例に作製した栓塞子付き顎義歯

粘膜面および栓塞子部分は粘弾性レジンを用いた.

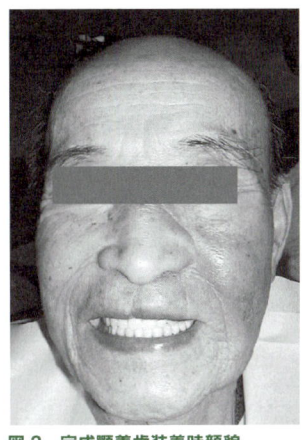

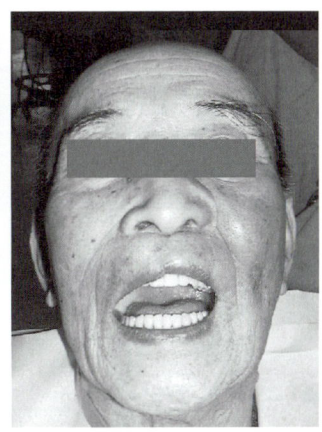

図2　完成顎義歯装着時顔貌

適用する嚥下機能補助装置である.

　本症例（**図3**左）は90歳，女性で，原疾患はなく社会福祉施設にて療養されていた．全身の廃用性機能低下が進行するにしたがい，徐々に摂食・嚥下機能も低下し，食事時のムセや発熱がみられた．このため担当STが，食形態や一口量の調整，姿勢，環境などの調整などで対応してきたが，上顎口蓋部の残渣残留が多いことが改善されないために歯科的対応を希望して受診した．

　まず現在使用している義歯と同一形態の複製義歯（コピーデンチャー）を作製し，上顎口蓋部の残渣残留量が少なくなるように，暫間材料（低刺激性機能印象・粘膜調整剤，フィクショナー，ニッシン㈱社製）を用いて口蓋部の厚みを調整した（図3右）．この暫間材料は粘着力が強く脱離する危険性がきわめて少なく，舌による加圧の程度に応じてその形態を徐々に変形させていくという特性をもつ．この暫間材料を盛り上げた複製義歯を7日間ほど使用してもらい残留がほどんどなくなったことが確認できてから（**図4**左），この部の印象採得を行い，使用している義歯の口蓋部をこれと同じ形態に修理を行った（図4右）．この治療により摂食・嚥下状態が大きく改善し，食事時のムセや発熱もほとんどみられなくなった．

　本症例のように，脳血管疾患や神経内科的疾患などの既往がない健常高齢者でも，高齢になるに従い舌運動機能が低下することにより摂食・嚥下

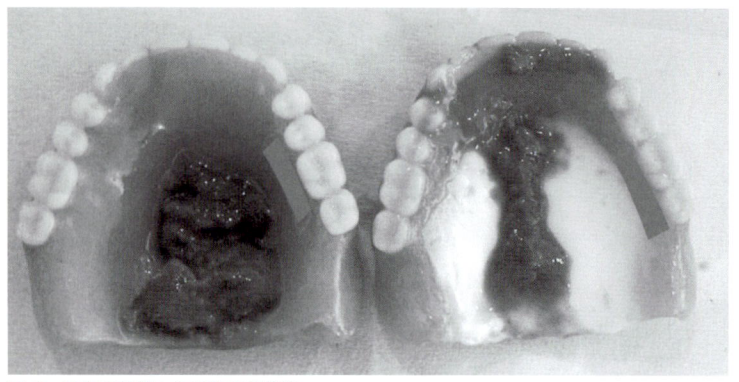

図3 義歯口蓋部への食物残留状態
左：チョコレートムースを口腔内に入れて5秒後．口蓋部に残留して嚥下できていない
右：コピーデンチャー口蓋部に暫間材料を盛り上げ嚥下させたときの残留状態

障害となる症例は，高齢化が急速に進むわが国において，ますます増加し続けるものと考えられる．2010年度から新たに健康保険診療として，摂食・嚥下障害患者に対する舌接触補助床による治療が認められた．今後，適切な診断のもとで，この治療法が広まることが必要であると考えられる．

(3) 軟口蓋挙上装置（PLP；Palatal Lift Prosthesis）

軟口蓋部の麻痺などにより軟口蓋挙上が十分にできない鼻咽腔閉鎖不全症例が適応である．上顎義歯の口蓋後方部を徐々に延長，挙上して下垂している軟口蓋部を持ち上げて咽頭後壁部と接触するように調整する．これにより口腔と鼻腔の交通が遮断されて，鼻漏防止や嚥下圧コントロールが可能となるため食塊移送がスムーズに行えるようになる．しかし，軟口蓋延長部の形態や位置などの調整も難しく，患者自身も十分に使用ができて効果が出るまでに半年以上の期間が必要であるという報告もある．

(4) 嚥下補助装置（Swallow aid）

長期間義歯の装着がなされず，咬合高径が低位となり，下顎が安定した顎位をとれない，嚥下時にも下顎が固定されないため舌が不安定となり舌骨上筋群の固定が困難になるなどの場合に，上顎に装着する嚥下機能補助装置である．このような症例の場合には下顎義歯の受容が不可能であることが多いため，上顎に装着した義歯と義歯を装着していない下顎の歯槽堤を咬合させることにより，下顎の顎位の安定化を図り嚥下状態の改善を目

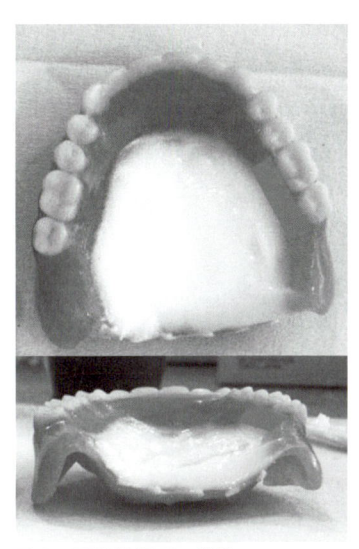

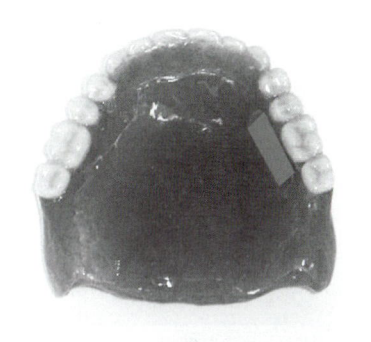

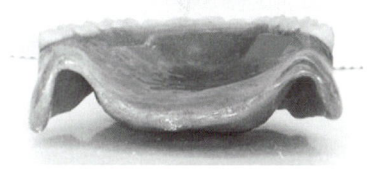

図4 舌接触補助床の作製
左上：コピーデンチャー口蓋部に暫間材料を盛り上げて，舌の口蓋への接触状態を試行錯誤で改善
左下：口蓋部への暫間材料を盛り上げた状態
右上：使用している義歯をコピーデンチャーと同じ形態に修理する
右下：口蓋部の厚みは4～5mm厚くなっている

的とする．歯槽堤と接する部分には粘膜傷害が起きないように軟性材料を用いたり，舌機能低下状態を考慮し口蓋部の厚みの調整をして舌接触補助床（PAP）としての機能をもたせるなど，口腔の状態に合わせたさまざまな配慮が必要である．

（藤本篤士）

文 献

1) 藤本篤士：ナースが知っておきたい誤嚥性肺炎の知識とケアの意義．臨床看護 **36**(3)：264-272, 2010.
2) 藤本篤士：第4章 摂食・嚥下障害に対する歯科の対応例 1 補綴的対応例．摂食・嚥下リハビリテーション（才藤栄一・他監修），第2版，医歯薬出版，2007, pp377-379.
3) 藤本篤士：摂食・嚥下障害を有する患者への歯科的アプローチ—他職種との協力のなかで．*MB Med Reha* **116**：21-28, 2010.

第10章 — 小児のリハビリテーション栄養

小児のリハビリテーション栄養

Clinical Pearl

- 栄養評価は，Waterlow 分類で行う．
- 炭水化物が重要．cal/N 比は 200 前後が理想である．
- 脂肪の必要量が多い．EPA・DHA の投与が大切である．

はじめに

小児の栄養管理は，胎児期から母体を介して間接的に開始される．そして，通常は新生児期，乳児期，幼児期，学童期へと成長するにつれ，それぞれのライフステージに見合った栄養療法が必要となる．今回，本章ではリハ栄養に関与する読者の方々が，最も接する機会の多い，乳幼児期〜学童期の栄養療法を中心にその留意点を述べる．

成長発育と機能の変化

小児期には，さまざまな器官が発達・成長していくが，器官ごとにその構造と機能が成熟する時期は異なる．代表的な器官の発達を以下に示す．

(1) 摂食機能

生後 2 〜 3 カ月頃までは液体食の摂食に適した開口，吸啜，嚥下といった動きを反射運動で行っている．また，この時期までは，口唇に触れた固形物を舌で押し出す protrusion reflex もみられる．3 カ月を過ぎると，これらは随意的な運動となり，5 〜 6 カ月には成人と同様の嚥下・捕食機能と，1 歳頃には咀嚼機能となる[1,2]．

(2) 味覚

味覚の形成は，離乳食以降の食事内容により形成される．塩味，甘味から始まり他の味覚を学習していく．味覚が最も鋭敏となるのは，味蕾の最も増加する 20 歳前後である[3]．

(3) 消化管構造と機能

乳児期には、胃は容量が小さく、胃底部・噴門の形成が未熟なため胃から食道に胃内容物が逆流しやすい．8～12カ月前後で胃底部が形成され成人に近い形態となる．胃酸，ペプシンの分泌も生後3カ月までは低く，胃内での蛋白の分解能力は低い．新生児の小腸の長さは個体差が大きく成人の約1/2～1/3であるが，4歳頃までに成人の長さに達する．蛋白分解酵素トリプシンは，出生時年長児の10%前後だが，1カ月で摂取蛋白に見合う分泌に，4カ月で成人のレベルに達する．出生後数週間は小腸上皮細胞の細胞間マトリックスが未熟であり，十分に加水分解されない蛋白質が抗原性を保持したまま吸収される．脂肪吸収に関与する膵リパーゼも同様に，出生時年長児の10%前後だが，3～4カ月で年長児のレベルに，2歳頃成人のレベルに達する．しかし，この間は舌リパーゼ活性が高く，脂肪吸収能は比較的高い．出生に伴い，肝臓での代謝酵素の生合成が開始されるが，新生児では未熟でグリコーゲンの貯蔵能も小さい．6カ月前後で成人のレベルに達する[1]．

栄養評価

(1) 身長と体重のバランス

成人に限らず小児でも，身長と体重のバランスをみる必要がある．成人では，1832年にアドルフ・ケトレーにより考案されたBMIにより評価される[4]．小児では年齢によりバラツキが大きくなることから，乳幼児（6歳未満）にはKAUP指数（3カ月～1歳：16～18，1～2歳：15～17，3～5歳：14.5～16.5を標準として標準値以下は痩せ，標準値以上は肥満と判断する），学童期の児童（6歳～15歳）にはRohrer指数（160以上を肥満，140～159を太り気味，100～120をやせ気味，100未満をやせ過ぎと判断する）を用いる．

しかし，バランスのみでは発育障害を評価できないため（慢性の栄養障害では発育障害も発生する），1977年にWaterlowにより考案された評価法が汎用されている[5]．この評価法は子どもの身長の伸びの遅れは栄養の欠乏期間を，体重増加の遅れは欠乏の重症度を示しているとして，H/A（Height for age；（実測身長）/（実年齢の平均身長））を慢性栄養障害の指標に，W/H（Weight for height；（実測体重）/（実測身長が平均身長となる年齢での平均体重））を急性栄養障害の指標とした．そして，わが

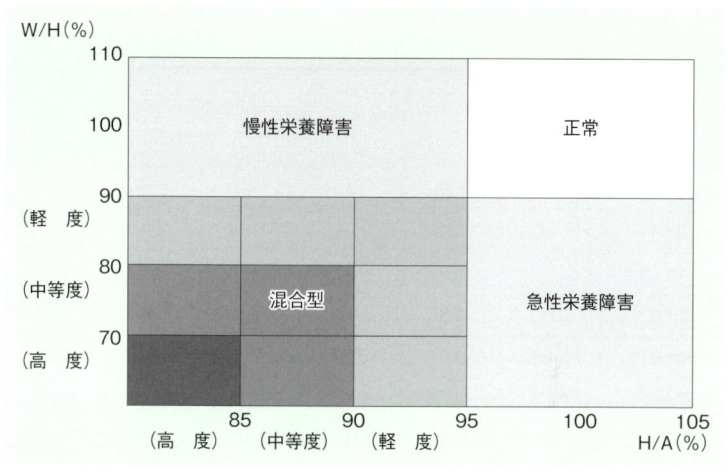

図 Waterlow 分類による小児の栄養障害の評価

(Waterlow et al, 1997)[5]

国では厚生労働省から公示されている「乳幼児身体発育報告書」および，文部科学省から公示されている「学校保健統計調査報告書」を基に，図のとおり判断する．

小児の栄養療法

(1) エネルギー必要量

実際のエネルギー必要量は，基礎代謝量（Basal Energy Expenditure；BEE）に，活動係数，ストレス係数を乗じて求める．ただし，基礎代謝には環境因子も影響することが近年報告されている．たとえば，モーツァルトを 30 分聞かせると開始 10 分後から安静時代謝量（resting energy expenditure；REE ＝ BEE ×ストレス係数）は 10 〜 13％低下し，その効果が 10 〜 30 分継続したとの報告があり興味深い[6]．

①基礎代謝

BEE は，性，年齢，体格などで変化し，間接熱量計を用いて REE を実測することが理想であるが，測定の煩雑性などの問題により成人では Harris-Benedict の式から基礎代謝を概算する[7]．

一方，成長期にある乳児・小児では，成長に必要な組織増加分のエネ

表1 基礎代謝基準値と成長に伴う組織増加分エネルギー（エネルギー蓄積量）

年齢	男性			女性		
	基礎代謝基準値(kcal/kg体重/日)	エネルギー蓄積量(kcal/日)	基礎代謝量(kcal/日)	基礎代謝基準値(kcal/kg体重/日)	エネルギー蓄積量(kcal/日)	基礎代謝量(kcal/日)
0〜5（月）	－	120	92.8×体重－152	－	120	92.8×体重－152
6〜8（月）	－	15		－	15	
9〜11（月）	－	15		－	15	
1〜2（歳）	61.0	20	710	59.7	15	660
3〜5（歳）	54.8	10	890	52.2	10	850
6〜7（歳）	44.3	15	960	41.9	20	920
8〜9（歳）	40.8	25	1120	38.3	25	1040
10〜11（歳）	37.4	35	1330	34.8	30	1200
12〜14（歳）	31.0	20	1490	29.6	25	1360
15〜17（歳）	27.0	10	1580	25.3	10	1280

（厚生労働省，2009）[9]

ギー（エネルギー蓄積量）と，組織形成のためのエネルギーが必要なため，成人の推定方法では過小評価される．小児の基礎代謝量は，以前はトルボー（Talbot FB）の式[8]から基礎代謝を概算していたが，現在は日本人の食事摂取基準（2010年版）で採用された乳児・小児の基礎代謝基準表（組織の合成に消費されたエネルギーは総エネルギー消費量に含まれる）をもとに推定されるエネルギー必要量にエネルギー蓄積量（**表1**）[9]を追加して求める．ただし，広範囲な脳障害の場合に，基礎代謝の極端な低下（臨床的には，低体温，徐脈などがみられる場合）がみられるため注意を要する．

②活動係数

成人では完全鎮静状態の場合1.0，ベッド上安静1.2，1日のほとんどを座位か静的な活動が中心の場合1.3〜1.5が使用される．小児の場合の活動係数は，年齢とともに変化する．日本人の食事摂取基準（2010年版）で採用された乳児・小児の活動係数を**表2**に示す[9]．ただし，脳性

表2　年齢階級別にみた身体活動レベル（男女共通）

身体活動レベル	レベルⅠ(低い)	レベルⅡ(普通)	レベルⅢ(高い)
1～2（歳）	—	1.35	—
3～5（歳）	—	1.45	—
6～7（歳）	1.35	1.55	1.75
8～9（歳）	1.40	1.60	1.80
10～11（歳）	1.45	1.65	1.85
12～14（歳）	1.45	1.65	1.85

注：1～2歳と3～5歳では分類した報告がないことから、身体活動レベルの区分はない．
（厚生労働省，2009）[9]

麻痺児は、筋緊張の程度とその活動状況の双方を組み合わせて考える必要がある．実際には、Muscle tone factor（MF）× Activity factor（AF）から算定する．MFは、筋緊張が低下していれば0.9、正常では1.0、亢進時には1.1を、AFは完全ベッド上生活で1.15、介助での移動が可能な場合は1.2、四つ這い移動が可能な場合は1.25、歩行が可能な場合は1.3を使用する[10]．

③ストレス係数

さまざまな基礎疾患によりREEは変化する．成人ではさまざまな報告から、ストレス係数が検討され使用されている．しかし、小児のREEを実際に測定した報告は少ない．小児症例のストレス係数は、種々の身体パラメーターの変化より推定すると成人とほぼ同様と考える．呼吸器管理中の患者では1.3～1.5[11]、熱傷患者では1.2～1.43[12]、悪性腫瘍患者では0.8～1.3[13-15]となる．

(2) 炭水化物必要量

成人では脳でBEEの約18％を消費しているが、新生児期には約50％が消費されている．脳でのエネルギー消費量は脳のシナプスが増加する10歳前後まで増加し、その後一定となる．小児期には炭水化物が、脳での唯一のエネルギー源でもあり重要な栄養素である．経口・経腸投与では、生後3～4カ月までは膵アミラーゼ活性が低いために多糖類（デキストリンなど）は分解されにくい．この時期には、小腸刷子体から分泌されるラクターゼ（乳糖分解酵素）の活性が高いため、乳糖を中心に投与する必

要がある.ただし,離乳期以降も欧米ではラクターゼ活性をほとんどの人が維持しているが,日本人では維持されるのは約 20% に過ぎないため,順次他の多糖類での投与に切り替える必要がある.

経静脈投与では,成人に比して小児期には耐糖能が優れているため,6 〜 8 mg/kg/min から開始して,10 〜 14 mg/kg/min まで増量する.これは,成人の上限の 5 mg/kg/min の実に約 2 〜 3 倍の投与量である[16].

(3) 蛋白必要量

経口・経腸投与では,生後 3 〜 4 カ月まではペプシン,膵リパーゼ活性が低く,その吸収が悪い.蛋白利用効率を高め,いまだ未熟な腎機能(6歳前後で成人と同等の機能となる)への負担軽減のためにも cal/N 比を成人の 100 〜 150 前後に比して高めの 200 〜 250 にすることも重要となる.その他,疾患治療時には免疫賦活作用,腸管粘膜上皮増殖作用を有するアミノ酸の 1 つであるグルタミンも成人同様有用である.小児症例では,0.3 g/kg/ 日の経口投与で乳児重症患者の感染率の低下がみられたとの報告[17]や,0.65 g/kg/ 日の経口投与で化学療法中の経口摂取不能期間の短縮,副作用(消化器症状および肝腎毒性)の軽減がみられたとの報告がある[18].ただし,未熟児では効果がみられておらず,変換酵素の活性を考えて投与は考える必要がある[19].現在わが国でも,GFO®,グルタミン F® などのグルタミン含有製剤の販売が開始され容易に入手可能である.

経静脈投与では,0.5 g/kg/ 日から開始して,2.5 g/kg/ 日まで増量可能であるが,変換酵素活性の未熟性を考えて血漿アミノグラムの変化に十分注意する必要がある.

(4) 脂質必要量

成人に比して小児期の脂肪の必要量は高い.脂質は,熱量源や体構成成分として利用されるが,一部は体内でさまざまなサイトカインに合成され生体の機能制御に利用される.余剰の脂質は脂肪組織に運ばれ内因性貯蔵脂質として,侵襲時の主要な熱量源となる.多価不飽和脂肪酸のなかでも n-3 系脂肪酸は抗炎症・免疫賦活作用を有し,脳・神経系の発達・維持にも必要であり,brain growth spurt(脳発育の盛んな時期)にある新生児・乳児期の栄養管理には不可欠な栄養素である.特に,乳児期には α リノレン酸含有経腸栄養剤を投与しても,EPA・DHA は低値のままであり,EPA・DHA を正常範囲に保つためには,EPA・DHA を含有する栄養剤あ

るいは自然食に加え[20,21]，投与脂肪のn3：6比を1：5以上にする必要がある[21]．

経静脈投与では，0.3～1.0 g/kg/日から開始して，2 g/kg/日まで増量する．この際，リポプロテインリパーゼ活性の低い新生児期には，活性を上昇させるため，ヘパリン（12U/lipid g）の同時投与などの工夫が必要となる[22]．

(5) ビタミン，ミネラル必要量

成長期にある小児は，成人に比してビタミン，ミネラルの所要量が高い．そのため，通常の成人用の経腸栄養剤をエネルギー量に合わせて投与すると，カルシウム，リンなどが不足する．食事の補助を目的としたものではあるが2010年に入りわが国で初めて，これらを考慮した半消化態栄養剤であるリソース・ジュニア®の販売が開始された．

おわりに

小児の栄養療法についてまとめた．臨床の場では，いまだ小児の特殊性を考慮した製品はごく限られており，実際にはさまざまな工夫をしながら栄養管理をしなければならない．多くの人に，興味をもってもらい，より多角的な栄養管理ができるようになれば幸いである．

（昭和大学藤が丘病院NST：千葉正博，真田 裕，菅野丈夫，清水真知子，佐藤千秋，十良澤勝雄，菊池美恵子，添野民江，加藤信明）

文献

1) Curran JS, Barness LA：Nutrition, 16th ed, Nelson's Textbook of pediatrics, 2000, pp138-188.
2) 田角 勝，向井美惠：小児の摂食・嚥下リハビリテーション，医歯薬出版，2006, pp2-16.
3) Cooper RM et al：The effect of age on taste sensitivity. *J Gerontol* **14**：56-58, 1959.
4) Eknoyan G：Adolphe Quetelet (1796-1874)-the average man and indices of obesity. *Nephrol Dial Transplant* **23**：47-51, 2008.
5) Waterlow JC et al：The presentation and use of height and weight data for comparing the nutritional status of groups of children under the age of 10 years. *Bull World Health Organ* **55**：489-498, 1977.
6) Lubetzky R et al：Effect of music by Mozart on energy expenditure in growing preterm infants. *Pediatrics* **125**：e24-28, 2010.
7) Harris JA, Benedict FG：A biometric study of basal metabolism in man, Carnegie

Institute of Washington, 1919.
8) Talbot FB : Basal metabolism standards for children. *Am J Dis Child* **55** : 455-459, 1938.
9) 厚生労働省：日本人の食事摂取基準(2010年版), 2009.
10) Marchand V : Nutrition in neurologically impaired children. *Paediatr Child Health* **14** : 395-401, 2009.
11) Coss-Bu JA et al : Resting energy expenditure in children in a pediatric intensive care unit : comparison of Harris-Benedict and Talbot predictions with indirect calorimetry values. *Am J Clin Nutr* **67** : 74-80, 1998.
12) Saffle JR et al : Use of indirect calorimetry in the nutritional management of burned patients. *J Trauma* **25** : 32-39, 1985.
13) Merrick HW et al : Energy requirements for cancer patients and the effect of total parenteral nutrition. *J Parenter Enteral Nutr* **12** : 8-14, 1988.
14) Reeves MM et al : Resting energy expenditure in patients with solid tumors undergoing anticancer therapy. *Nutrition* **22** : 609-615, 2006.
15) Green GJ et al : Resting energy expenditure in children newly diagnosed with stage IV neuroblastoma. *Pediatr Res* **63** : 332-336, 2008.
16) ASPEN Board of Directors and the Clinical Guidelines Task Force : Guidelines for the use of parenteral and enteral nutrition in adult and pediatric patients. *JPEN* **26**(1 Suppl) : 1SA-138SA, 2002.
17) Barbosa E et al : Pilot study with a glutamine-supplemented enteral formula in critically ill infants. *Rev Hosp Clin Fac Med Sao Paulo* **54** : 21-24, 1999.
18) Ward E et al : The effect of high-dose enteral glutamine on the incidence and severity of mucositis in paediatric oncology patients. *Eur J Clin Nutr* **63** : 134-140, 2009.
19) Tubman TR et al : Glutamine supplementation to prevent morbidity and mortality in preterm infants. *Cochrane Database Syst Rev* : CD001457, 2008.
20) Munakata M et al : The nutrient formula containing eicosapentaenoic acid and docosahexaenoic acid benefits the fatty acid status of patients receiving long-term enteral nutrition. *Tohoku J Exp Med* **217** : 23-28, 2009.
21) 千葉正博・他：短小腸患児に対する脂肪投与法の検討. 外科と代謝・栄養 **43** : 95-103, 2009.
22) Spear ML et al : Effect of heparin dose and infusion rate on lipid clearance and bilirubin binding in premature infants receiving intravenous fat emulsions. *J Pediatr* **112** : 94-98, 1988.

第11章 術後早期リハビリテーション栄養

術後早期リハビリテーション栄養

> **Clinical Pearl**
> - 術後回復能力を強化するプログラムが ERAS である.
> - ERAS では栄養管理とリハのコラボレーションが大切である.
> - リハ中にも体液管理を意識することが効果的である.

栄養管理とリハビリテーションのコラボレーション

　近年, 術後回復能力を強化し, 患者予後を改善する周術期管理方法が, 数々の研究によるエビデンス（科学的根拠）に基づき提案された. これらのプログラムは, fast track surgery, fast track anesthesia, multimodal rehabilitation, enhanced recovery after surgery（ERAS）などとよばれている[1].

　これらのプログラムでは, 外科医・麻酔科医・リハ医・薬剤師・栄養士・理学療法士・言語聴覚士および看護師など多職種によるチーム医療が行われている. 特に, 術後早期からの栄養管理と早期からのリハが術後回復能力を強化するポイントとして強調されている. 手術当日に経口摂取を行うこと, 一定時間離床させることを目標に, 周術期プログラムが組まれている[2]. 積極的な栄養管理と術後リハを多角的（multimodal）に実施することにより患者予後回復が早まることが報告されている[3].

　特に周術期における合併症発症率が高いといわれている高齢者においては, 栄養管理を厳格に行いつつ術前のリハを実施すること（prehabilitation）で術後の合併症発生率を低下させ, 術後回復を早めるといわれている[4]. また, 患者が回復したことを実感するのは, 手術前と同様に行動可能となり食事摂取ができるようになることである. これを早期に達成するために, 栄養管理とリハは常に連携すべき医療分野である（図1）.

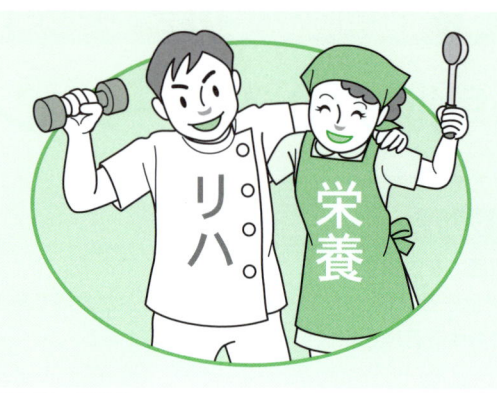

図1 栄養管理とリハの連携

術後リハビリテーション中の経口補水療法の活用

　術後早期回復を目指してリハを効果的に進めるには，適切な栄養管理とともに適切な体液管理が大前提となる．術後には早期経口摂取および早期離床が推奨される傾向があり，早期に輸液ルートが抜去される．たとえば，ERASプロトコールでは手術翌日には輸液ルートはすべて抜去される．もし，患者が十分な食事を摂取できない場合でもONS（oral nutritional supplement）を利用して十分な栄養素を摂取することが可能である[1]．

　しかし，このような状況では十分な水分・電解質補給ができてない場合が多く，リハに伴う不感蒸泄や発汗量の増加に対応できない場合が想定できる．術後のリハを効果的に進めるためにも，栄養領域で経口的な体液管理に活用されている経口補水療法の活用を提案する[5]．

（谷口英喜）

ERAS プロトコール

> ### 🔍 Clinical Pearl
> - エビデンス（科学的根拠）に基づいた医療行為を推奨するプロトコールである．
> - 早期経口摂取と早期離床が術後回復能力を強化する．
> - 周術期全体のリハ栄養に関する情報提供を入院前から十分に行う．

術後早期回復を目標に，北欧諸国において，エビデンスを基に作成された術後回復能力強化プログラムが ERAS（enhanced recovery after surgery，通称イーラス）プロトコールである．このプロトコールは周術期に疼痛管理，早期離床，術前炭水化物負荷などを積極的に行うことで，主に術後のインスリン感受性維持・在院日数短縮など，術後回復能力を改善することを目的としている．当初，結腸開腹切除術を対象に作成されたプロトコール であったが，現在では多くの術式が対象となっている[1, 2]．

ERAS プロトコールのイメージ （図2）[6)]

ERAS プロトコールを実施することで，手術後の回復を促進し，早期に手術前の状態に戻す．従来型管理では，術後身体機能の著しい低下が認め

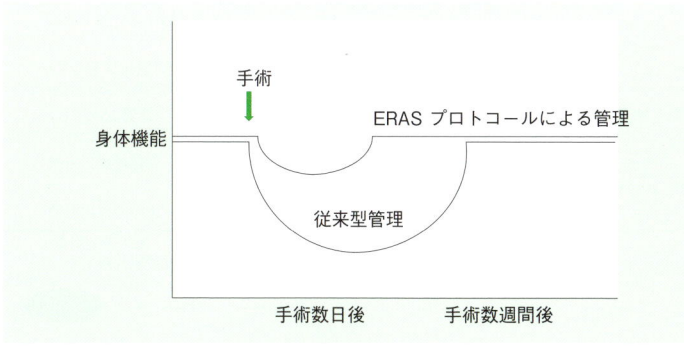

図2　ERAS プロトコールにおける早期回復のイメージ

られ、回復までに数週間を要した．しかし、ERAS プロトコールを実施することで手術侵襲に伴う身体機能の低下を軽度にし、回復に要する期間も短くすることが可能である．

ERAS プロトコールの実際（図3）

ERAS プロトコールでは術後の pain（痛み），gut dysfunction（消化管機能不全），immobility（不動）を早期に回復させる．このために、新たに開発された薬剤や医療機器を導入するのではなく、エビデンスに基づきさまざまな工夫が実施されている．特に、リハと栄養管理に関連した項目に関して述べる．

(1) 退院目標を設定する

退院時の自立度や栄養摂取目標を入院前に、医療従事者と患者・患者家族およびその介護者との間で同意を得ておく．

(2) 情報提供を十分に行う

栄養管理に関しては、入院後から手術前までの栄養摂取計画および術後の栄養管理計画を説明する．リハに関しても、術直後から実施予定の項目および退院に向けての計画を説明する．その際には、たとえば早期経口摂取や早期離床が術後回復に必要である理由を合わせて説明しておく．

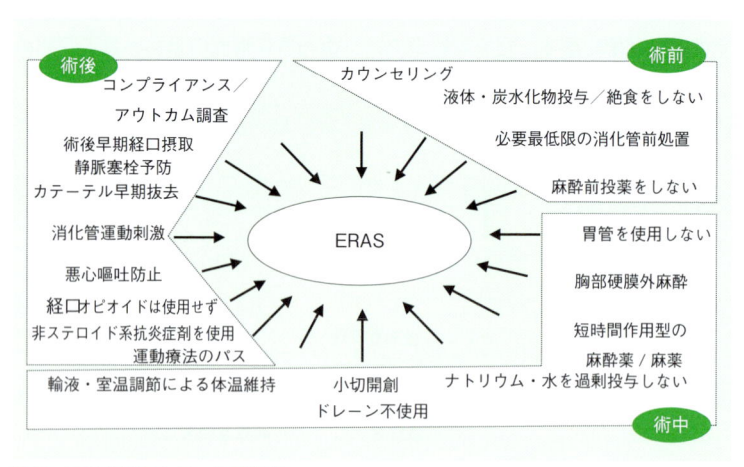

図3 ERAS プロトコールの実際

(3) 術前絶飲食期間を短縮する

救急疾患や胃排出が遅いことがわかっている患者以外は，麻酔導入 6 時間前までの固形食，2 〜 3 時間前までの清水（牛乳を含まないコーヒー，紅茶，食物繊維を含まないジュースなどをいう）の摂取を許容する．

(4) 術前炭水化物含有飲料を摂取する

高濃度炭水化物（12.5％）含有飲料を手術前夜に 800 ml，麻酔 2 時間前に 400 ml を投与する．これにより，術後のインスリン感受性を維持できることが証明されている．

(5) 術後栄養は早期から経口で行う

術後 4 時間で経口栄養を開始する．エネルギー不足分は経口サプリメントで補助する．術後 3 日以内に経口栄養が開始できない場合は経腸栄養を考慮する．

(6) 術後鎮痛，制吐，血栓形成予防を積極的に行う

硬膜外麻酔，鎮痛剤（麻薬以外を推奨），制吐剤を使用し疼痛，制吐管理を十分に行い，身体を動かせるようにする（具体的目標として手術当日は 2 時間，術後 1 日以降は 6 〜 8 時間ベッドから起き上がる）．深部静脈血栓予防策を積極的に行う．

(7) 消化管蠕動促進剤を積極的に使用する

術後早期に経口摂取を行えるように，酸化マグネシウムのような消化管蠕動促進剤を積極的に使用する．なお，早期からの運動療法が消化管蠕動を促進させる効果は少ないとされている．

ERAS プロトコールにおける術後早期経口摂取を目指した管理（図4）

ERAS プロトコールでは術後早期からの経口摂取を実現させるために，さまざまな工夫が実施されている．そのためにはまず，早期経口摂取の目的を患者および医療従事者に理解してもらうことが重要である．そして，麻酔からの覚醒および疼痛・制吐管理をしっかり行い，消化管蠕動運動促進剤を使用する．このような管理を総合的に実施することで，患者は術直後から離床することが可能となり，自立して食事することができる．

ERAS プロトコールにおける術後早期離床の目的

ERAS プロトコールでは周術期における血栓形成予防対策が実施される．薬剤としては低分子ヘパリンを術前から投与され，その他に術後の早期離

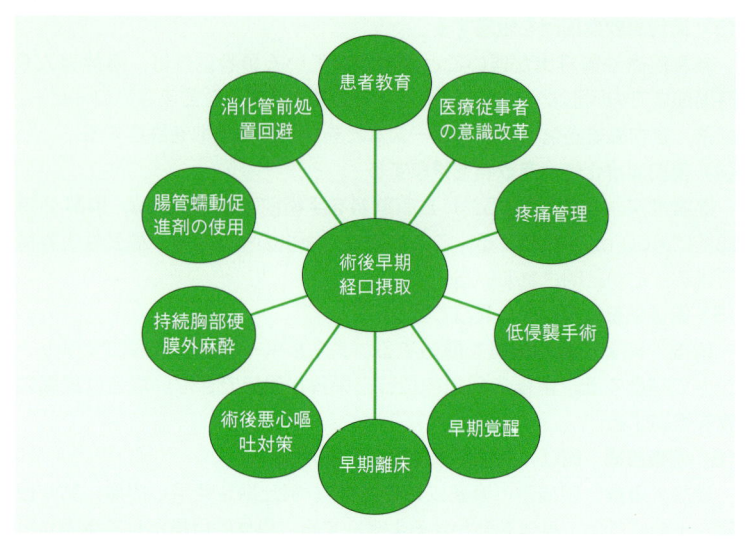

図4 術後早期経口摂取を実現するために周術期に実施すべき項目

床が血栓形成予防策として推奨されている．さらに，ERAS プロトコールにおいては，術後の回復能力を強化させる因子として，インスリン感受性を維持することが提言されている．この目的のために，以下の3つの項目が推奨されている．

(1) 術前炭水化物含有飲料を摂取する
前述．

(2) 術後硬膜外麻酔を使用する
これは，硬膜外麻酔により手術侵襲に伴う疼痛刺激および交感神経刺激を抑制することで，神経内分泌反応を抑制することに起因する．つまり，神経内分泌反応から生じるストレスホルモンの分泌を抑制し，インスリン感受性を維持する．

(3) 術後早期離床
術後早期離床を実施し，早期からリハを行うことで，術後のインスリン感受性を維持すると考えられている．これは糖尿病患者における運動療法と同じ理論である．

（谷口英喜）

経口補水療法

> ### Clinical Pearl
> - 小腸における水分吸収はナトリウム・ブドウ糖共輸送体が担っている.
> - 経口的に水分・電解質補給を効率的に実施するには経口補水療法が優れている.
> - 患者の体液管理にはリハ前から注意を払い，脱水症の兆候を見逃さないようにする.

　一般に，スポーツ飲料というカテゴリーの飲料が水分・電解質補給に適していると考えられている．しかし，このスポーツ飲料の定義は曖昧である．そして，ほとんどのスポーツ飲料は飲みやすくするために，含有される塩分は少なく糖分が多めに含有されている．軽度～中等度（10％未満の体重減少を伴うような）の脱水症の場合，適切な飲料を経口的に摂取しない限り，脱水症は改善しない．脱水症に対する適切な経口的治療法が経口補水療法（ORT；oral rehydration therapy）である．

世界保健機構（WHO）が定めた組成に基づく飲料[7]（表）

　経口補水液（ORS；oral rehydration solution）は，開発途上国におけるコレラ治療をきっかけに開発が進んだ．当初，ORSの組成はコレラ患者が排泄する糞便の組成を分析し，下痢により失われた電解質を補う目的で組成が考え出された．コレラは分泌性の下痢（ナトリウムイオンを多量に含む便）を呈する疾患で，排泄される糞便には多量のナトリウムイオンが含まれている．このため，WHOが1975年に発表したORSの推奨組成では，ナトリウムイオン濃度が90 mEq/l と高い．

　その後，環境の整備や感染予防技術が進歩して世界中でもコレラの発生頻度は低下したが，ロタウイルスや病原性大腸菌などの感染性胃腸炎の発生頻度が増加してきた．感染性胃腸炎では非分泌性の下痢（ナトリウムイオンをあまり含まない便）を呈するために，ナトリウムイオンの喪失はコレラに比べ少ない．このため，WHOが2002年に発表したORSの推奨

表 各種経口補水液およびスポーツドリンクの組成

成分	Na⁺ (mEq/l)	K⁺ (mEq/l)	Cl⁻ (mEq/l)	Mg^{2+} (mEq/l)	リン (mmo/l)	乳酸イオン (mEq/l)	クエン酸イオン (mEq/l)	炭水化物（ブドウ糖）(%)
WHO-ORS (2002年)	75	20	65				30	1.35
WHO-ORS (1975年)	90	20	80				30	2.0
ESPGHAN*	60	20	60				30	1.6
AAP**	40〜60	20	「陰イオン添加」「糖質とNaモル比は2:1を超えない」					2.0〜2.5
オーエスワン (OS-1)®	50	20	50	2	2	31		2.5 (1.8)
スポーツドリンク#	9〜23	3〜5	5〜18					6〜10

*ESPGHAN (European Society of Paediatric Gastroenterology, Hepatology and Nutrition；欧州小児栄養消化器肝臓学会)
**AAP (American Academy of Pediatrics；米国小児科学会) の経口補水療法指針（維持液）
#山口規容子：小児科診療 57 (4)：788-792, 1994 より改変

組成では，ナトリウムイオン濃度が 75 mEq/l に変更されており，ブドウ糖と浸透圧も下げた新しい組成になっている．また，米国小児科学会（AAP）やヨーロッパの小児栄養消化器肝臓学会（ESPGHAN）でも ORS の推奨組成が発表されている．これら欧米の学会が推奨しているナトリウムイオン濃度が WHO に比して低い理由は，先進国では感染性の非分泌性下痢にターゲットを絞ったためである．わが国で発売されている ORS は，AAP の推奨に準じた組成である．

理論は「ナトリウム・ブドウ糖共輸送体が水分を運ぶ」[8]

失われた体液を補給するためには，水分および電解質（主にナトリウムイオン）を含んだ補水液が必要である．そして，これらを経口的に効率的に体内に吸収させるには少量の炭水化物（主にブドウ糖）を添加すること

が有効な手段であることが解明された．身体では，ナトリウムイオンとブドウ糖は浸透圧を構成する主要成分である．これらの成分を効率的に吸収することは，体液の維持にとって非常に重要である．

ナトリウムイオンとブドウ糖がある一定の割合で結合した状態（ナトリウム・ブドウ糖共輸送体）で吸収されて生じた浸透圧勾配によって，水分が受動的に体内へ吸収される．ブドウ糖やナトリウムイオンの含まれていない水分だけを摂取した場合，体内への吸収速度が遅くなる．多くの研究の結果，共輸送体を形成するブドウ糖とナトリウムイオンの濃度比率が2：1を超えない組み合わせが最も体内吸収率を高めることが解明された．そして，浸透圧に関しても，身体の浸透圧（285 mOsm/l）よりも高い場合，吸収率が低下することが解明されている．このような理論のもと，ORSの組成が決定されている．

軽度～中等度の脱水症に最も適している [9]

術後に経口摂取が十分ではない状態でリハを始める場合に，患者の体液の状態を確認しておく必要がある．各種バイタルサインの変動（血圧低下・脈拍増加・発熱）も有用であるが，皮膚緊張（ツルゴール）の低下・爪床圧迫再灌流時間（2秒以内が正常）の延長・口腔内や舌の乾燥および濃色尿などからも判断できる．また，通常のリハを行っているのにもかかわらず，バイタルサインの変動幅が大きい，疲れやすい，汗をかきにくいなどの症状を認めた場合も脱水症を呈している可能性がある．さらに，栄養状態がよいのにもかかわらず体重が元の状態にまで戻らない場合も脱水症が原因の場合がある．患者の経過をよく観察し，体液の状態に応じた運動負荷を考慮すべきで，場合によってはORTを活用して十分な体液管理を実施しつつリハを実施すべきである．最もORTが適した脱水症は軽度～中等度の脱水症，脱水症による体重減少率が通常の10％未満の患者である．

ORT 実施上の注意事項 [9]

ORTの適応は前項で示したような患者であるが，必ず主治医および患者本人と同意のうえで実施することが望ましい．実施上の注意事項としては，①一気に飲まないでゆっくりと少しずつ飲んでもらう（イメージは"飲む点滴"．たとえば，1時間に500 ml くらいで），②濃度を変えない・凍らせない・他の物（氷や砂糖など）を混ぜないで飲んでもらう，③症状が

改善しなければ,輸液療法への切り替えを躊躇しない(ORTの限界を心得る),などを心得ておくべきである.

その他の ORT の臨床活用例 [9]

ORTは開発当初は小児の感染症に伴う脱水症対策に活用されていたが,現在では各方面に活用されている.たとえば,小児の脱水症,高齢者の脱水症,災害医療(被災者&救護者),術前体液管理,術後体液管理,スポーツ医学,高齢者施設,水分負荷(薬剤,造影剤などの洗い流し)などがあげられる.特に筆者らは術前輸液の代替としてORTを使用し有効性を報告してきた [5].本章では術後のリハにおける活用方法を紹介したが,通常のリハプログラムにも活用することは可能である.

脱水症は摂食嚥下機能を低下させる

通常,成人では1日当たり1.0〜1.5 l の唾液が分泌されている.脱水症では唾液分泌量も減少する.唾液分泌量が減少すると,摂食・嚥下機能にも悪影響を及ぼす.詳細に関しては,第4章「摂食・嚥下障害」(p68)の項を参照されたい.

(谷口英喜)

文献

1) Fearon KC et al : Enhanced recovery after surgery : a consensus review of clinical care for patients undergoing colonic resection. *Clin Nutr* **24** : 466-477, 2005.
2) Kehlet H, Wilmore DW : Evidence-based surgical care and the evolution of fast-track surgery. *Ann Surg* **248** : 189-198, 2008.
3) Basse L et al : Colonic surgery with accelerated rehabilitation or conventional care. *Dis Colon Rectum* **47** : 271-277, 2004.
4) Carli F, Zavorsky GS : Optimizing functional exercise capacity in the elderly surgical population. *Curr Opin Clin Nutr Metab Care* **8** : 23-32, 2005.
5) Taniguchi H et al : Preoperative fluid and electrolyte management with oral rehydration therapy. *J Anesth* **23** : 222-229, 2009.
6) 谷口英喜:術後回復能力強化プログラム:ERAS(enhanced recovery after surgery) ペインクリニック **31** : 755-768, 2010.
7) World Health Organization : Oral rehydration salts (ORS) : a new reduced osmolarity formulation. Geneva : World Health Organization, 2002.
8) Centers for Disease Control and Prevention : Managing acute gastroenteritis among children : Oral rehydration, maintenance, and nutritional therapy. *MMWR* **52** (No.RR-16) : 1-16, 2003.
9) 谷口英喜:すぐに役立つ経口補水療法ハンドブック,日本医療企画, 2010.

第12章 ― リハビリテーション NST

リハビリテーション NST

> **Clinical Pearl**
> - リハ NST とは,リハ栄養を実践している医療チームである.
> - すべての職種に ICF とリハの概念の理解が求められる.
> - リハ NST 回診は,可能であれば機能訓練室回診が望ましい.

リハビリテーション NST とは

リハ NST(Rehabilitation Nutrition Support Team;RNST)とは,リハ栄養を実践している医療チームである.主な参加職種は,医師,歯科医師,PT・OT・ST,MSW,歯科衛生士,管理栄養士,看護師,薬剤師,臨床検査技師である.

リハ NST のつくり方としては,NST に PT・OT・ST,MSW,リハ科医師などが参加する方法と,リハチームに管理栄養士,看護師,薬剤師,臨床検査技師などが参加する方法がある.急性期病院は前者,回復期リハ病院は後者のほうがつくりやすい.

ただし,PT・OT・ST,MSW,リハ科医師などが NST に参加しても,リハに関する情報交換はなく,栄養管理のみを行っているのであれば,それはリハ NST ではない.また,リハカンファレンスに,管理栄養士,看護師,薬剤師,臨床検査技師などが参加しても,栄養に関する情報交換がなければ,それはリハ栄養カンファレンスではない.すべての職種が参加していても,栄養管理のみ行っていれば NST で,リハのみ行っていればリハチームである.

リハ NST に参加するすべての職種に求められる役割を**表1**に示す.歯科医師,歯科衛生士,管理栄養士,看護師,薬剤師,臨床検査技師には,ICF とリハの概念の理解が課題である.ICF を知らなければ PT・OT・ST,MSW,リハ科医師とリハに関するディスカッションができないため,リハ栄養の実践は困難である.

表1 すべての職種に必要な役割

ICFとリハの概念の理解
リハ栄養管理の理解
栄養スクリーニングの実施（MNA®-SF）
ベッドサイドで可能な摂食・嚥下機能評価の実施

表2 リハビリテーションメンバーの役割

ICFでの評価
リハの予後予測とゴール設定
リハプランの立案と実施
摂食・嚥下リハの実施
リハのモニタリング
栄養管理の学習

表3 NSTメンバーの役割

栄養アセスメント
栄養状態の予後予測とゴール設定
栄養ケアプランの立案と実施
栄養モニタリング
ICFとリハの学習

　MNA®-SFのような栄養スクリーニングの実施は，すべての職種に求められる．また，食事場面の観察による摂食・嚥下の5つの期の評価や，嚥下のスクリーニングテストの実施といったベッドサイドで可能な摂食・嚥下機能評価も，すべての職種で実施できることが望ましい．

　リハNSTにおけるリハメンバー（PT・OT・ST，MSWなど），NSTメンバー（管理栄養士，看護師，薬剤師，臨床検査技師など）に求められる役割を**表2，3**に示す．リハNSTで中心的な役割を担う職種には，NST専門療法士と日本摂食・嚥下リハ学会認定士の取得を目指してもらいたい．リハ栄養カンファレンスのディスカッションのポイントを**表4**に示す．

　リハNST回診には，病棟で回診を行う方法と，機能訓練室でPT・OT・STを行っているところを回診する方法がある．ベッドサイドリハを行っている患者は病棟回診となるが，機能訓練室でリハを行っている患者であれば，病棟回診より機能訓練室回診のほうが望ましい．多職種で訓練の様子を観察することで，より多くの情報を得ることができる．摂食・嚥下障害を認める患者の場合には，食事場面の観察が必要である．

表4 リハビリテーション栄養カンファレンスのポイント

現在の栄養状態と栄養管理
ICF での各項目の評価
現在の PT・OT・ST の訓練内容
栄養状態の予後予測とゴール設定
リハゴールの予後予測とゴール設定
リハを考慮した今後の栄養ケアプラン
栄養を考慮した今後のリハプラン

(若林秀隆)

NST専門療法士

🔍 Clinical Pearl

- NST専門療法士は，臨床栄養学に関する優れた知識と技能を有する資格である．
- 実地修練修了のみでなくNST専門療法士を目指してもらいたい．
- 十分な成果を出すためにFaculty Developmentの学習が有効である．

NST専門療法士とは

日本静脈経腸栄養学会では，主として静脈栄養・経腸栄養を用いた臨床栄養学に関する優れた知識と技能を有する栄養士，薬剤師，看護師，臨床検査技師，PT・OT・ST，歯科衛生士を，NST専門療法士と認定している．認定申請の条件を**表5**に示す[1]．詳細は日本静脈経腸栄養学会のホームページを参照してもらいたい．

2010年4月に新設されたNST加算の要件として，管理栄養士，薬剤師，

表5 NST専門療法士認定申請の条件

第6条　NST専門療法士の認定を申請する者は，次の各号の資格を全て満足する者であることを要す． 1) 日本国の以下に掲げる国家資格を有すること． 認定対象国家資格：管理栄養士，看護師，薬剤師，臨床検査技師，言語聴覚士，理学療法士，作業療法士，および歯科衛生士． 2) 当該国家資格により5年以上，医療・福祉施設に勤務し，当該施設において栄養サポートに関する業務に従事した経験を有すること． 3) 本学会学術集会に1回（10単位）以上，本学会主催の教育セミナー（10単位）に1回以上参加することを必須とし，この単位数を必須単位数とする．必須単位数30単位以上を有するか，または，必須単位数に加え，本学会が認める栄養に関する全国学会（5単位），地方会（5単位），研究会（5単位）への参加単位数の合計が，30単位以上あること． なお，「バーチャル臨床栄養カレッジ」修了証については非必須10単位を認める． 4) 第4章の規定により認定された認定教育施設において，合計40時間の実地修練を修了していること． 5) 上記1）から4）までの条件を満たした後，認定のための試験に合格していること．

(日本静脈経腸栄養学会ホームページ)[1] より

表6　Faculty Development の領域

- マネジメント能力
  チームづくり，組織開発，リーダーシップ，知識管理，キャリア開発，時間管理など
- 問題発見・解決能力
  EBCP（Evidence based clinical practice），臨床研究（量的，質的），仮説思考など
- コミュニケーション能力
  ファシリテーション，コーチング，プレゼンテーション，執筆，交渉，IT，英語など
- 生涯学習能力
  教育，成人学習理論，経験学習モデル，認知心理学など

看護師が40時間以上の所定の研修を修了していることが含まれている．日本静脈経腸栄養学会が認定した教育施設での合計40時間の実地修練が所定の研修となるため，実地修練希望者が増えている．

　しかし，NST専門療法士の取得はNST加算の要件に含まれていないため，実地修練のみ希望しNST専門療法士の取得には関心がない人もいる．表5からも明らかなように，単なる実地修練修了者とNST専門療法士では，臨床栄養に関する知識や技能のレベルが異なる．多くの人に実地修練修了者ではなくNST専門療法士を目指してもらいたい．

　筆者が勤務する神奈川県には，県内で顔のみえるNST専門療法士のネットワークづくり，NST専門療法士を目指す人たちの支援，NST専門療法士取得後のさらなるスキルアップの3つを目的とした神奈川NST専門療法士連絡会がある．NST専門療法士志望者向け勉強会や神奈川NST合宿などを開催している．

　NST専門療法士取得後のさらなるスキルアップとして，臨床栄養の知識や技能と同時にFD（Faculty Development）の学習も行っている．FDとは個人にとって，所属する組織の価値観，方向性をふまえたうえでその組織内における自らの価値を高め，かつ自己実現を行うことで自らも組織も利する（win-win）結果を得るための自己能力獲得，向上のための活動である[2]．

　専門領域の知識や技能をたくさん身につけても，それだけで十分な成果を出すことは難しい．具体的に必要なFDの領域を**表6**に示す．

（若林秀隆）

チーム形態

> 🔍 **Clinical Pearl**
> - チーム形態は，古典的医療型，多職種参加型，多職種連携型，超職種型に分類できる．
> - 一度チームを立ち上げると，チーム形態の変更は難しい．
> - リハNSTでは，多職種連携型か超職種型が望ましい．

古典的医療型と多職種参加型

　リハでは医療チームの形態を，古典的医療型（medical model），多職種参加型（multidisciplinary team），多職種連携型（interdisciplinary team），超職種型（transdisciplinary team）の4種類に分類している（**図1**）[3]．

　古典的医療型は医師中心のチーム形態であり，その他の職種とは一時的一方向的に関係をもつだけである．その他の職種同士での連携はない．多職種参加型は医師中心のチーム形態であり，その他の職種とは弱いながらも継続的双方向的な関係をもつ．その他の職種同士での連携も少しある．

　古典的医療型と多職種参加型のチームでは，医師がなんらかの事情で不在の場合，カンファレンスも回診もリハ栄養ケアプランの立案もできなくなる．また，その医師が異動すると，チームの存続が難しくなるため，リハNSTには向いていない．

　チーム形態は4種類のいずれかを意識してもしくは無意識で選択することになる．一度1つのチーム形態を選択すると，途中でチーム形態を変更することは難しいことが多い．そのため，リハNSTの立ち上げのときに，古典的医療型と多職種参加型を避けることが望ましい．これらのチーム形態にすると，メンバーの学習と成長が少ないチームとなりやすい．

多職種連携型と超職種型

　多職種連携型は，医師とその他の職種は対等な関係であり継続的に連携していて，各職種の業務の境界が明確である．ある職種がチームにいない場合に，その職種の領域を他の職種がカバーすることはない．そのため，

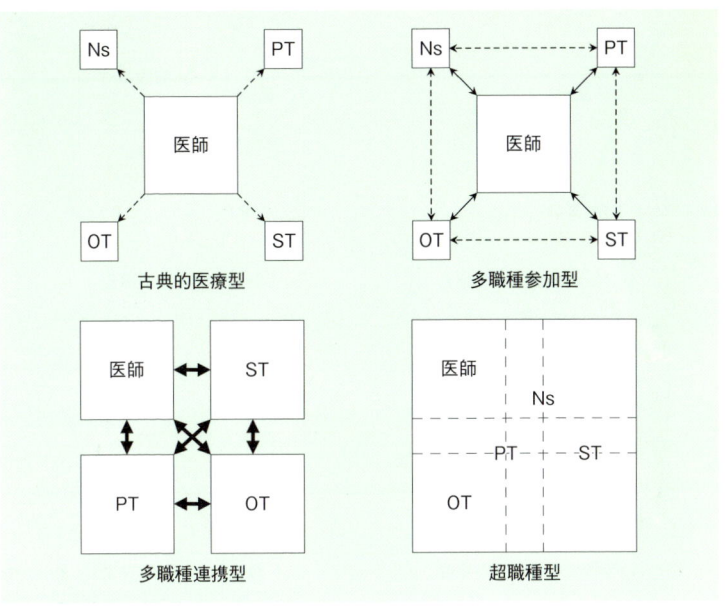

図1 4種類の医療チームの形態

(若林, 2010)[3]

多くの職種がチームにそろっていることが求められるチーム形態である.

リハNSTでは，リハに関してはPT・OT・ST，MSWなどがカバーして，栄養に関しては管理栄養士，看護師，薬剤師，臨床検査技師などがカバーすることになる．そうすればPT・OT・ST，MSWが栄養に詳しくなくても，管理栄養士，看護師，薬剤師，臨床検査技師がリハに詳しくなくても，リハNSTとして活動できる．ただし，チームに参加する職種数が少ない場合には，他職種の領域をカバーしないため，抜け落ちる部分が出やすい.

超職種型は，各職種の業務の境界が不明瞭であり職種の壁を超えること，何職種のチームであっても必要な領域はすべてカバーすること，各職種の役割は全体をカバーしながら随時変更することが特徴である（**図2**）[3]．ある職種がチームにいなくても全体をカバーするため，チーム形態として最も質が高い．一方，最もマネジメント能力が求められるチーム形態でもある．超職種型のリハNSTでは，すべての職種が，ICFとリハの概念を

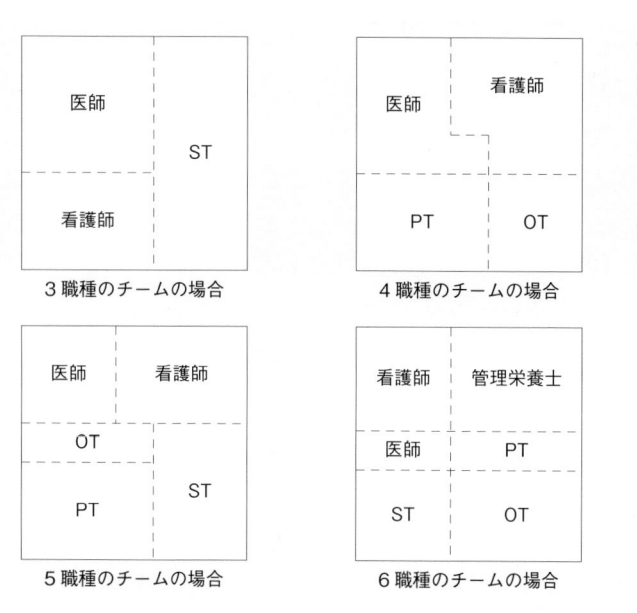

医師 / ST / 看護師	医師 看護師 / PT OT	医師 看護師 / OT / PT ST	看護師 管理栄養士 / 医師 PT / ST OT
3職種のチームの場合	4職種のチームの場合	5職種のチームの場合	6職種のチームの場合

図2 超職種型の役割分担例

(若林, 2010)[3]

理解したうえで,NST専門療法士と日本摂食・嚥下リハ学会認定士のレベルの知識を有することが必要となる.

リハNSTでは,多職種連携型か超職種型が望ましい.リハNSTの立ち上げのときから多職種連携型か超職種型のチーム形態を意識することで,メンバーの学習と成長が多いチームとなりやすい.

(若林秀隆)

文 献

1) 日本静脈経腸栄養学会:栄養サポートチーム専門療法士情報:http://www.jspen.jp/eiyouRyouhousi-new.html
2) 岡田唯男:医師のためのビジネス・スキルをどう学ぶか—faculty developmentの視点から.*JIM* **18**:988-992, 2008.
3) 若林秀隆:PT・OT・STのためのリハビリテーション栄養—栄養ケアがリハを変える,医歯薬出版,2010, pp50-51.

第13章 ─ 在宅リハビリテーション栄養

在宅訪問栄養食事指導,居宅療養管理指導(=訪問栄養指導)

Clinical Pearl

- 「食べられない」=在宅療養者のニーズの多くは,ここにある.
- 在宅だからこそできる多職種協働で,食べられない要因を探り,食環境を整える.
- 食事ケアを毎日行うのは介護者だからこそ,心身の状況と生活環境を適切に評価しなければならない.

はじめに

在宅療養者への栄養管理は,医療保険のなかでは「在宅訪問栄養食事指導」,介護保険のなかでは「居宅療養管理指導」として,位置づけられており,算定要件は異なっている.要介護認定を受けていれば介護保険,介護認定を受けていなければ医療保険での対象となる.介入は,医療保険・介護保険ともに月2回が限度となっており,算定額も530点,530単位(1点=1単位=10円)(ただし,居住系施設入居者については450単位)となっている.入院栄養食事指導(130点),外来栄養食事指導(130点),集団栄養食事指導(80点)に比べ,訪問栄養指導は栄養指導のなかでは最も高い報酬がつけられているにもかかわらず,日本栄養士会全国病院協議会栄養部門実態調査ではここ数年の算定率は4～5%と低く,厚生労働省介護給付費実態調査月報でも0.3%程度と低いのが現状である.対象となる特別食は表のとおりである.

訪問栄養指導の手順

訪問栄養指導は医師の指示に基づき行われる.在宅療養者の多くは高齢者であり,介護保険の居宅療養管理指導が対象であることが多い.手順は図1のように栄養ケアマネジメントの手順に沿って,進められる.病院や施設での栄養ケアと異なり,栄養スクリーニングは,依頼のあった時点

表　訪問栄養指導に関する医療保険と介護保険の違い

	医療保険	介護保険
実施内容	食品構成に基づく食事計画案または具体的な献立を示した食事指導箋 具体的な献立によって、調理を介して実技を伴う指導を30分以上行う	多職種協働で、栄養ケア計画を作成する 栄養管理にかかわる情報提供や指導、助言を30分以上行う 栄養ケアマネジメントの流れに沿って行う
対象となる特別食	腎臓食、肝臓食、糖尿病食、胃潰瘍食、貧血食、膵臓食、脂質異常症食、痛風食、心臓疾患などに対する減塩食、特別な場合の検査食（単なる流動食、軟食を除く）、十二指腸潰瘍に対する潰瘍食、消化管術後に対する潰瘍食、クローン病および潰瘍性大腸炎による腸管機能の低下に対する低残渣食、高度肥満症に対する治療食、高血圧に対する減塩食	
	フェニールケトン尿症食、楓糖尿病食、ホモシスチン尿症食、ガラクトース血症食、治療乳、無菌食	経管栄養のための流動食、嚥下困難者（そのために摂取不良となった者も含む）のための流動食、低栄養状態

で行われていることになる．そのため、いかに他職種に栄養管理の必要性を理解してもらうかが重要である．特に低栄養状態のキーワードとしてあげられるのは、摂食・嚥下障害、低栄養、褥瘡であり、糖尿病、腎疾患などでも低栄養状態はみられることがある．在宅療養者に対する栄養ケアは、実際に居宅に訪問し実施される．そのため病院や施設で行われる栄養指導とは異なり、生活や介護環境を率直にみることができる．特に台所の環境や調理の得手不得手など、さまざまな情報を得ることができ、介護生活を長く継続していくためにより実践的なサポートが求められる．

居宅における栄養アセスメント

居宅における栄養アセスメントは、①栄養評価、②摂食・嚥下機能アセスメント、③食環境アセスメントの3つが必要とされる．個々の栄養状態の把握には、身体計測、血液生化学検査、臨床診査、食事摂取量等があるが、寝たきりの利用者の場合体重測定すら困難な場合もある．身体計測では、上腕周囲長や上腕三頭筋皮下脂肪厚などとは別に、臍周囲長や下腿周囲長などを測定する．また、通所サービスや短期入所サービスなどを利用している場合には、それらのサービス事業者と連携して、体重把握を行

```
                    ┌─────────────────────────┐
                    │   訪問栄養指導の依頼    │
                    └─────────────────────────┘
                                 │
                    ┌─────────────────────────┐
                    │   指示書の作成(主治医)  │
                    └─────────────────────────┘
                                 │
                    ┌─────────────────────────┐
                    │       日程調整          │
                    │  他職種からの情報収集   │
                    └─────────────────────────┘
                                 │
                    ┌─────────────────────────┐
                    │   訪問栄養指導の実施    │
                    └─────────────────────────┘
                                 │
                    ┌─────────────────────────┐
                    │     栄養アセスメント    │
                    │     (問題点の抽出)      │
                    └─────────────────────────┘
                                 │
                    ┌─────────────────────────┐
                    │   在宅栄養ケア計画書の作成 │
                    └─────────────────────────┘
                                 │
                    ┌─────────────────────────┐
                    │  モニタリング・報告書の作成 │
                    └─────────────────────────┘
```

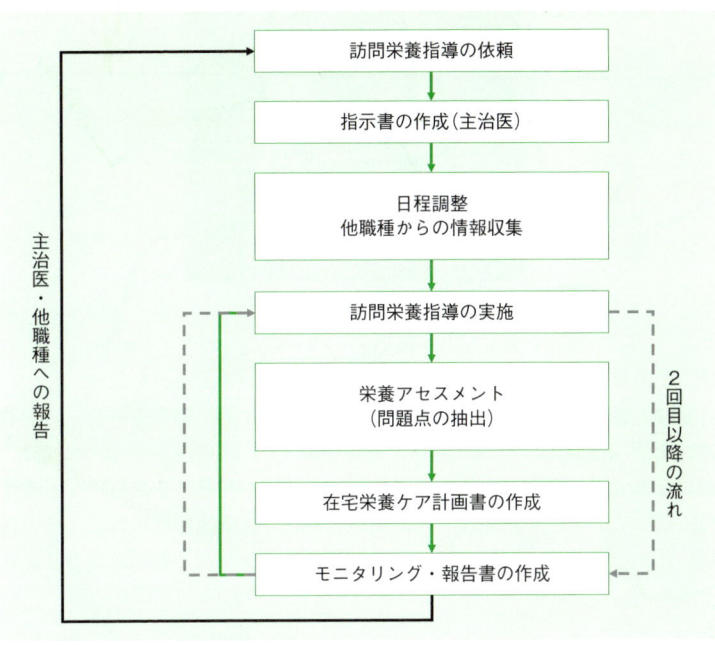

図1　実施手順（訪問栄養指導の流れ）

うことも少なくない．血液生化学データは，基本的に乏しいことが多く，その他の事項で判断を求められることも多い．したがって，皮膚の状態（乾燥，浮腫，痒み，褥瘡など）や眼球，頭皮・爪の状態など，身体状況からの十分な観察力も求められる．さらに，食事摂取量については，在宅では食べられないからといって食べられる量だけを提供することも多くみられ，「完食しています」と介護者が話していても，必要栄養量に満たないこともある．実際に使っている茶碗を見せてもらったり，食事の写真をとってもらうなど，その把握にも工夫が必要である（**図2**）．特に退院直後は，生活活動レベルとリハ量などから，食事摂取量とのバランスが崩れないように，INとOUT及び活動量について適切なプランが求められる．

依頼内容には，摂食・嚥下機能の問題が関連していることも多く，食事時間での評価を欠かすことはできない．管理栄養士の視点で，摂食・嚥下機能を評価し，食形態を決定したり，摂食環境を整えたりする．他職種の

図2 食事の写真

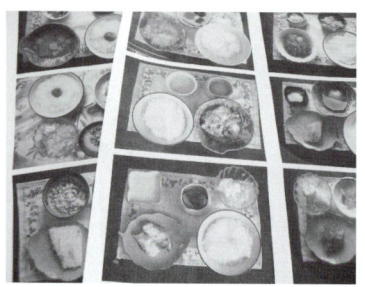

介入があれば,介護支援専門員を通して情報提供することもある.
　食材の購入や調理,配膳,喫食環境など,食生活に関するアセスメントは,重要な項目のひとつであり,在宅特有といってもよい.食べる前に,料理を準備する環境,一緒に食べてくれる環境(見守りを含む)がどのようになっているかを把握し,その環境に応じて食支援が行われる.その環境に乏しい場合には,配食サービスなどの社会サービスを利用することもできる.

訪問栄養指導の実績

　神奈川県厚木市近隣において2000年7月〜2007年6月までに訪問栄養指導を行った対象者222名について調査した.依頼者は,介護支援専門員が最も多く94名(42.3%)であり,ついで医師83名(37.4%),看護師36名(16.2%)であった.主病名の内訳は,脳血管疾患99名(44.6%),神経筋疾患33名(14.9%),糖尿病22名(9.9%)の順であり,依頼内容は摂食・嚥下障害に関連したものが最も多く158名(71.2%)であった.ついで,食思不振など低栄養に関するものが21名(9.5%),糖尿病に関連した食事指導が18名(8.1%)であった.対象者のうち,介護認定を受けている者は215名(96.9%)であった.要介護度は,要支援12名(5.4%),要介護1　29名(13.1%),要介護2　26名(11.7%),要介護3　21名(9.5%),要介護4　39名(17.6%),要介護5　88名(39.6%)であり,要介護4と5で57.2%と過半数を占めていた.

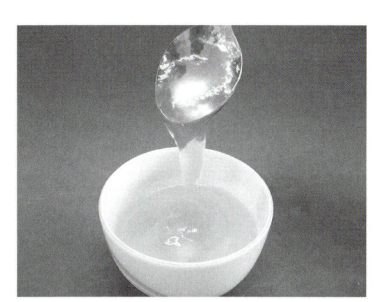

図3 不適切な濃い濃度のとろみ液体

具体的な介入内容

訪問栄養指導では，利用者や介護者のニーズに合わせて介入内容が決定される．主なものとして，調理実技（糖尿病や腎疾患などの食事療法や嚥下食やとろみ剤の使い方など），食環境の調整と食べさせ方，栄養補助食品の紹介と利用，経管栄養管理（栄養剤の選択，投与方法の検討など），栄養問題に対応して栄養評価を行いながら具体的に食品や料理，栄養剤投与に介入する．

摂食・嚥下障害患者への介入

摂食・嚥下障害者への栄養管理には，①適切な栄養補給，②誤嚥を予防する食事（食形態）の提供，③食環境の調整がある．摂食・嚥下障害は食べることの障害であるがゆえに，十分に口から栄養や水分を補うことができず，低栄養や脱水などに陥りやすい．また，経口から十分栄養補給できないということで，胃瘻などの経管栄養管理を行っている場合も少なくなく，経管栄養に関する知識も求められる．

誤嚥を防ぐための食事とは，個々の咀嚼や嚥下機能に対応した食形態である．刻み食は嚥下食として不適切であり，ベタベタとした濃い濃度のとろみの液体も口腔や咽頭残留を助長し，適切であるとはいえない（**図3**）．食材の特徴を理解し，加熱する，パサパサしたものに水分を加える，油脂を加えて滑らかにする，つなぎを入れてまとまりやすくするなど，調理の工夫が必要となる．また，ミキサーの使い方次第で滑らかさも変わる．ゲル化剤であるゼラチンや寒天，市販ゲル化剤などその特徴を理解しておく

必要もある.

　食環境の調整とは，口腔ケアをはじめとし，食べる場面での姿勢や食具，一口量や食べるペースなどの調整のことである．在宅の介護者にとって，通常とは異なる嚥下食づくりは大きな手間となり，食形態を整えることは簡単なようで案外難しい．とろみ調整食品ひとつをとっても，なかなか使用してもらえないのが現状である．したがって，食形態の調整よりも，食環境を整えることを優先させることも少なくない．誤嚥しにくい姿勢や介助方法を理解し，飲み込みやすいものとそうでないものを確認しながら，交互嚥下を促し，介助してもらう．むせのない誤嚥はリスクがあるが，むせなくとも，呼気や発声の変化などで口腔内残渣や咽頭残留をできるだけ早くキャッチし，誤嚥のリスクを少しでも減らしながら，食事介助を進めていく．

　摂食・嚥下障害は，低栄養や脱水とともに，ADLの低下を招く．低栄養状態からくる筋力低下は，体幹の保持機能を低下させ，さらに咀嚼や嚥下に関連した筋力低下も招き，誤嚥を引き起こす．ADLが低下しているにもかかわらず，自力摂取を進めたり，座位での食事を勧めるのは疲労度を増し，逆効果となることもある．全身の栄養状態を把握したうえで，その食環境を整え，いかに誤嚥のリスクを減らしていくかを考えなければならない．その他，摂食・嚥下障害に加え，褥瘡や糖尿病，腎疾患などの疾病を抱えているケースもある．食事療法とともに，安全で飲み込みやすい食事と食環境の調整が必要となる．

おわりに

　在宅での訪問栄養指導は，全国的に広がってきたとはいえ，まだ介入事例も少なく絶対数は少ない．それでも，在宅で「食べる」ことに問題があり，口から食べられなくなってきたとき，介護者は必ずSOSを出す．介護を長続きさせるためにも，そのSOSを読み取りながら，かつ簡単なケア方法を伝えることである．高齢者にとっても，介護者にとっても，食事ケアは楽しいもののひとつであり，決して大変で苦痛なものにはしてはいけないと考えている．

〔江頭文江〕

地域一体型 NST

Clinical Pearl

- 開業している人も,病院や施設で働いている人も,在宅でかかわる人も,行政の人も,すべて「地域で働いている」.
- 地域一体型 NST とは,病院や施設,在宅関係者が連携した栄養サポートチームである.
- 特に褥瘡や摂食・嚥下障害などの疾患では,地域での医療・介護関係者のつながりは欠かせず,顔のみえるネットワークが重要となる.

地域一体型 NST

「地域で働く」とは,どんな人々を指すだろうか.開業している診療所は,地域で働いていると認識されやすいかもしれない.訪問看護ステーションや訪問介護ステーションなど在宅サービスを提供している人たちも,地域で働いていると認識されやすい.それでは病院で働く人,施設で働いている人は,どうだろうか.患者個人の視点で考えてみると,病院に通院していれば外来患者となり,入院すれば入院患者,通院できなくなれば在宅療養患者となる.個々の居宅ではなく,施設を終の棲家とする人もいる.このように,ひとりの人間がどんな環境で医療や介護に携わっているか,というだけの違いで,実はその人個人になんら変わりはない.そう考えれば,開業している人も,病院や施設で働いている人も,在宅でかかわる人も,行政の人も,すべて「地域で働いている」のではないかと考える.

昨今,医療のなかでは NST が盛んになり,全国で 1,500 を超える多くの施設で導入されてきている.NST は,医師や管理栄養士,看護師,薬剤師,リハ関連職種など,多職種から構成され,各医療機関の規模に応じて,その仕組みをつくりあげている.病院や施設にはそれぞれの役割分担がある.急性期病院と療養型の病院では,同じ医療機関とはいえ,入院している患者層や治療の手順は異なる.急性期病院でどんなに最新の栄養管理を提供しても,やがて患者は退院することを考えると,退院後の施設や在宅においても,その環境に応じ継続的な栄養管理が提供されるべきである.地域一体型 NST とは,こういった病院や施設,在宅関係者が連携

した栄養サポートチームである.

特に褥瘡や摂食・嚥下障害などの疾患では,地域での医療・介護関係者のつながりは欠かせない.褥瘡や摂食・嚥下障害をキーワードに,研修会などをとおして,お互いに顔のみえる関係づくりは大切である.同じ地域だが別の病院のスタッフ同士や病院と施設職員,在宅サービス関連職員など,顔がみえていれば気軽に相談をすることができ,書面では伝わりにくい情報も聞きやすくなる.これらは病院や施設,また職種を超えて,それぞれの地域におけるチームがつくり上げられるということである.

神奈川県厚木市での取り組み

厚木栄養サポート研究会は,病院や施設,在宅という地域一体型NSTを進めていくために,栄養管理に関する知識や技術の向上や同職種,関連職種のネットワークづくりを目的とし,定期的に研修会を開催している.毎月行う定期研修会は,2003年6月より開催され,2010年7月に7年目(計72回)を迎えた.研修会の企画・運営は容易ではないが,毎月継続して集まることで栄養士同士の顔のみえる関係や地域でのネットワーク構築への貢献は大きい.また,他職種の参加も多く,摂食・嚥下障害や褥瘡,胃瘻管理など,多職種協働で行われる栄養管理の共通認識を行い,さらなる地域のレベルアップを目指している.地域栄養ネットワークが構築されると,地域一体型NSTはさらに加速する.病院から在宅への流れもでき,入院中の嚥下造影検査(VF)へ参加・同席したり,退院前の合同カンファレンスに参加したりするようになってきた.このカンファレンスでは,在宅での介入経験がある事例では,その介護環境や生活状況を伝えることで,退院時計画の修正を行うこともある.このように退院してから再評価し,プランを修正するのではなく,事前に情報交換できることで,本人や介護者は安心して退院日を迎えることができる.

一方,神奈川県全体では,神奈川摂食・嚥下リハ研究会,神奈川PDNセミナー,神奈川NSTフォーラムなどの研究会をとおして,全県にかかわる医療福祉関係者が栄養管理に高く関心をもってきている.神奈川県内を8地区に分けてそれぞれの地区での世話人や代表者を中心にネットワークをつくり上げつつある.行政を中心とした介護予防栄養改善事業への取り組みや特定保健指導も加え,こうした栄養管理の取り組みの一つひとつが,地域住民の健康維持・増進,また高齢者の生きがいある生活,そして栄養障害への予防・治療に役立っていくのである. **(江頭文江)**

NST・嚥下連絡票

> ### Clinical Pearl
> - 摂食・嚥下機能に関する情報を病院から施設，在宅へ，または在宅から施設へスムーズに流すために，NST・嚥下連絡票を作成した．
> - この連絡票には，栄養管理，嚥下機能評価・経過など，投薬方法，摂取方法，自助具，食事姿勢，食物形態，水分増粘剤，摂食注意事項・リハテクニック，口腔ケアなどがあげられている．
> - 記入と読み方には，ある程度摂食・嚥下障害の知識が必要である．

NST・嚥下連絡票とは

　神奈川摂食・嚥下リハ研究会では，病院から施設，在宅へ，または在宅から施設へ，摂食・嚥下機能に関する情報をスムーズに流すために，NST・嚥下連絡票を作成した（**図4**）．この連絡票には，診断名，既往歴などの個人情報とともに，栄養管理，嚥下機能評価・経過など，投薬方法，摂取方法，自助具，食事姿勢，食物形態，水分増粘剤，摂食注意事項・リハテクニックなど，口腔ケアなど，があげられている．病院などでは，退院時に看護サマリーなどとともに記入し，転院先や施設，在宅関係者へ送っている．記入と読み方には，ある程度摂食・嚥下障害に関する知識が必要であり，同時に読み方マニュアルも作成された（**図5**）．

(1) 栄養管理

　身長や体重，血清アルブミン値，摂取量と目標量（kcal），水分摂取量と目標量（ml）などの項目がある．経管栄養であれば，栄養剤や投与方法，経口摂取では補食の有無などが追加情報として加えられる．

(2) 嚥下機能評価・経過等

　藤島の嚥下障害のグレートを示し，VFやVEなどを行っていれば，その検査日とともに評価結果を記載する．

(3) 投薬方法

　投薬は，水で通常どおり飲めるか，とろみが必要か，ゼリーなどに埋め込んで飲むか，経管投与，粉砕して混合，簡易懸濁法など，その投与方法

ＮＳＴ・嚥下連絡票（神奈川Ver.2）　　　平成　年　月　日

主治医・担当者御机下：下記患者様の栄養管理、摂食嚥下機能など、現状をご報告させていただきます。20110120 ver.2

患者氏名	(ID:　　　　　　　　)　様　　性別 M・F　年齢　　歳　認知症 有・疑い・無
診断名	（西暦　　年　　月　　日発症）
既往歴	摂食・嚥下関連のみ：脳血管疾患・神経筋疾患・誤嚥性肺炎・COPD・頭頸部術後・（　　　　）
嚥下機能評価経過等	嚥下障害Gr. 1・2・3・4・5・6・7・8・9・10　（　／　）　別紙記載（有・無）・画像（有・無） MWST　　点/5点（実施日　／　）・FT　　点/5点（実施日　／　） RSST　　回/30秒（実施日　／　）・VF（実施日　／　）・VE（実施日　／　）
栄養管理	身長　　cm　体重　　kg　（　／　測定・自称・推定） 摂取　　kcal　（目標　　kcal）　水分　　mℓ（目標　　mℓ） Alb値　　g/dℓ（　／　）　摂取経路：経口・経鼻胃管（　Fr）・胃ろう・その他（　　　　）
食物形態	嚥下食ピラミッド：L0・L1・L2・L3・L4・L5 主食　（米飯・全粥・ミキサー・　　　　）　副菜　（ゼリー・ミキサー・形・　　　　） 嗜好・禁止食品等
水分増粘剤	不要・必要：（　　　　　　　　）を使用し，100mℓに（0.5・1・　）g 使用していました．
内服薬投与方法	水・トロミ・ゼリー埋込・食べ物に混ぜる・簡易懸濁法・経管投与
摂取方法・注意事項	全介助（　　　　　　）・一部介助・見守り・自立　　食事環境の整備（有・無） 複数回嚥下・交互嚥下・（　　　　　　　）
食事環境	場所：いす・車いす・リクライニング・ベッド上　食器台：机・オーバーテーブル・カットアウトテーブル・（　　） 姿勢：フリー・端坐位・（　°　）（　　）　用具：普通・小スプーン・中スプーン・ストロー・ばね付き箸・（　　）
リハビリなど	嚥下体操・食後1〜2時間坐位（褥瘡に注意）・（　　　　　　　）
口腔ケア等	口腔内環境　（良好・要注意・不良）　口腔乾燥　（有{　　　}・無　　義歯　　無・有（使用・未使用） うがい　（可・不可）　　ケア用品　（歯ブラシ・スポンジブラシ・　　　　　　　　）
本人・家族の希望など　他	

状態は変化する可能性があります。何かご不明な点は下記連絡先までお問い合わせください。よろしくお願い申し上げます。

【病院·施設名，氏名，連絡先等記入欄】

　　　　　　　　　　　　　　　　記入担当者名（職種）：　　　　　　　（　　　　）

図4　NST・嚥下連絡票（神奈川 Ver.2）

NST・嚥下連絡票（神奈川Ver.2） 読み方マニュアル

藤島の嚥下障害グレードについて

Ⅰ：重症 （経口不可）	1	嚥下困難または不能　嚥下訓練適応なし
	2	基礎的嚥下訓練のみ行っている
	3	厳密な条件下の摂食訓練レベル
Ⅱ：中等症 （経口と補助栄養）	4	楽しみとしての摂食を行っている
	5	一部（1～2食）経口摂取と補助栄養
	6	3食経口摂取と補助栄養
Ⅲ：軽症 （経口のみ）	7	嚥下食で、3食とも経口摂取
	8	特別に嚥下しにくい食品を除き、3食経口摂取
	9	常食の経口摂取可能、臨床的観察と指導を行っている
Ⅳ：正常	10	まったく問題なく常食摂取

嚥下機能評価について

- RSST（反復唾液嚥下テスト）：嚥下運動（空嚥下）を30秒間に何回起こせるかを観察する
  3回未満では何れかの嚥下障害を有すると考える
- MWST（改訂版水飲みテスト）：3ccの冷水を口腔底に注ぎ嚥下してもらう

1点；嚥下なし、むせるand/or呼吸切迫	2点；嚥下あり・呼吸切迫
3点；嚥下あり・呼吸良好・むせるand/or湿性嗄声	4点；嚥下あり・呼吸良好・むせない
5点；4点の症状に加え、追加空嚥下が30秒以内に2回可能	

- VF（嚥下造影検査）：レントゲン透視下で嚥下の様子を見ます
- VE（嚥下内視鏡検査）：鼻からのファイバー下で嚥下の様子を見ます

食事姿勢について

	90°座位	リクライニング位
利点	自力摂食しやすい 胃食道逆流を起こしにくい	口唇からのこぼれがない 口腔内移送と咽頭への送り込みに有利 誤嚥と咽頭残留防止効果がある
欠点	口唇からこぼれやすい 口腔内、咽頭への送り込みに不利 誤嚥・残留しやすい	自力摂取しにくい

嚥下食ピラミッドについて

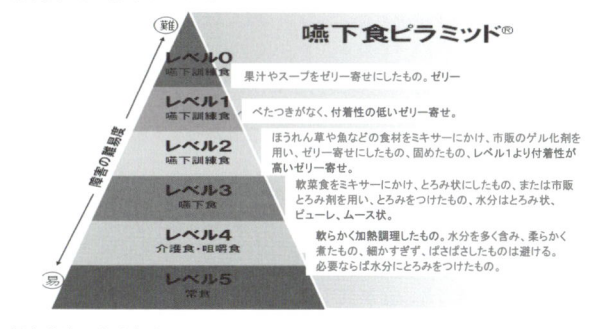

嚥下食ピラミッド®

- レベル0　嚥下訓練食：果汁やスープをゼリー寄せにしたもの。ゼリー
- レベル1　嚥下訓練食：べたつきがなく、付着性の低いゼリー寄せ。
- レベル2　嚥下訓練食：ほうれん草や魚などの食材をミキサーにかけ、市販のゲル化剤を用い、ゼリー寄せにしたもの、固めたもの、レベル1より付着性が高いゼリー寄せ。
- レベル3　嚥下食：軟菜食をミキサーにかけ、とろみ状にしたもの、または市販とろみ剤を用い、とろみをつけたもの、水分はとろみ状、ピューレ、ムース状。
- レベル4　介護食・咀嚼食：軟らかく加熱調理したもの。水分を多く含み、柔らかく煮たもの、細かすぎず、ぱさぱさしたものは避ける。必要ならば水分にとろみをつけたもの。
- レベル5　常食

（難←→易　摂食の難易度）

摂食方法・介助方法について

- 一口量（スプーンの大きさ）：一回で口に入れる量は少量から開始し、徐々に増やす
- 複数回嚥下：おまけのごっくん（一口につき2～3回唾液と一緒に嚥下）をすることで咽頭残留を除去
- 交互嚥下：お粥→ゼリー→お粥など、異なった食べ物を交互に嚥下することで咽頭残留を除去

図5　NST・嚥下連絡票（神奈川Ver.2）読み方マニュアル

について詳細を記載する.

(4) 摂取方法・自助具・食事姿勢

摂食時の条件について記載する．食事介助の必要の有無や，自助具の使用の有無，姿勢の調整やポイントなどについて記載する．

(5) 食物形態

嚥下食ピラミッドを基本に，主食や副食はどのような食形態であるかを記載する．ほかに嗜好や禁止食品などの情報を記載してもよい．

(6) 水分増粘剤

増粘剤の使用はその商品により使用濃度が異なる．どんな商品をどのくらいの濃度で使用しているか等詳細を記載する．飲み方の工夫があれば，合わせて記載する．

(7) 摂食注意事項・リハビリテーションテクニックなど

食事への集中のための環境設定，嚥下体操の有無，のどのアイスマッサージ，一口量，複数回嚥下，交互嚥下，食後の姿勢など，経口摂取時にポイントとなる事柄を詳細に記載する．

(8) 口腔ケアなど

うがいの可・不可や義歯の有無，口腔ケア時に使用する道具（歯ブラシやスポンジブラシ，ウェットティッシュ）や頻度，姿勢など口腔ケア実施時における注意点を記載する．

〈江頭文江〉

文 献

1) 江頭文江, 栢下 淳：訪問栄養指導における摂食・嚥下障害者の現状と転帰. 日栄養士会誌 **52**：21-30, 2009.
2) 出戸綾子・他：キサンタンガム系の市販とろみ調整食品の使用方法に関する研究. 日摂食・嚥下リハ会誌 **12**：197-206, 2008.
3) 江頭文江：開業医との連携による地域栄養サポート活動. 耳鼻と臨 **54**(suppl)：S96-S102, 2008.
4) 江頭文江：摂食・嚥下障害者の食事の対応. 摂食・嚥下リハビリテーション（馬場 尊, 才藤栄一編）, 新興医学出版社, 2008, pp111-114.
5) 坂井真奈美・他：臨床的成果のある段階的嚥下食に関する食品物性比較. 日摂食・嚥下リハ会誌 **10**：239-248, 2007.
6) 坂井真奈美・他：嚥下食の段階的な物性評価について. 日病態栄会誌 **10**：269-279, 2007.

第14章 — 主な疾患・障害のリハビリテーション栄養

廃用症候群 *Disuse syndrome*

Clinical Pearl

- 安静臥床のみの廃用症候群は少なく，低栄養を合併することが多い．
- 程度が重いほど疾患や低栄養に関連したサルコペニアの合併が多い．
- 低栄養の場合，リハの予後がやや悪い．

留意点

1. 低栄養に留意．
2. 悪液質に留意．

疾患・障害の概要

廃用症候群とは，疾患などのために活動性や運動量の低下した安静状態が続くことで全身の臓器に生じる二次的障害の総称である．よく認めるのは筋萎縮，骨粗鬆症，関節拘縮など筋骨格系の障害である．その他，心機能低下，起立性低血圧，深部静脈血栓症，摂食・嚥下障害，褥瘡，便秘，尿路感染症，抑うつ状態，高次脳機能障害なども認める．

治療は，不要な安静を避けることに尽きる．入院患者では治療上，安静を要することがあるが，医学的に安定したら早期離床を進める．

安静臥床のみの廃用症候群は少なく，疾患による侵襲，悪液質や，安静期間中の不適切な栄養管理による飢餓を合併することが多い．つまり，筋萎縮の原因は廃用だけではないことが多い．

リハビリテーション栄養のエビデンス

廃用症候群の患者では，BMIが正常より軽度肥満（BMI 30〜34.9）のほうがFIM（p20参照）運動得点の改善が多く，低体重で最も改善が少ない[1]．検査値では血清アルブミンが入院中に0.3 g/dl以上向上した群で，Barthel Index（p20参照）の改善が顕著であった[2]．一方，総蛋白やアル

ブミンが低値でも必ずしもリハ治療効果が現れないわけではない[3]．ADL改善とアルブミンには明白な関連はみられない[4]という報告もある．

自験例では廃用症候群でない患者と比較して，BMI，ヘモグロビン，アルブミン，総蛋白が低く，廃用症候群の程度が重いほどアルブミン，総蛋白が低かった[5]．また，廃用症候群患者の91％に低栄養を認め，ヘモグロビン10g/dl以下，小野寺の栄養学的予後指数[6]（アルブミン×10＋総リンパ球数×0.005）35以下の場合，ADLが改善しないことが多かった[7]．

▶リハビリテーション栄養管理のポイント

ICF

機能障害として，筋萎縮，骨粗鬆症，関節拘縮，心機能低下，起立性低血圧，深部静脈血栓症，摂食・嚥下障害，褥瘡，便秘，尿路感染症，抑うつ状態，高次脳機能障害など全身の機能障害を認める．活動制限として，歩行などのADL低下を認める．

栄養アセスメント

廃用症候群では低栄養のことが多い．安静期間中の不適切な栄養管理による飢餓を認めることがある．重症感染症，進行がん，術後合併症，人工呼吸器管理を要する疾患などによる侵襲や悪液質を認めることが少なくない．身体計測よりも検査値に異常を認めることが多い．

サルコペニア

加齢	廃用症候群は高齢者に比較的多い．
活動	廃用症候群では必ず認める．
疾患	廃用症候群のトリガーとなった疾患，手術，感染症などで認めることが少なくない．疾患が重症なほど，重度となりやすい．
栄養	廃用症候群の91％に低栄養を認めたという報告があり，合併することが多い．

摂食・嚥下障害

廃用症候群による嚥下筋の筋萎縮などのために，摂食・嚥下障害，誤嚥性肺炎，胃食道逆流症を認めることがある．ただし，安静・禁食のみの廃用性筋萎縮は少なく，脳卒中など摂食・嚥下障害を認める疾患や，飢餓，

侵襲，悪液質を合併していることが多い．疾患や低栄養に関連したサルコペニアを合併している場合，嚥下筋の筋萎縮がより顕著となり，経口摂取への移行がやや難しくなる．

栄養ケアプラン

廃用症候群による摂食・嚥下障害を合併することがあるため，経口摂取は難しい場合がある．実際には，経管栄養や経静脈栄養を行っていることが少なくない．

全身状態がまだ良好ではなく侵襲下にあり，ベッド上安静を要する場合には，栄養状態維持を目標とする．全身状態が改善傾向にあり，車いす乗車や機能訓練室でのリハが可能な場合には，栄養改善を目標とする．

リハビリテーションプラン

全身状態がまだ良好ではなく侵襲下にあり，ベッド上安静を要する場合には，機能維持を目標とする．ベッドサイドでの理学療法として，関節可動域訓練，安静度に合わせた座位訓練，呼吸訓練などを20分間程度行う．摂食・嚥下障害を合併する場合には，摂食機能療法を行う．

全身状態が改善傾向にあり，車いす乗車や機能訓練室でのリハが可能な場合には，機能改善を目標とする．機能訓練室での理学療法や作業療法として，レジスタンストレーニング，起居動作訓練，ADL訓練，歩行訓練，体力増強訓練などを20～60分間程度行う．

(若林秀隆)

文献

1) Jain NB et al：Association between body mass index and functional independence measure in patients with deconditioning. *Am J Phys Med Rehabil* **87**：21-25, 2008.
2) 稲川利光：廃用症候群のリハビリテーション―栄養状態とADLの関係などについて．リハ医学 **45**(Suppl)：S236, 2008.
3) 八幡徹太郎・他：physical deconditioningの改善と食事摂取量，TP値，Alb値には関連があるか？リハ医学 **45**(Suppl)：S235, 2009.
4) 八幡徹太郎・他：廃用症候群のADL改善と血清Alb値との関連性．リハ医学 **46**(Suppl)：S158, 2009.
5) 若林秀隆，佐鹿博信：入院患者における廃用症候群の有無と栄養障害の関連．リハ医学 **47**(Suppl)：S175, 2010.
6) 小野寺時夫・他：Stage Ⅳ・Ⅴ(Ⅴは大腸癌)消化器癌の非治癒切除・姑息手術に対するTPNの適応と限界．日外会誌 **85**：1001-1005, 1984.
7) Wakabayashi H, Sashika H：Malnutrition and rehabilitation outcome of disuse syndrome：a retrospective cohort study. *J Rehabil Med* **48**(Suppl)：67-68, 2010.

脳卒中 *Stroke*

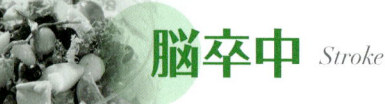

Clinical Pearl

- 急性期の低栄養状態は，機能予後，生命予後を低下させる．
- 肥満の場合，減量によりリハ効果を高めることがある．
- 急性期の高血糖は予後不良因子であるため是正が必要である．

▶留意点

① 低栄養・過栄養とも留意．
② 悪液質に留意不要．

▶疾患・障害の概要

　脳卒中は，脳血管が障害されて発症する疾患であり，脳梗塞，脳出血，クモ膜下出血の病型に分類される．さらに，脳梗塞は成因により心原性脳塞栓，アテローム血栓性梗塞，ラクナ梗塞に分類される．脳卒中では脳の損傷部位，病変範囲により障害の程度や治療が異なる．脳卒中急性期の全般的な治療としては，呼吸・血圧・代謝にわたる全身管理，脳浮腫治療，安静，早期リハ，合併症予防が主となる．脳梗塞では血栓溶解・抗凝固・抗血小板療法，脳保護薬の投与が行われる．脳出血やクモ膜下出血では頭蓋内減圧などを目的に外科的療法が選択されることがある．

▶リハビリテーション栄養のエビデンス

　脳卒中急性期に低栄養状態の患者は適正栄養の患者に比べて，発症後6カ月間の肺炎，その他の感染症，消化管出血，褥瘡の発生割合が有意に高く，死亡率も高い[1]．また，発症6カ月後に日常生活が自立する割合は低栄養患者で有意に低い[1]．転帰に関しては，急性期のアルブミン値が低いほど自宅退院よりも介護施設への入所割合が高くなる[2]．肥満を認める場合もあり，BMI 25以上の肥満の患者はBMI 25未満の適正体重の患者に比べてFIM（p20参照）改善率が有意に低い[3]．

栄養剤の効果を検証したランダム化比較試験では，低栄養者向けの栄養剤を摂取した群と，その約 2 倍の蛋白質，カロリーを含む栄養剤を摂取した群とでリハ病院入院中の機能変化を比較し，後者で FIM，6 分間歩行距離の有意な改善を認めた[4]．

▶リハビリテーション栄養管理のポイント

ICF

機能障害として，意識障害，運動麻痺，高次脳機能障害，感覚障害，言語障害，摂食・嚥下障害，筋緊張異常，関節拘縮，筋萎縮，低栄養，高血糖，肺炎，消化管出血，尿路感染，褥瘡，抑うつ，深部静脈血栓症，発熱を認める．

活動制限として，姿勢保持・変換，歩行・移動，セルフケア，コミュニケーションに制限を認める．

参加制約として，家事，就労，地域社会生活の制約を認める．

栄養アセスメント

体重，BMI が基本となる．蛋白質指標としては，アルブミン，プレアルブミン，窒素バランスを測定する．四肢周径を計測する際，麻痺肢の筋萎縮には低栄養によるものと，運動麻痺によるものとが混在する場合があるので測定値の解釈に注意する．

サルコペニア

加齢	脳卒中は高齢者に多い．
活動	発症後の床上安静により廃用を認めることがある．
疾患	運動麻痺による筋萎縮を認める．脳卒中急性期や手術を行った場合には侵襲を認める．
栄養	低栄養を認めることがある．

摂食・嚥下障害

意識レベルが良好（JCS 1 桁）であり，全身状態が安定していれば，スクリーニングテスト（反復唾液嚥下テスト，改訂水飲みテスト，フードテスト，頸部聴診法，パルスオキシメーター）を行う．必要な場合には，嚥

下内視鏡検査,嚥下造影検査により詳細な評価を行う.脳卒中急性期に摂食・嚥下障害を認める割合は50％と高いが,発症2週間後には10～28％となる[5].そのため,定期的に摂食・嚥下機能を評価しながら段階的に摂食訓練を進める.

栄養ケアプラン

栄養投与量の簡便な推計方法として,栄養状態が良好で,手術,感染などの侵襲がない患者の場合,標準体重当たり1日30 kcal/kgを投与する[6].厳密には,間接熱量測定器により正確に基礎エネルギー消費量を測定する.測定器を用いない場合は,Harris-Benedictの式（HB式）を用いる.ただし,脳卒中患者では,HB式による基礎エネルギー消費量が,間接熱量測定器による値よりも約10％低いことに留意する[7].肥満の場合は,減量を目標とするが,基礎エネルギー消費量を下回らない程度の栄養投与は必要である.また,過剰な栄養投与は高血糖を誘発することがあるので避ける.脳梗塞発症直後の高血糖は死亡率を上昇させる因子であるが,入院中の高血糖は正により死亡率は改善するため[8],高血糖は速やかに是正する.

栄養投与経路については,摂食・嚥下が安全に可能かどうか,消化管が安全に使用可能かを考慮して,経口摂取,経腸栄養,静脈栄養を選択する.経管栄養が長期間に及ぶ場合は胃瘻造設を検討する.

リハビリテーションプラン

全身状態が不良で離床困難な場合,ベッド上にて,関節可動域訓練,良肢位保持,体位変換などの理学療法を20分間程度行う.全身状態が良好な場合,リスク管理下に早期離床を開始し,不要な安静に伴う廃用症候群を予防する.ベッドサイドにて30分間程度の座位耐性が得られたら,機能訓練室に移動し,関節可動域訓練,レジスタンストレーニング,運動麻痺に対するファシリテーション,歩行訓練,高次脳機能訓練,ADL訓練を含む理学療法,作業療法を40～180分間程度行う.言語障害,摂食・嚥下障害がある場合には言語療法も行う.

（下田隼人）

文　献

1) FOOD Trial Collaboration：Poor nutrition status on admission predicts poor outcomes after stroke：observational data from the FOOD trial. *Stroke* **34**：1450-1456, 2003.
2) Gariballa SE et al：Influence of nutritional status on clinical outcomes after acute stroke. *Am J Clin Nutr* **68**：275-281, 1998.
3) Kalichman L et al：Impact of patient's weight on stroke rehabilitation results. *Am J Phys Med Rehabil* **88**：650-655, 2007.
4) Rabadi MH et al：Intensive nutritional supplements can improve outcomes in stroke rehabilitation. *Neurology* **71**：1856-1861, 2008.
5) Crary MA et al(藤島一郎訳)：嚥下障害入門, 医歯薬出版, 2007, pp1-17.
6) 東口髙志：NST完全ガイド・改訂版 経腸栄養・静脈栄養の基礎と実践, 照林社, 2009, pp269-272.
7) Finestone HM et al：Measuring longitudinally the metabolic demands of stroke patients：resting energy expenditure is not elevated. *Stroke* **34**：502-507, 2003.
8) Dziedzic T et al：The impact of postadmission glycemia on stroke outcome：Glucose normalisation is associated with better survival. *Atherosclerosis* **211**：584-588, 2010.

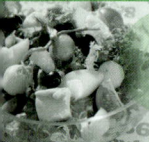

頭部外傷 *Head injury*

Clinical Pearl

- 急性期の低栄養状態は，機能予後を低下させる傾向がある．
- 早期からの栄養療法は生命予後，機能予後を改善させる傾向がある．
- 急性期の高血糖は予後不良因子であるため是正が必要である．

▷留意点

❶ 低栄養・過栄養とも留意．
❷ 悪液質に留意不要．

▷疾患・障害の概要

頭部外傷は交通事故や転倒・転落などによる頭部への外力によって生じ，頭蓋骨骨折，局所脳損傷，び漫性脳損傷を発症する．頭部外傷による脳損傷の重症度は，受傷時の意識障害の程度と関連する．意識障害はGlasgow Coma Scale (GCS) により評価し，3～8点を重症，9～13点を中等度，14～15点を軽症と判定する．

重傷頭部外傷では，呼吸，脳循環，体温などの全身管理がなされ，場合によっては，穿頭血腫除去術，開頭血腫除去術，減圧開頭術などが考慮される．

▷リハビリテーション栄養のエビデンス

発症後の低栄養状態と3カ月後の神経学的予後についての検討では，発症後にアルブミン値2.5g/d*l*未満の低栄養患者では，アルブミン値が正常範囲内の患者に比べて，予後不良となる傾向がある[1]．肥満については，発症時にBMI 30以上の患者ではBMI 30未満の患者に比べ，深部静脈血栓症を合併する割合が有意に高いが，その他の合併症発生率，入院日数，死亡率に両者間の有意差はない[2]．現時点では，肥満に対する減量がリハの予後に及ぼす影響についてのエビデンスはない．

栄養投与のタイミングに関して，受傷後 2 〜 3 日以内の早期からの経腸栄養，静脈栄養開始は，栄養開始が遅れた場合に比べて死亡率（相対リスク 0.67，95％ 信頼区間 0.41 〜 1.07），機能予後（相対リスク 0.75，95％ 信頼区間 0.50 〜 1.11）を改善させる傾向がある[3]．

リハビリテーション栄養管理のポイント

ICF

機能障害として，意識障害，運動麻痺，異常筋緊張，感覚・知覚障害，言語障害，摂食・嚥下障害，低栄養を呈する．また，見当識障害，知的障害，気質・人格障害，注意障害，記憶障害，情動障害などの高次脳機能障害を認めることも多い．重症頭部外傷による植物状態では，関節拘縮，筋萎縮，尿路感染，褥瘡，深部静脈血栓症を呈することがある．

活動制限として，学習，問題解決，意思決定，課題遂行，セルフケア，姿勢の保持・変換，歩行・移動，コミュニケーションなどの制限がある．

参加制約として，家事，就労，対人関係，家族関係，地域社会生活の制約を認める．

栄養アセスメント

体重，BMI が基本となる．蛋白質指標としては，アルブミン，プレアルブミン，窒素バランスを測定する．重症頭部外傷急性期は蛋白質異化亢進状態にあり，十分量の蛋白質投与下でも窒素バランスが負のまま数週間経過することがある[4]．

サルコペニア

加齢	高齢者の転倒などによる頭部外傷では認めることがある．
活動	意識障害が遷延すると廃用を認めやすい．
疾患	脳損傷や手術を行った場合に侵襲を認める．
栄養	低栄養を認めることがある．

摂食・嚥下障害

急性期には，中等度から重度の患者の 61 〜 93％ に摂食・嚥下障害を認める[5,6]．意識レベルが良好（JCS 1 桁）であり，全身状態が安定したら

スクリーニングテストを行い，必要な場合には，嚥下内視鏡検査，嚥下造影検査を行う．摂食・嚥下障害の改善は，急性期治療における鎮静剤停止後のGCSが高いほど良好である[6]．

栄養ケアプラン

頭部外傷急性期は代謝亢進状態にあり，エネルギー消費量が増加する．基礎エネルギー消費量はHarris-Benedictの式にて推計できるが，除脳硬直，除皮質硬直，筋弛緩剤，麻酔剤，体温管理などの影響により実際のエネルギー消費量はHB式の100％〜190％となり誤差が大きい[7-9]．そのため，頭部外傷では間接熱量測定器の使用が望ましい．十分量の栄養投与は必要であるが，必要以上の栄養投与による過栄養は高血糖を招きかねないので注意する．受傷直後の高血糖は予後不良因子であり[10]，血糖値は100〜200 mg/dlに管理する[11]．

投与経路として，摂食・嚥下機能，消化管に問題がなければ，経口摂取を選択する．消化管蠕動運動低下が著明な場合は，静脈栄養から開始し，徐々に経腸栄養へと移行する．受傷後7日目までにはエネルギー消費量に見合った栄養投与を開始することが推奨されている[11]．

リハビリテーションプラン

意識障害が重度（JCS 2〜3桁）の場合は，廃用症候群の予防を目的にベッドサイドにて拘縮予防，ポジショニングなどの理学療法を20分間程度行う．意識状態，全身状態の改善に応じて，離床を進め，車いす座位耐性が得られれば，機能訓練室へ移動する．機能訓練室では，関節可動域訓練，レジスタンストレーニング，運動麻痺に対するファシリテーション，歩行訓練，高次脳機能訓練，ADL訓練を含む理学療法，作業療法を40〜180分間程度行う．ただし，蛋白質異化亢進状態である場合は，レジスタンストレーニングなどの高強度の運動は避け，維持的リハにとどめる．また，運動機能回復よりも，記憶障害，認知障害，情動障害などの高次脳機能障害にリハの重点が置かれることが多い．言語障害，摂食・嚥下障害がある場合には言語療法も行う．

（下田隼人）

文献

1) McClain CJ et al : Mechanisms and implications of hypoalbuminemia in head-injured patients. *J Neurosurge* **69** : 386-392, 1988.
2) Brown CV et al : Obesity and traumatic brain injury. *J Trauma* **61** : 572-576, 2006.
3) Perel P et al : Nutritional support for head-injured patients. *Cochrane Database Syst Rev* : CD001530, 2006.
4) Wilson RF et al : Metabolic responses and nutritional therapy in patients with severe head injuries. *J Head Trauma Rebabil* **13** : 11-27, 1998.
5) Mackay LE et al : Swallowing disorders in severe brain injury : risk factors affecting return to oral intake. *Arch Phys Med Rehabil* **80** : 365-371, 1999.
6) Hansen TS et al : Functional oral intake and time to reach unrestricted dieting for patients with traumatic brain injury. *Arch Phys Med Rehabil* **89** : 1556-1562, 2008.
7) Fruin AH et al : Caloric requirements in patients with severe head injuries. *Surg Neurol* **25** : 25-28, 1986.
8) Clifton GL et al : Assessment of nutritional requirements of head-injured patients. *J Neurosurg* **64** : 895-901, 1986.
9) Bruder N et al : Influence of body temperature, with or without sedation, on energy expenditure in severe head-injured patients. *Crit Care Med* **26** : 568-572, 1998.
10) Rovlias A et al : The influence of hyperglycemia on neurological outcome in patients with severe head injury. *Neurosurgery* **46** : 335-342, 2000.
11) 日本神経外傷学会：重症頭部外傷治療・管理のガイドライン，第2版，医学書院，2007, pp52-54.

Rehabilitation Nutrition

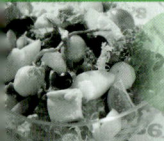

脊髄損傷 *Spinal cord injury*

Clinical Pearl

- 急性期では侵襲による代謝亢進状態を考慮したリハ栄養管理が重要である.
- 回復期では機能訓練によるエネルギー消費量を考慮した栄養管理を行うが,過栄養に留意する.
- 長期経過では褥瘡や肺炎,尿路感染症などの合併症に加えて運動量の低下に伴う肥満や生活習慣病が問題となる.

▶留意点

❶ 低栄養・過栄養に留意.
❷ 悪液質に留意.

▶疾患・障害の概要

　脊髄損傷は20歳代と50～60歳代の二峰性の年齢分布を示し,若年者では交通事故やスポーツ外傷が多いが,最近では高齢者の転倒・転落に伴う受傷が増えてきている.脊髄の損傷部位と麻痺の神経学的レベルや完全損傷か不全損傷かによってADLの回復度合いが大きく変わってくる.

　治療は急性期には患部の安静による保存的治療か手術による脊髄の除圧と脊椎の固定を行う.また,ADL自立に向けて早期離床・早期リハが重要となる.若年者では受傷直後から社会復帰にいたる1～2年間を乗り切ると長期にわたる安定期になり,その後の長期経過で加齢に伴う生活習慣病が問題となってくる.しかし,中高年者では急性期からの対応が必要となる.

▶リハビリテーション栄養のエビデンス

　脊髄損傷の急性期では侵襲による代謝亢進状態となる.安静時酸素消費量の増加と負の窒素バランスが受傷後4週間続いたと報告されている[1].

さらに，長期経過において，褥瘡の併発や尿路カテーテル留置例ではCRPが上昇していたという報告があり[2]，長期にわたる適切な栄養管理が必要である．一方で，受傷後の長期経過においては活動量の低下から安静時代謝率が健常者より14〜27％低下すると報告されている[3]．従来，肥満と生活習慣病の危険性が指摘されてきた．BMI（body mass index）の平均値は健常者と変わらないものの，脊髄損傷者では麻痺によって筋萎縮が生じ，代わりに脂肪組織が増えることから，同じBMIでも健常者と比べて体脂肪率が高いと報告されている[4,5]．

リハビリテーション栄養管理のポイント

ICF

機能障害として，神経学的障害レベルと障害の程度に応じて運動と知覚の完全麻痺から不全麻痺までが起こりうる．その結果，筋萎縮，骨粗鬆症，呼吸障害，心機能低下，起立性低血圧，体温調節障害，深部静脈血栓症，摂食・嚥下障害，褥瘡，膀胱直腸障害，便秘，尿路感染症，抑うつ状態，せん妄など全身の機能障害を認める可能性がある．社会的不利も重要な因子で，特に中高年の受傷者で問題となりやすい．

栄養アセスメント

若年者の交通外傷やスポーツ外傷では，受傷時の栄養状態は問題がないことが多いが，中高年者の転倒・転落による損傷では，低栄養に伴う筋力や活動性の低下の危険性がある．

全身状態が安定してリハを開始した後もしばらくは代謝亢進状態が続くため，十分なエネルギーや蛋白質，ビタミン，微量元素を摂取する必要がある．長期経過では，肥満や生活習慣病に注意する．

サルコペニア

加齢	中高年者の転倒・転落による脊髄損傷の発生が増えている．
活動	受傷後から全身状態が安定するまではベッド上安静となる．
疾患	神経損傷や合併する外傷による侵襲を認める．脊髄腫瘍の場合，悪液質を認めることがある．肺炎や創感染，褥瘡，尿路感染などを併発するとさらに高度となる．
栄養	周術期の禁食や不適切な栄養管理が引き金となる．

摂食・嚥下障害

頸髄損傷の急性期に合併することが多く，気管切開や長期の人工呼吸器管理，脳損傷合併で危険性が高い．適切な評価と栄養管理のもとで早期から摂食・嚥下リハを開始することで改善することが多い．

栄養ケアプラン

急性期から全身状態が安定するまでの期間は栄養状態の維持を目標とし，離床してのリハが可能になったら栄養改善を目標とする．経口摂取量が不十分なときは，栄養補助食品や末梢静脈栄養で補う．麻痺性イレウスでは排便コントロールに注意し，高度の場合は中心静脈栄養も検討する．

長期の経過においては，肥満や生活習慣病の発生に気をつける．

リハビリテーションプラン

急性期には患部の安静と病変の安定化を目指して臥床安静とするが，全身管理を行いながらの早期リハとして理学療法と作業療法を20〜40分間程度行う．呼吸筋麻痺や喀痰排出困難に対する呼吸管理と呼吸リハが重要である．循環血漿量の減少や脊髄損傷による交感神経の遮断から低血圧や徐脈を呈しやすいので注意する．体圧分散マットレスの使用や体位交換，ポジショニングの工夫による褥瘡予防も必要となる．回復期では40〜180分間程度の理学療法と作業療法を行う．最終的に社会復帰後の維持期までを視野に入れた対応が必要であり，急性期病院と回復期病院，在宅での医療＋介護の連携と多職種によるチームアプローチが重要となる．

（望月弘彦）

文献

1) Kathy T et al：Energy expenditure assessment and validation after acute spinal cord injury. *Nutr Clin Pract* **17**：309-313, 2002.
2) Frost F et al：Inflammatory c-reactive protein and cytokine levels in asymptomatic people with chronic spinal cord injury. *Arch Phys Med Rehabil* **86**：312-317, 2005.
3) Buchholz AC et al：Energy expenditure in chronic spinal cord injury. *Curr Opin Clin Nutr Metab Care* **7**：635-639, 2004.
4) Rajan S et al：Clinical assessment and management of obesity in individuals with spinal cord injury：a review. *J Spinal Cord Med* **31**：361-372, 2008.
5) 水口正人：脊損者の栄養管理・指導．臨床リハ **15**：894-900, 2006.

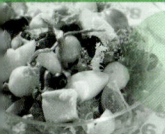

Rehabilitation Nutrition

脳性麻痺 *Cerebral palsy*

Clinical Pearl

- 経口では，摂取量不足，痙性，不随意運動のため低栄養を認めることが多い．
- 痙直型に比べアテトーゼ型でエネルギー消費量が多い．
- 異常発達や加齢による機能低下により，その時期に応じたリハ栄養ケアプランを選択する．

留意点

❶ 低栄養・過栄養とも留意．
❷ 悪液質に留意不要．

疾患・障害の概要

 脳性麻痺という疾病概念は，わずかな巧緻性の障害を示す程度の非常に軽症のものから，四肢・体幹の自力による運動がほとんどできず，姿勢保持も不能な重度で生命維持も危ぶまれるものまで含んでいる[1]．

 以下に示す1968年の厚生省脳性麻痺研究班会議による定義が一般的である．「脳性麻痺とは受胎から新生児期(生後4週間以内)までの間に生じた脳の非進行性病変に基づく，永続的なしかし変化しうる運動および姿勢の異常である．その症状は満2歳までに発現する．進行性疾患や一過性運動障害または将来正常化するであろうと思われる運動発達遅延は除外する」．

 運動障害は主に痙直型，アテトーゼ型に，障害部位では主に片麻痺，両麻痺，四肢麻痺に分類される．加齢による機能低下を認め，特にアテトーゼ型では頸椎症が多くみられる．

リハビリテーション栄養のエビデンス

 持続的なストレッチングは関節可動域の改善や痙性を減少させる．レジスタンストレーニングは筋力増強，痙性の減少，10 m歩行スピード，

GMFM (Gross Motor Function Measure；粗大運動機能評価) のいずれにおいても効果を認めない[2]．

痙性や不随意運動でエネルギー消費量が多く，摂食・嚥下障害などで栄養摂取量が少ないために発育不全を認めることが多い[3]．一方，ITB (Intrathecal Baclofen；バクロフェン髄注療法) により，痙性が低下し体重の増加がみられる[4]．痙性コントロールは適切な発育に有用な可能性があるが，肥満に対する留意も必要である[5]．

▶リハビリテーション栄養管理のポイント

ICF

機能障害として，精神機能，感覚機能，音声・発話機能，呼吸機能，摂食・嚥下機能，体重維持機能，代謝機能，関節・骨・筋の機能，運動機能などの障害を認める．

活動では，学習と知識の応用，コミュニケーション，運動・移動，セルフケア，対人関係などの制限を認める．家庭生活や教育，仕事，経済生活の参加制約も認める．

栄養アセスメント

身長と体重の測定が最も重要である．身体発育障害で，身長・体重は年齢相応の標準以下のことが多い．身体測定値の低値は運動機能，摂食・嚥下障害の有無，障害部位および病型と関連している．機能低下に伴う活動量の低下や経管栄養への変更から過栄養がみられることもある．

一方，血清総蛋白やアルブミンの低値など検査値の異常を認めることは比較的少ない．クレアチニン身長指数は特に痙直型で低く，除脂肪量も低下していることが多い．基礎代謝量は病型により差異があり，痙直型よりアテトーゼ型で高い[6]．

サルコペニア

加齢	高齢の脳性麻痺者では認めることがある．
活動	運動機能障害が重度なほど活動量が少なくなるため認めやすい．
疾患	脳性麻痺のほか，頸椎症性脊髄症による四肢麻痺を認めることがある．
栄養	低栄養を認めることが多い．

摂食・嚥下障害

摂食・嚥下障害を認めることは多く,喉頭蓋閉鎖不全,むせのない誤嚥,胃食道逆流症などがみられる.

運動機能障害の重症度に比例して摂食・嚥下機能の低下がみられる.姿勢・筋緊張の異常や姿勢・運動パターンの異常といった全身的な問題が,摂食・嚥下機能に悪影響を及ぼす.異常発達が進行すると身体の変形や呼吸状態の悪化とともに経口摂取困難になることがある.

栄養ケアプラン

摂食・嚥下機能と消化管の状態により,経口,経腸,静脈などの栄養摂取方法を選択する.経口摂取では口腔機能に応じた食形態を選択する.摂取量の不足から低栄養,銅や亜鉛,食物繊維といった特定の栄養素の欠乏または過剰摂取がみられることがある.エネルギー必要量は身長・体重・年齢から推定されるが,基礎代謝量から身体活動レベルに応じた補正を行い算定することが多い[6].

学童期や青年期以降に疼痛,骨・関節の変形や脱臼,機能低下を起こす二次障害が進行し,運動量の低下によりエネルギー摂取と消費のバランスを崩すことがある.

リハビリテーションプラン

早期リハにより生涯を見通し,障害の特性を把握し適切な環境調整により二次障害を防ぎ,成長発達を促し潜在能力を最大限発揮させることが重要である.

発達段階やライフサイクルに応じ,乳幼児期,学童期では通院や入院での短期集中リハが行われることがある.理学療法,作業療法,言語療法として,異常姿勢の改善や運動能力の発達,呼吸理学療法,日常生活動作や上肢操作の訓練,摂食・嚥下,発声・発語の訓練を1～2時間程度行う.青年期以降では生活の場の変化に伴い,時間や頻度が減ることが多いが,機能低下に対しさらなる維持のため定期的なモニタリングが必要である[7].

(諏訪佳世)

文 献

1) 日本リハビリテーション医学会：脳性麻痺リハビリテーションガイドライン，医学書院, 2009, pp33-35.
2) Scianni A et al：Muscle strengthening is not effective in children and adolescents with cerebral palsy：a systematic review. *Aust J Physiother* **55**：81-87, 2009.
3) Hogan SE：Energy requirements of children with cerebral palsy. *Can J Diet Pract Res* **65**：124-130, 2004.
4) McCoy AA et al：Weight gain in children with hypertonia of cerebral origin receiving intrathecal baclofen therapy. *Arch Phys Med Rehabil* **87**：1503-1508, 2006.
5) Westbom L et al：Growth in children with cerebral palsy during five years after selective dorsal rhizotomy：a practice-based study. *BMC Neurol* **10**：57, 2010.
6) 岩崎信明：小児における摂食嚥下の技術 小児の栄養摂取量についての考え方. 小児看護 **29**：1072-1077, 2006.
7) 中村純人：小児リハビリテーションが必要となる主な疾患 脳性麻痺. 小児看護 **29**：1024-1028, 2006.

パーキンソン病 *Parkinson's disease*

Clinical Pearl

- エネルギー摂取障害とエネルギー消費増加により体重が減少することが多い.
- 病初期から摂食・嚥下障害を認めることがある.
- 定位脳手術後の運動改善により体重が増加することが多い.

留意点

1. 低栄養・過栄養とも留意.
2. 悪液質に留意不要.

疾患・障害の概要

　黒質線条体ドーパミン神経系の進行性変性疾患であり, 振戦, 固縮, 無動, 姿勢反射障害を四徴とする. ドーパミン補填薬としてL-ドーパ (LD) 内服療法が用いられることが多いが, 服薬時間に関係なく症状がよくなったり (on), 突然悪くなる (off) 現象や, LD薬効時間が短縮する現象 (wearing off) がみられる.

　症状の進行に伴い体重減少が顕著となることが多いが, 未治療患者や病初期でも体重減少がみられることがある. この原因として, ①エネルギー摂取障害, ②エネルギー消費増加があげられる. エネルギー摂取障害の原因には, 摂食・嚥下障害, 運動障害, 食思不振, 消化管運動障害, 誤嚥性肺炎などの身体合併症がある. 一方, エネルギー消費増加の原因には運動量増加 (筋固縮, 振戦, 不随意運動), エネルギー代謝亢進 (LD服用によるインスリンと成長ホルモンの過剰分泌) などが考えられている.

リハビリテーション栄養のエビデンス

　野崎ら[1]はパーキンソン病患者の摂食・嚥下機能とBMIとの関係を調べ, 摂食・嚥下障害の強い群でBMIがより低いことを報告した. Leviら[2]は,

治療前後のエネルギー消費量を比較し，症状改善のない患者では変化しないが，固縮改善例ではエネルギー消費が減少，不随意運動増大例では消費が増加すると報告した．またOndoら[3]は淡蒼球破壊術施行患者60例の1年後の体重を比較し，平均4.0 kgの体重増加を報告した．これはoff時の運動改善効果と相関した．Sauleauら[4]は視床下核および淡蒼球の脳深部刺激療法前と手術3，6カ月後のBMI，1日エネルギー摂取量，LD，パーキンソン病統一スケール（Unified Parkinson's Disease Rating Scale；UPDRS）を比較した．その結果，両群でBMIの増加，LD使用量減少，UPDRSの改善が認められた．1日エネルギー摂取量は両群とも術前と比し相関を認めなかった．

リハビリテーション栄養管理のポイント

ICF

機能障害として，関節拘縮，呼吸機能低下，摂食・嚥下障害，睡眠障害，幻覚・妄想，うつ状態などの精神障害，自律神経障害，高次脳機能障害など全身の機能障害を認める．活動制限として食事，歩行などADLの低下を認める．運動制限，高次脳機能障害などで介助が不可欠となった場合は参加制約を生じることがある．

栄養アセスメント

体重，活動量，血液検査（総蛋白，アルブミン，コリンエステラーゼ，総コレステロール，ヘモグロビン，CRP，BUN，Crなど）から栄養状態を判定する．筋固縮，振戦，不随意運動，on-offの評価も同時に行うことが望ましい．

サルコペニア

加齢	パーキンソン病は高齢者に多い．
活動	症状の進行に伴い運動制限が多くなると廃用症候群を認めやすい．
疾患	誤嚥性肺炎など侵襲を認めることがある．
栄養	エネルギー摂取障害とエネルギー消費増加のために，低栄養となりやすい．

摂食・嚥下障害

病初期から摂食・嚥下障害が存在することもある．症状の自覚に乏しい

こと，不顕性誤嚥が多いこと，摂食・嚥下の各相にわたる多様な障害を認めることが特徴である．抗パーキンソン病薬の副作用としてジスキネジア，口腔乾燥，off 症状が摂食・嚥下障害を悪化させることがある．また，自律神経障害による食事性低血圧では失神し，食物を窒息するリスクがある．そのため on 状態のときに摂食させることが有効である．

栄養ケアプラン

経口摂取を基本とするが，重度の摂食・嚥下障害を呈する場合は経鼻胃管，胃瘻造設による経管栄養を行う．固縮，振戦の症状の有無でエネルギー投与量を調整する．

加齢などに伴う慢性腎不全を有する場合も少なくなく，蛋白質増量は腎への負担となることがある．状況に応じて糖質・脂質によるエネルギー補充を追加する．加齢や運動量低下により骨量低下をきたしやすく，800 mg/日以上のカルシウム摂取など骨粗鬆症の予防対策も重要である．

リハビリテーションプラン

早期ではやや高負荷の運動を行うことが有効である．理学療法では歩行訓練やバランス訓練，心肺持久力強化訓練など，作業療法では上肢機能訓練や認知機能訓練，言語療法では呼吸機能訓練，発声訓練をそれぞれ20〜60分間程度実施する．

症状の進行に合わせ負荷量を調整しながら理学療法では関節可動域訓練，筋力訓練，基本動作訓練，呼吸理学療法など，作業療法では自助具や生活支援技術を取り入れた ADL 訓練，関節可動域訓練，高次脳機能訓練，言語療法では摂食・嚥下訓練などをそれぞれ20〜40分間程度行う．

（伊藤淳子）

文献

1) 野崎園子・他：パーキンソン病患者の痩せと嚥下障害の関連．臨床神経 **39**：1010-1014, 1999.
2) Levi S et al：Increased energy expenditure in Parkinson's disease. *BMJ* **301**：1256-1257, 1990.
3) Ondo WG et al：Weight gain following unilateral pallidotomy in Parkinson's disease. *Acta Neurol Scand* **101**：79-84, 2000.
4) Sauleau P et al：Comparison of weight gain and energy intake after subthalamic versus pallidal stimulation in Parkinson's disease. *Mov Disord* **24**：2149-2155, 2009.

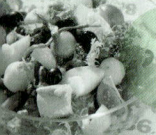

末梢神経障害 *Peripheral neuropathy*

Clinical Pearl

- 運動麻痺などのためにサルコペニアを認めることが多い．
- 末梢神経障害に対するビタミンBのエビデンスは不十分である．
- 栄養評価では末梢神経障害が全身の機能障害であることを考慮する．

留意点

1. 低栄養・過栄養とも留意．
2. 悪液質に留意．

疾患・障害の概要

　末梢神経障害では，神経根→神経叢→神経束→神経終末のどこかに障害が生じる．脳から直接出ている末梢神経を脳神経，脊髄から出ている末梢神経を脊髄神経という．家族性，代謝性，感染性，中毒性，血管性が原因の末梢性ニューロパチーと，外傷性，絞扼性，神経腫瘍が原因の末梢神経損傷に分けられる．主な症状は運動麻痺，感覚障害，自律神経障害である．診断は病歴，身体診察，筋電図，神経伝導速度の検査などによって行われる．治療は原因によって異なるが，神経の圧迫であれば，圧迫の原因の除去を行う．がんや糖尿病，ギランバレー症候群，鉛中毒，栄養欠乏などが原因の場合，可能な限り原因の改善に焦点を当て，原因となる薬物や毒物を除去し，栄養欠乏を補正する．特に栄養と関連のある末梢神経障害には，ビタミンB欠乏やアルコール中毒がある[1]．

リハビリテーション栄養のエビデンス

　ビタミンB投与の有効性についてのメタアナリシスがある．ビタミンB1の誘導体であるベンフォチアミンの内服により，振動覚において有意な効果がある．より多くのビタミンB投与を行うことで，有意に短期間での疼痛の減少と知覚障害の改善がある．しかし，ビタミンBの有効性

を評価しているランダム化比較試験のデータは限られているため，エビデンスは不十分という結論である[2]．2型糖尿病におけるビタミンEの補充での神経伝導欠損の回復に関する報告がある．900 mgのビタミンE投与群（n = 11）とプラセボ投与群（n = 10）の比較が行われ，6カ月後の神経伝導速度はビタミンE投与群で有意に改善した[3]．

▶リハビリテーション栄養管理のポイント

ICF

障害される末梢神経によって異なるが，機能障害として，疼痛，感覚障害，筋力低下，筋萎縮，関節拘縮，呼吸不全，起立性低血圧，深部静脈血栓症，浮腫，褥瘡，排尿障害，便秘，摂食・嚥下障害，構音障害などを認める．活動制限として，コミュニケーション障害，歩行などADL低下を認める．

栄養アセスメント

体重や四肢周径の身体計測が必要であるが，末梢神経障害による筋萎縮や筋活動の低下に伴う浮腫の影響を考慮する．摂食・嚥下障害や手術などによって低栄養を認めることがある．一方，末梢神経障害による活動制限が生じている場合，エネルギー消費量が低下しているにもかかわらず，エネルギー摂取量を減量させないと過栄養となる可能性もある．尿中尿素窒素，窒素バランス，アルブミン，リンパ球数，ヘモグロビン，コリンエステラーゼ，総コレステロールなどの検査値をモニタリングする．

サルコペニア

加齢	高齢者の末梢神経障害では認めることがある．
活動	運動麻痺などにより活動性低下を認めることがある．
疾患	末梢神経障害により筋萎縮を認めることが多い．膠原病や悪性腫瘍が原因の場合，悪液質を認めることがある．
栄養	摂食・嚥下障害や手術などにより低栄養を認めることがある．

摂食・嚥下障害

障害される末梢神経部位によって摂食・嚥下障害を認めることがある．三叉神経，顔面神経，舌咽神経，迷走神経，舌下神経などの脳神経障害に

よって認める.

栄養ケアプラン

通常,投与経路は経口摂取であるが,摂食・嚥下障害や栄養吸収障害がある場合には,経管栄養や経静脈栄養を用いることもある.活動性が低下している場合には,体重1kgあたり25～30kcalをエネルギー摂取量の基本とし,年齢・性別・活動量・侵襲度を考慮して調整する.飢餓の場合は,エネルギー消費量＋300～500kcalのエネルギー摂取量とする[4].過栄養・低栄養どちらにおいても体重・身体計測・検査値でのモニタリングが大切である.代謝・栄養性ニューロパチーの場合,欠乏している栄養素ビタミンBやビタミンEを投与する.

リハビリテーションプラン

運動麻痺の生じている部位では,経皮的末梢神経電気刺激療法でのアプローチとともにレジスタンストレーニング,関節可動域訓練を行う.必要な場合には補装具などを用いてADL訓練・歩行訓練などの理学療法と作業療法を20～120分間程度行い,活動性低下を予防し過栄養とならないようにする.低栄養状態のときには,関節可動域訓練,ポジショニング,物理療法,座位訓練,ADL訓練など20～40分間程度の維持的リハとする.骨突出部の長期にわたる持続的な圧迫により,さらに圧迫性神経障害を引き起こすことがないよう注意する.栄養状態良好,体重増加となったら,前述したレジスタンストレーニングや歩行訓練など20～120分間程度の積極的リハを行う[4].

（重田真輝）

文献

1) 長谷川 修：四肢のしびれビタミンB1欠乏に伴う多発ニューロパチー.綜合臨牀 **55**：2287-2290,2006.
2) Ang CD et al：Vitamin B for treating peripheral neuropathy. *Cochrane Database Syst Rev*：CD004573, 2008.
3) Tutuncu NB et al：Reversal of defective nerve conduction with vitamin E supplementation in type 2 diabetes：a preliminary study. *Diabetes Care* **21**：1915-1918, 1998.
4) 若林秀隆：PT・OT・STのためのリハビリテーション栄養―栄養ケアがリハを変える.医歯薬出版,2010,pp40-46.

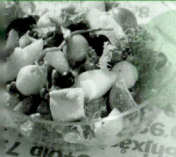

筋萎縮性側索硬化症 *Amyotrophic lateral sclerosis*

Clinical Pearl

- 摂食・嚥下障害や筋疲労により低栄養のことが多い.
- 胃瘻を造設する場合には，％FVC＞50％の呼吸状態のときに行う.
- 適切な栄養管理と適度な低負荷運動は病気の進行緩和に有効な可能性がある.

留意点

❶ 低栄養に留意.
❷ 悪液質に留意不要.

疾患・障害の概要

　筋萎縮性側索硬化症（ALS；Amyotrophic Lateral Sclerosis）とは40～60歳代に好発し，発症から5年以内に死に至ることが多い，随意運動に関する運動ニューロンを選択的に侵す進行性疾患である．原因は不明で多くは孤発性である．感覚・自律神経，膀胱直腸，外眼筋は障害を免れる．上肢の非対称性筋萎縮での発症が多く，やがて下肢，呼吸，摂食・嚥下障害（球麻痺）も発症し，末期は寝たきりとなる．

　治療は現在リルゾールが唯一適応を認められており，生存期間が有意に延長（3カ月）との報告があるが，治癒を期待できる薬ではない．

リハビリテーション栄養のエビデンス

　エネルギー量については，ALS群と健常群の各33人の安静時エネルギー量の比較で，ALS群は体重，BMI，LBM（除脂肪体重）は低下を示したが，REE（安静時エネルギー消費量）/LBMは有意に増加，6カ月後の再評価でもフォローアップが可能であった10人で有意に増加を認めたとの報告がある[1]．生存期間について，胃瘻，リルゾール，NIV（非侵襲的人工呼吸療法）は生存期間の延長やQOL改善に効果的であった．胃瘻導入の

明白なタイミングの報告はないが，嚥下障害を有する患者では，％FVC ＞50％（FVC；努力性肺活量）の場合に胃瘻造設のリスクは低かった[2]．

ビタミンE，葉酸，a-リポ酸などの栄養と適度な低負荷での運動は，病気の進行の緩和に効果的という仮説がある[3]．

▶リハビリテーション栄養管理のポイント

ICF

機能障害として筋力低下，筋萎縮，摂食・嚥下障害，呼吸機能障害などを認める．また認知機能障害を認めることも多い．活動制限として，起居・移動制限，食事制限などのADL低下や言語障害を認める．環境因子として介助量増大や社会資源導入が不可欠である．

栄養アセスメント

胃や腸の消化吸収は正常であるが，体重は麻痺の進行とともに減少するため，体重減少はそのまま栄養摂取低下を表示していない．そのため栄養評価はBMIやTSF等の身体指標は参考にならないことが多く，プレアルブミンなどの短期栄養指標を含めた血液生化学的検査を参照にする[4]．体重が今までの10％以上減少した場合は胃瘻の適応となる．

サルコペニア

加齢	中高年の発症が多く，高齢者では合併している可能性がある．
活動	筋力低下により活動量が低下しやすく合併している可能性がある．
疾患	原疾患により筋萎縮を認め，進行が進むと重度となる．
栄養	摂食・嚥下障害や筋疲労により低栄養のことが多い．

摂食・嚥下障害

発症初期から準備期，口腔期，咽頭期のいずれも種々の程度で障害され，舌萎縮・筋力低下による送り込みの障害や口腔内残留が目立つようになる．嚥下反射遅延や食道入口部開大不全も目立つ．進行度に合わせて補助栄養の併用も含めて変更を進めていく．胃瘻造設は％FVC＞50％が適応といわれており，呼吸・嚥下機能評価が随時必要である．

球麻痺の摂食・嚥下障害は食事摂取困難による栄養不良や誤嚥性肺炎な

どで死に至ることがあるため，早期からの治療が必要である．

栄養ケアプラン

病初期から徐々に筋萎縮が進行して体重減少が起こる時期は健康時の体重を維持できるようなカロリー摂取（30 kcal/kg 以上）が望ましい[5]．

一方，気管切開下の人工呼吸管理を行う状態ではHarris-Benedict式の活動係数を 0.9 に設定する．TPPV（侵襲的陽圧補助呼吸）装着後初期は 1,000 Kcal/日 程度が適正である．

いずれの場合も栄養モニタリングで摂取量を調整する．

リハビリテーションプラン

過度な運動や筋力増強運動は過用性の筋力低下を生じさせる．最近では積極的な運動療法を行ったほうがよいとの知見もあるが，負荷量は適宜調整していく．進行に合わせ，ADL自立期には廃用・過用性筋力低下の予防やADL維持を目標に 20～60 分間程度，理学療法では粗大運動，バランス訓練，歩行訓練，呼吸訓練を行う．作業療法では機能訓練や自助具などを用いたADL訓練を行い，生活全般の負荷量を調整する．言語療法では構音・嚥下訓練を行う．

ADL全介助で人工呼吸器下の時期は，機能維持を目標に理学・作業療法で関節可動域訓練や疼痛に対するマッサージなどを 20 分間程度行う．作業療法ではコミュニケーション能力を保つためにリハエンジニアと協働して意思伝達装置・PC利用の導入・検討も行う．

（山岸 誠）

文 献

1) Vaisman N et al：Do patients with amyotrophic lateral sclerosis (ALS) have increased energy needs? *J Neurol Sci* **279**：26-29, 2009.
2) Miller RG et al：Practic parameter update：the care of the patient with amyotrophic lateral sclerosis：drug, nutritional, and respiratory therapies (an evidence-based review)：report of the quality standards subcommittee of the academy of neurology. *Neurology* **73**：1218-1226, 2009.
3) Barkha PP et al：Nutritional and exercise-based interventions in the treatment of amyotrophic lateral sclerosis. *Clin Nutr* **28**：604-617, 2009.
4) 沖野惣一・他：ALS患者の栄養管理の特殊性．臨床栄養 **114**：753-757, 2009.
5) 後藤勝政：筋委縮性側索硬化症における栄養管理基準はどうすべきか．*IRYO* **60**：625-631, 2006.

Rehabilitation Nutrition

多発性筋炎・皮膚筋炎
Polymyositis and Dermatomyositis

Clinical Pearl

- 筋炎・栄養障害・ステロイド性・廃用性による筋萎縮を認める.
- 嚥下筋の筋炎などによる摂食・嚥下障害や食思不振などで低栄養を合併する.
- 筋炎の活動性に合わせた適度な運動療法と食事療法の併用が大切である.

留意点

❶ 低栄養・過栄養とも留意.
❷ 悪液質に留意.

疾患・障害の概要

多発性筋炎・皮膚筋炎とは5〜15歳,40〜60歳に好発する原因不明の炎症性筋疾患で,膠原病に属する全身消耗性の自己免疫疾患である.四肢近位筋優位の対称性の骨格筋の筋力低下を主症状に,発熱・全身倦怠感・食欲低下などの全身症状,皮膚筋炎では筋症状に加え皮膚病変を伴う.両病変とも骨格筋以外に心・肺病変を伴う場合がある.

治療は,薬物治療が中心で骨格筋症状に対し副腎皮質ステロイドが選択される.長期治療による筋力低下,間質性肺炎,悪液質,薬の副作用などにより栄養障害が起こりやすい.

リハビリテーション栄養のエビデンス

リハ栄養の有効性を示した質の高いエビデンスは現時点ではほとんどない.リウマチ疾患と栄養との関係について,絶食は数日以内に関節痛,腫脹,朝のこわばりなどのリウマチ症状の減少を引き起こしたとの報告がある[1].しかし,リウマチ性疾患が消耗性疾患である点を考慮するとエネルギー不足は全身状態保持の点で問題であろうとの見解[2]もある.

リハビリテーション栄養管理のポイント

ICF

骨格筋の機能障害として四肢近位筋力低下，体幹筋，頸筋，嚥下・咽頭筋筋力低下を認める．骨格筋外症状として間質性肺炎，誤嚥性肺炎，呼吸機能障害，消化管障害，悪性腫瘍（特に高齢者）など，全身性の機能障害を合併する．活動制限として起居・移動やADL制限を認める．

栄養アセスメント

消耗状態で筋力低下による運動量低下とステロイド治療により，食思亢進，肥満を示すことがある．過栄養は，高尿素窒素血症や高脂血症，高血圧，糖尿病等のリスクを高める可能性がある[2]．

一方，摂食・嚥下障害などにより低栄養，体力消耗状態をきたすことが多い．重度の摂食・嚥下障害の場合は誤嚥性肺炎のリスクを高める[2]．

サルコペニア

加齢	発症は若年と中高年に二極化しており，高齢者では合併している可能性がある．
活動	筋力低下や安静で活動量が低下するため合併しやすい．
疾患	原疾患による筋萎縮を認める．ステロイドや悪液質による筋萎縮も合併することがある．
栄養	他の膠原病に比べ体重減少を認める場合が多い[2]．摂食・嚥下障害を認める場合では低栄養になりやすい．

摂食・嚥下障害

嚥下筋の筋炎や食道蠕動運動低下などの摂食・嚥下障害，口腔乾燥による食塊形成障害を呈する．中等度から重度の場合，非経口的手段により栄養を確保したうえで廃用性の摂食・嚥下機能低下を予防し，できる範囲で誤嚥しないように工夫しながら経口摂取を続ける．食道入口部開大不全を合併し，バルーン拡張法や輪状咽頭筋切開術を要することもある．

栄養ケアプラン

ステロイド投与初期は栄養維持を目標に，標準体重を目安に25～30 kcal/kg程度と蛋白質（1 g/kg程度），食塩（7 g/日程度），十分なn-3

脂肪酸，ビタミン，ミネラルを摂取する[2]．重度の摂食・嚥下障害がある場合は誤嚥性肺炎予防を目的に経管栄養に切り替える．

疾患の活動性が落ち着き，機能回復期では必要エネルギーは高くなるが，過栄養に注意し，栄養改善を目標に運動量増加に応じエネルギーと蛋白量（30〜35 kcal/kg，1.2〜1.5 g/kg 程度）を調整する[2]．悪液質を合併している場合は，n-3 脂肪酸，高蛋白食，廃用予防の運動を併用する．

リハビリテーションプラン

筋炎の活動性が高い時期（CK：クレアチンキナーゼが高値）にはレジスタンストレーニングは禁忌で，全身管理と廃用予防を目標に置く．ベッドサイドの理学療法では関節可動域訓練，座位時間の確保などを20分間程度行う．絶対安静は廃用性筋萎縮を引き起こすため，生活全体での運動負荷量に配慮し可能な ADL 程度は行う．言語療法では摂食・嚥下訓練を行う．CK 値の1つの目安として，500以下であれば軽いレジスタンストレーニングを行い，CK の変化をモニタリングする．それで CK が500を超えるようであれば安静（関節可動域訓練は可），超えないようであれば負荷量を少し増やす．

活動性が鎮静化（CK 低値）し，訓練室でのリハが可能になったら，機能改善や ADL 改善を目標に置く．訓練室では20〜60分間程度，理学・作業療法で筋力低下に応じて ADL 訓練やレジスタンストレーニングを行う．この時期は筋炎・栄養障害・ステロイド性・廃用性による筋萎縮を認めることがある．疾患由来の場合は慎重に，廃用の場合は積極的なレジスタンストレーニングを行う．早期ほど過用・誤用による悪化の危険性が高く，レジスタンストレーニングは安静時と運動負荷後の CK 値と疲労感を参考に実施していく．

（山岸　誠）

文献

1) Palmblad J et al：Antirheumatic effects of fasting. *Rheum Dis Clin North Am* **17**：351-362, 1991.
2) 立石睦人：多発性筋炎・皮膚筋炎と栄養．臨床栄養 **108**：409-413, 2006.
3) 斉藤栄三・他：多発性筋炎，皮膚筋炎．臨床栄養 **90**：361-363, 1997.

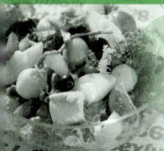

Rehabilitation Nutrition

誤嚥性肺炎 *Aspiration pneumonia*

Clinical Pearl

- 誤嚥＝誤嚥性肺炎ではなく，誤嚥量，誤嚥物の喀出能力，口腔内細菌，患者の体力，免疫力などが関与する．
- 脳血管障害などによる摂食・嚥下障害が原因となることが多く，摂食・嚥下機能評価が必要である．
- 誤嚥性肺炎を繰り返すとADLが低下し，廃用症候群を合併することが多い．

留意点

1. 低栄養に留意．
2. 悪液質に留意．

疾患・障害の概要

肺炎は高齢者の死因の第4位であり，高齢者肺炎の約7割は誤嚥性肺炎である[1]．発熱，咳嗽などの身体所見で気づかれることが多く，胸部X線検査での陰影所見や血液検査で白血球やCRP値の上昇を認める．嚥下性肺疾患研究会による誤嚥性肺炎の診断基準を**表**[2]に示す．高齢者の場合，元気がない，食思不振，傾眠などが初期症状のこともある．明らかな誤嚥が確認されない場合も多く，摂食・嚥下機能障害による，夜間の唾液などの不顕性誤嚥が原因とされる[3]．誤嚥性肺炎発症のリスク要因には，不顕性誤嚥，口腔・咽頭残留，意識障害，低栄養，喀出能力・基礎体力の低下，胃食道逆流などがあげられる[4]．

治療は，1日2～3回の抗菌薬投与が一般的である．口腔衛生が保たれていると誤嚥性肺炎の発症頻度は減るので口腔ケアも重要である．必要に応じて同時に体位排痰法にてドレナージを行い，呼吸理学療法で肺のクリアランスを高める．

表 誤嚥性肺炎の診断基準

Ⅰ. 確実例
　A. 明らかな誤嚥が直接確認され，それに引き続き肺炎を発症した症例
　B. 肺炎例で気道より誤嚥内容が吸引等で確認された症例
　肺炎の診断は，次の①，②を満たす症例とする
　　①胸部X線または胸部CT上で肺胞性陰影（浸潤影）を認める
　　②37.5℃以上の発熱，CRPの異常高値，末梢白血球数 9,000/μl 以上の増加，喀痰など気道症状のいずれか2つ以上存在する場合

Ⅱ. ほぼ確実症例
　A. 臨床的に飲食に伴ってむせなどの嚥下障害を反復して認め，上記①および②の肺炎の診断基準を満たす症例
　B. ⅠのAまたはBに該当する症例で肺炎の診断基準のいずれか一方のみを満たす症例

Ⅲ. 疑い症例
　A. 臨床的に誤嚥や嚥下機能障害の可能性をもつ以下の基礎病態ないし疾患を有し，肺炎の診断基準①または②を満たす症例
　a. 陳旧性ないし急性の脳血管障害
　b. 嚥下障害をきたしうる変性性神経疾患または神経筋疾患
　c. 意識障害や高度の認知症
　d. 嘔吐や逆流性食道炎をきたしうる消化器疾患（胃切除後も含む）
　e. 口腔咽頭，縦隔腫瘍およびその術後．気管食道瘻
　f. 気管切開
　g. 経鼻管による経管栄養
　h. その他の嚥下障害をきたす基礎疾患

（嚥下性肺疾患研究会，2003）[2]

リハビリテーション栄養のエビデンス

　脳卒中後の摂食・嚥下障害患者では，摂食・嚥下障害を認めない患者より，肺炎のリスクは3倍高く，誤嚥を認める患者では11倍高い[5]．

　脳卒中患者60例の研究では，既往に肺炎，栄養不良，経管栄養，要吸引の4項目のうち2項目が該当する患者は，該当しない患者より12倍誤嚥の可能性が高い[6]．

　誤嚥性肺炎は脳卒中やパーキンソン病などの神経疾患と摂食・嚥下障害に有意に高い相関を示し，低栄養も有意差はないが相関傾向にあった[7]．

リハビリテーション栄養管理のポイント

ICF

機能障害として，呼吸器系の機能障害，摂食・嚥下障害を認めることが多い．発症を機に寝たきりになりやすく，活動制限として ADL 低下を認めることが多い．

栄養アセスメント

経口摂取困難から脱水となり，血液検査値では血清アルブミン値などがみかけ上正常値となっている場合がある．低栄養状態では免疫能が低下し，易感染状態となり，感染症の発生率が高くなる．肺炎を繰り返す症例も多く，その場合徐々に栄養状態が悪化する傾向にあり，身体計測でも異常を認めることが多い．

サルコペニア

加齢	高齢者に認めることが多い．
活動	誤嚥性肺炎の治療中の安静臥床で認めることが多い．
疾患	誤嚥性肺炎による侵襲を認める．基礎疾患による悪液質を合併することがある．
栄養	禁食と不適切な栄養管理のために認めることが多い．

摂食・嚥下障害

認めることが多い．

栄養ケアプラン

摂食・嚥下機能のスクリーニング検査を行い，経口摂取が可能であれば，必要に応じて嚥下訓練食などを用いて経口摂取を選択する．経口困難の期間が長いと考えられる場合は胃瘻を，短い場合は経鼻経腸栄養を行うことを検討する．栄養状態の改善が基礎疾患・全身状態の改善，さらには嚥下能力の改善，誤嚥時の誤嚥性肺炎発症リスクの低減に寄与することが多い[8]．

胃瘻は肺炎を予防するものではない[3]が，腸管や免疫能を維持するうえでも一部でもよいので経腸栄養を行うべきである．重症例でも投与カロ

リーは 30 〜 35 kcal/ kg / 日 を目安にする．ただし，過度のグルコース投与は二酸化炭素の体内での産生などを招き，過度な栄養投与はさらなるエネルギー消費を引き起こすので注意が必要である[9]．

リハビリテーションプラン

全身状態がまだ良好ではなく，侵襲下にあり，ベッド上安静を要する場合には，機能維持を目標とする．ベッドサイドでの理学療法として安静度に合わせた座位訓練，頸部を中心とした関節可動域訓練，呼吸訓練などを20分間程度行う．摂食・嚥下障害を合併する場合には摂食機能療法を行う．摂食・嚥下障害患者は水や味噌汁などの液体は誤嚥しやすく，その際は増粘剤などを利用した代償手段が必要となることが多い．痰や誤嚥物の喀出能力に低下がみられる場合は，ハフィング（huffing），カフィング（coughing）の習得を目指した呼吸訓練も取り入れる[10]．

全身状態が改善傾向にあり，車いす乗車程度のリハが可能な場合は，機能改善を目標とした，レジスタンストレーニング，起居動作訓練，ADL訓練，歩行訓練，体力増強訓練などを 20 〜 60 分間程度行う．

〈園田明子〉

文 献

1) 寺本信嗣：誤嚥性肺炎の病態生理．呼吸器科 **10**：160-166, 2006.
2) 嚥下性肺疾患研究会：嚥下性肺疾患の診断と治療，ファイザー，2003.
3) 寺本信嗣：高齢者誤嚥性肺炎の診断：内科．化療の領域 **25**：1860-1864, 2009.
4) 太田喜久夫・他：オーバービュー誤嚥性肺炎の予防を中心として．臨床リハ **14**：410-417, 2005.
5) Martino R et al：Dysphagia after stroke：incidence, diagnosis, and plumonary complications. *Stroke* **36**：2756-2763, 2005.
6) Rosenbek JC et al：Is the information about a test important? Applying the methods of evidence-based medicine to the clinical examination of swallowing. *J common Disord* **37**：437-450, 2004.
7) Bouchard J et al：Association between aspiration pneumonia and malnutrition in patients from active geriatric units. *Can J Diet Pract Res* **70**：152-154, 2009.
8) 藤谷順子：誤嚥を避けるために．呼吸器科 **10**：198-203, 2006.
9) 丸山道夫：重症感染症における栄養管理．日本臨牀 **68**(Suppl 3)：426-429, 2010.
10) 加賀谷斉・他：摂食・嚥下障害と呼吸ケア．改訂版リハ実践テクニック呼吸ケア（塩谷隆信・他編），メジカルビュー社，2008, pp165-168.

Rehabilitation Nutrition

褥瘡 *Pressure ulcer*

Clinical Pearl

- 褥瘡はるいそう患者で発生しやすく,肥満患者で発生しにくい.
- 摂食・嚥下障害患者では,栄養状態低下を認める場合に褥瘡が発生しやすい.
- 経管栄養では半固形化栄養法が褥瘡の予防と治療に有用である.

留意点

① 低栄養に留意.
② 悪液質に留意不要.

疾患・障害の概要

　深達度によって,浅い褥瘡(持続する発赤,真皮までの潰瘍,びらん,水疱)と深い褥瘡(皮下組織,筋肉,骨に達する潰瘍)に分類する.褥瘡の評価には,日本褥瘡学会が作成したDESIGN-Rを使用することが多い[1].DESIGN-Rは深さ,滲出液,大きさ,炎症・感染,肉芽組織,壊死組織,ポケットの7項目で評価する.これらの程度が重いほど侵襲が強くなり,エネルギー消費量が増加することが多い.褥瘡の治療には局所療法とともに体圧分散寝具の使用,リハ,栄養管理の併用が重要である.

リハビリテーション栄養のエビデンス

　褥瘡はるいそう患者で発生しやすく,肥満患者で発生しにくい[2].2008年の系統的レビュー[3]では,結論として経腸栄養と静脈栄養による褥瘡予防と治療の効果は不明とされている.
　日本褥瘡学会の褥瘡予防・治療ガイドラインでは,「エネルギー必要量に見合ったエネルギーと蛋白質を投与することが勧められる」,「亜鉛,アルギニン,アスコルビン酸などが欠乏しないように補給することを行ってもよい」とある[4].血清アルブミン値は,急性期・術後には2.6 g/dl以上

が1カ月未満の治癒の目安となる一方，慢性・緩和期では褥瘡予後予測には適さない[5]．Ⅲ，Ⅳ度の褥瘡を有する経管栄養患者に対する栄養強化療法（対照群 29.1 ± 4.9 kcal/kg/日，介入群 37.9 ± 6.5 kcal/kg/日）で，介入群で褥瘡のサイズが8週間以降で有意に改善した[6]．

▶リハビリテーション栄養管理のポイント

ICF

褥瘡による機能障害は，皮膚の保護機能障害のみである．しかし，褥瘡患者には，筋萎縮，関節拘縮，感覚障害，膀胱直腸障害などの機能障害を認めることが多い．活動制限として，基本的な姿勢の変換，移乗，歩行などADL低下を認めることが多い．

栄養アセスメント

身体計測（身長，体重，BMI，体重減少率）が基本となるが，血清アルブミン値やCRPなど検査値も評価する．褥瘡は低栄養患者に発生しやすく，発生するとさらに低栄養が進むことが多い．

サルコペニア

加齢	褥瘡は高齢者に比較的多い．
活動	褥瘡は寝たきり患者に多いため認めやすい．
疾患	褥瘡，感染，手術による侵襲を認める．褥瘡が悪液質の原因にはならないが，悪液質の患者に褥瘡を認めることが少なくない．
栄養	低栄養を認めることが多い．

摂食・嚥下障害

褥瘡が摂食・嚥下障害の原因にはあまりならないが，褥瘡患者が摂食・嚥下障害を有することは少なくない．重度の摂食・嚥下障害や栄養状態低下を認める患者に褥瘡が発生しやすいという報告がある[7]．

栄養ケアプラン

浅い褥瘡の場合，侵襲は軽度のため1日エネルギー消費量を計算して，それに見合ったエネルギー量を投与すればよい．一方，深い褥瘡の場合，

侵襲は中等度から高度となり，滲出液，大きさ，炎症，感染などのためにエネルギー消費量や蛋白質喪失量は増加する．侵襲時は内因性エネルギーの供給量が増加するので，これを考慮した栄養ケアプランを立案する．一般的な急性期のエネルギー投与量の上限として 20 〜 25 kcal/kg/ 日以下，回復期のエネルギー投与量として 25 〜 30 kcal/kg/ 日という目安がある[8]．

Ⅲ，Ⅳ度の褥瘡で侵襲の同化期であれば，38 kcal/kg/ 日程度の栄養強化療法が望ましい．創傷治癒に重要な蛋白質，ビタミン，ミネラルは十分に投与することが望ましい．経管栄養では半固形化栄養法による投与時間の短縮が，褥瘡の予防と治療に有用である[9]．

リハビリテーションプラン

褥瘡予防に除圧能力は重要である．臥位では寝返り，座位では主に上肢によるプッシュアップや体幹を左右に動かして坐骨の持続的圧迫を避けるバランス訓練などを行う．

褥瘡患者には，関節可動域訓練と体圧分散器具を用いたポジショニングなどを理学療法として 20 〜 40 分間程度行う．関節可動域訓練では，他部位の皮膚や皮下組織が伸長されたりずれが生じたりしないように配慮する．

（若林秀隆）

文 献

1) 立花隆夫・他：学術教育委員会報告―DESIGN 改訂について．褥瘡会誌 **10**：586-596, 2008.
2) Compher C et al：Obesity reduces the risk of pressure ulcers in elderly hospitalized patients. *J Gerontol A Biol Sci Med Sci* **62**：1310-1312, 2007.
3) Langer G et al：Nutritional interventions for preventing and treating pressure ulcers. *Cochrane Database Syst Rev*, 2008(3).
4) 日本褥瘡学会：褥瘡予防・治療ガイドライン，2009, pp75-76.
5) 古江増隆・他：第 3 期学術教育委員会報告―血清アルブミン値の褥瘡治癒に対する予測妥当性．褥瘡会誌 **12**：148-154, 2010.
6) Ohura T et al：Evaluation of effects of nutrition intervention on healing of pressure ulcers and nutritional states (randomized controlled trial). Wound Repair Regen **19**：330-336, 2011.
7) 若林秀隆：摂食・嚥下障害患者の褥瘡発生に関する調査．褥瘡会誌 **7**：242-244, 2005.
8) 寺島秀夫・他：周術期を含め侵襲下におけるエネルギー投与に関する理論的考え方〜既存のエネルギー投与量算定法からの脱却〜．静脈経腸栄養 **24**：1027-1043, 2009．
9) 若林秀隆：栄養剤の分類と種類・半固形化の実際．難病と在宅ケア **14**：61-64, 2008.

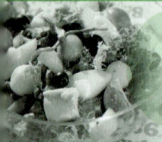

肥満 *Obesity*

Clinical Pearl

- 肥満にサルコペニアを合併する場合，身体障害リスクや死亡率はさらに高まる．
- 骨格筋量，体脂肪量，内臓脂肪量および検査値から，栄養ケア，リハ目標を明確にする．
- 減量は手段であり，治療目標は健康障害の改善をもって治療効果を評価する．

▶留意点

① 低栄養・過栄養に留意．
② 悪液質に留意不要．

▶疾患・障害の概要

　肥満に起因・関連する健康障害があり，医学的に減量治療が必要とされるものを肥満症と診断する．肥満症は図1のように分類される[1]．

　内臓脂肪蓄積による代謝異常の機序のひとつは，肥満細胞の肥大にあるとされ[2]，個々の脂肪限界量を超え肥大すると，炎症性サイトカインであるアディポサイトカイン分泌が増加し，その作用がメタボリックシンドロームの発症・進展に関与する（図2）[3]．

▶リハビリテーション栄養のエビデンス

　肥満とサルコペニアは両者とも炎症反応助長に関連し[4]，Sarcopenic obesityは，双方の炎症反応によって，身体障害のリスクや死亡率がさらに高まる[5-7]．

　筋活動は，アディポサイトカインによる糖・脂質代謝異常に拮抗するように，筋細胞由来のマイオサイトカインを放出する[8]．マイオサイトカイ

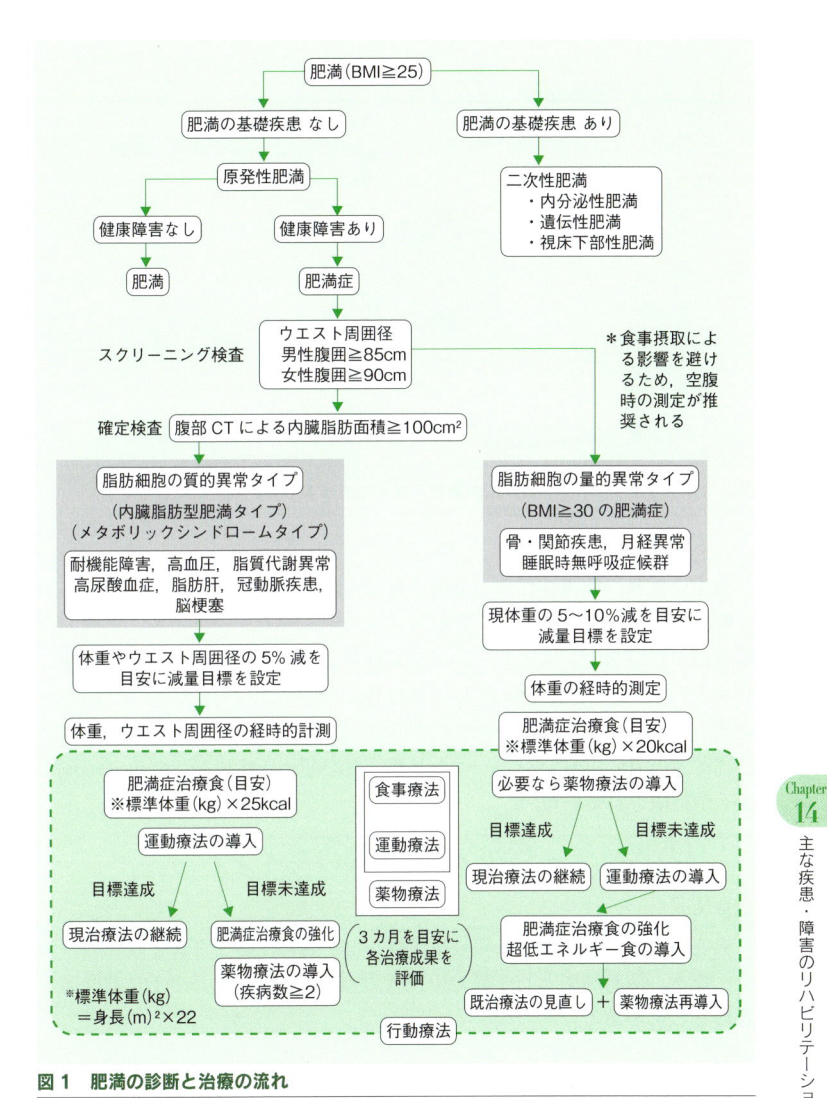

```
                          肥満(BMI≧25)
                    ┌──────┴──────┐
              肥満の基礎疾患 なし    肥満の基礎疾患 あり
                    │                    │
                 原発性肥満           二次性肥満
              ┌─────┴─────┐        ・内分泌性肥満
          健康障害なし  健康障害あり   ・遺伝性肥満
              │           │          ・視床下部性肥満
             肥満        肥満症
                          │
スクリーニング検査      ウエスト周囲径
                      男性腹囲≧85cm
                      女性腹囲≧90cm
確定検査   腹部CTによる内臓脂肪面積≧100cm²
```

*食事摂取による影響を避けるため，空腹時の測定が推奨される

【脂肪細胞の質的異常タイプ】
（内臓脂肪型肥満タイプ）
（メタボリックシンドロームタイプ）

耐糖能障害，高血圧，脂質代謝異常
高尿酸血症，脂肪肝，冠動脈疾患，
脳梗塞

体重やウエスト周囲径の5％減を
目安に減量目標を設定

体重，ウエスト周囲径の経時的計測

肥満症治療食（目安）
※標準体重(kg)×25kcal

運動療法の導入

目標達成／目標未達成
現治療法の継続／肥満症治療食の強化
　　　　　　　　薬物療法の導入
　　　　　　　　（疾病数≧2）

※標準体重(kg)
＝身長(m)²×22

【脂肪細胞の量的異常タイプ】
（BMI≧30の肥満症）
骨・関節疾患，月経異常
睡眠時無呼吸症候群

現体重の5〜10％減を目安に
減量目標を設定

体重の経時的測定

肥満症治療食（目安）
※標準体重(kg)×20kcal

必要なら薬物療法の導入

目標達成／目標未達成
現治療法の継続／運動療法の導入

肥満症治療食の強化
超低エネルギー食の導入

既治療法の見直し＋薬物療法再導入

食事療法／運動療法／薬物療法

3カ月を目安に各治療効果を評価

行動療法

図1 肥満の診断と治療の流れ

(日本肥満学会肥満症治療ガイドライン作成委員会，2006)[1] より改変

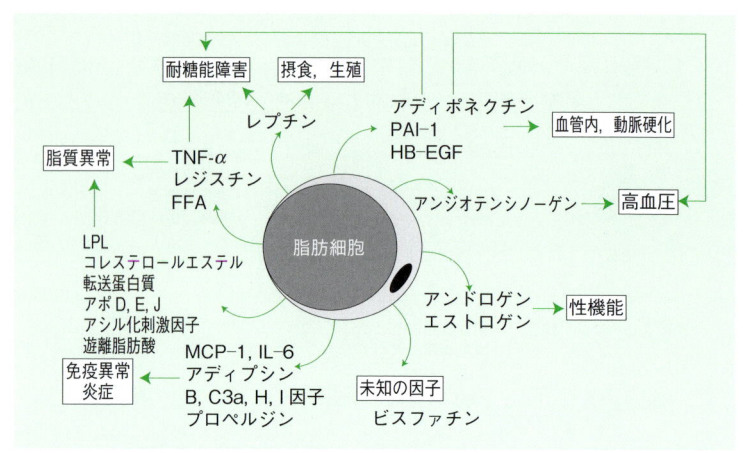

図2 メタボリックシンドロームの発症・進展に関与するアディポサイトカイン

(下村,2004)[3]

ン放出により,抗炎症作用が発揮される[9].

腹部肥満高齢者において,レジスタンストレーニングと有酸素運動の併用群は,レジスタンストレーニング単独群よりインスリン抵抗性が有意に改善し,有酸素運度単独群よりも身体の機能的制約は有意に改善された[10].

高齢者[11]や,慢性心不全[12]など悪液質を認める疾患で,Obesity paradox が指摘されている.

▶リハビリテーション栄養管理のポイント

ICF

機能障害として睡眠時無呼吸症候群などを認め,さまざまな疾患のリスクとなる.活動制限として筋力や持久力の低下などによる ADL の低下を認めることがある.

栄養アセスメント

体重あるいは BMI 単独での評価では,クワシオルコル型の栄養障害を見過ごしてしまう.肥満で,強制栄養管理がなされてきた寝たきり患者や,高度侵襲のあった患者に多くみられる.窒素バランスが負で1週間以上継

続，アルブミン値が 3.0 g/dl 以下，総リンパ球数 1,200/μl 以下，Hb 10 g/dl 以下であれば[13]，栄養改善が優先される．同時に骨格筋量，体脂肪量を把握することが重要である．骨格筋の減少があれば，原因，程度を評価する．ほか，内臓脂肪（腹囲測定や腹部CT），合併症を評価する．

サルコペニア

加齢	高齢者の肥満では認めることがある．
活動	低活動になりやすいため認めることがある．
疾患	原発性肥満単独では認めない．二次性肥満では認めることがある．
栄養	低栄養を合併していることがある．

摂食・嚥下障害

通常，摂食・嚥下障害を認めない．

栄養ケアプラン

代謝指標を確実に改善させるには20～30％程度の内臓脂肪の減少が必要であり，これは体重5％強～10％の減量に相当する[13]．減量ペースは，1カ月に2kgまでを目安とする．脂肪組織に脂肪が約80％含まれており，1kgの減量には，脂肪1,000 g × 0.8 × 9 kcal（脂肪1g燃焼にて9 kcal発生）＝7,200 kcal程度の燃焼が必要となる．1カ月で1～2kgの減量目標では，1日240～480 kcal程となる．これを運動によるエネルギー消費とエネルギー摂取の減量に配分する．骨格筋量の維持・増大を目指す場合は，基礎代謝量を下限とする．

クワシオルコル型栄養障害は，蛋白質摂取量，BCAA補充を検討する．

リハビリテーションプラン

導入時30分，週5回（週1,000kcal），最終的には60分，週5回（週2,000kcal）の活動量を目標とする．運動強度の目安としては最大酸素摂取量（VO_2max）40～60％，予測最大心拍予備能（% HR reserve）最大心拍数40～60％，自覚的運動強度（Borgスケール）11（楽である）～13（ややきつい）である．有酸素運動に加え，禁忌でない限り，レジスタンストレーニングを導入し，強度，頻度，回数を段階的に漸増させていく．骨格筋量・筋力の維持・増

大を含め，有益である[10].

クワシオルコル型の中等度以上の栄養障害を認める場合は，機能維持を目標とした座位訓練，ADL訓練などを行う．栄養状態に改善がみられたら，目標を機能改善に切り替え，有酸素運動やレジスタンストレーニングを導入する．

（熊谷直子）

文　献

1) 日本肥満学会肥満症治療ガイドライン作成委員会：肥満症治療ガイドライン 2006. 肥満研究 **12**, 2006.
2) 勝川史憲：メタボリックシンドロームの概念：その後．臨床スポーツ医学 **26**；1481-1486, 2009.
3) 下村伊一郎：機序と病態　肥満の役割　アディポサイトカインの産生異常．日内会誌 **93**：655-661, 2004.
4) Schrager MA et al：Sarcopenic obesity and inflammation in the InCHIANTI study. *J Appl Physiol* **102**：919-925, 2007.
5) Baumgartner RN et al：Sarcopenic obesity predicts instrumental activities of daily living disability in the elderly. *Obes Res* **12**：1995-2004, 2004.
6) Roubenoff R：Sarcopenic obesity：the confluence of two epidemics. *Obes Res* **12**：887-888, 2004.
7) Pedersen M et al：Circulating levels of TNF-alpha and IL-6-relation to truncal fat mass and muscle mass in healthy elderly individuals and in patients with type-2 diabetes. *Mech Ageing Dev* **124**：495-502, 2003.
8) Pedersen BK, Fischer CP：Beneficial health effects of exercise - the role of IL-6 as a myokine. *Trends Pharmacol Sci* **28**：152-156, 2007.
9) Petersen AMW, Pedersen BK：The anti-inflammatory effect of exercise. *J Appl Physiol* **98**：1154-1162, 2005.
10) Davidson LE et al：Effects of exercise modality on insulin resistance and functional limitation in older adults：a randomized controlled trial. *Arch Intern Med* **169**：122-131, 2009.
11) Saletti A et al：Nutritional status and a 3-year follow-up in elderly receiving support at home. *Gerontology* **51**：192-198, 2005.
12) Lavie CJ et al：Body composition and prognosis in chronic systolic heart failure：the obesity paradox. *Am J Cardiol* **91**：891-894, 2003.
13) 勝川史憲：介入試験における内臓脂肪減少にともなう代謝指標の改善効果．肥満研究 **15**：162-169, 2009.

糖尿病 *Diabetes mellitus*

Clinical Pearl

- リハ栄養は継続性と，個々の病態や機能障害に応じた個別性が大きく求められる．
- 有酸素運動とともにレジスタンストレーニングを併用すると，治療効果は増大する．
- 体重や検査データだけでなく，骨格筋量，筋力などの機能評価が重要となる．

留意点

1. 低栄養・過栄養に留意．
2. 悪液質に留意不要．

疾患・障害の概要

　糖尿病（Diabetes Mellitus；DM）は，インスリンの作用不足によって引き起こされる慢性高血糖を主徴とする代謝疾患群である．全身での代謝障害が長期間続くことにより血管病変が進行し，細小血管障害・大血管害が引き起こされる．病型，病態，合併症の発症・病期は個々の患者ごとに異なり，テーラーメイドな対応が大きく求められる．完治不可能なため，生涯にわたる良好な血糖管理にて，QOLが維持されるよう，治療の継続性が重要であり，その効果を患者に十分理解してもらうことが治療の第一歩となる．ただし，治療自体がQOL低下を招かぬよう，配慮が必要である．

リハビリテーション栄養のエビデンス

　高齢者糖尿病患者は，非糖尿病と比較し，自立した生活や自己管理を困難とする生活機能障害[1, 2] ADLスコアの低下，血清アルブミン低下[3]の発生頻度が高い．高齢糖尿病患者を対象に体組成を考慮して筋力を検討した結果，筋肉量に対する筋力の比が非糖尿病群よりも有意に低値であっ

た[4]．

有酸素運動は糖尿病治療に有効であるが，レジスタンストレーニングの併用は，より効果を増大する[5,6]．レジスタンストレーニングは，インスリン抵抗性や脂質代謝を改善し[7]，血糖コントロールの改善効果を得ている[7-9]．

高血糖，インスリン抵抗性自体が認知機能低下速度を速め，その発症の原因と考えられている[10]．

▶リハビリテーション栄養管理のポイント

ICF

機能障害としては，自律神経障害（糖尿病患者の約20％に合併）としての起立性低血圧，無症候性心筋虚血，膀胱機能障害，無自覚低血糖，末梢神経障害による四肢麻痺などを認める．他に糖尿病性網膜症，脳卒中，虚血性心疾患，閉塞性動脈硬化症，下肢切断，腎機能障害などを合併することがある．これらを合併すると活動制限や参加制約を認める．

栄養アセスメント

糖尿病におけるコントロール指標（**表1，2**）で評価する[11]．合併症・併存疾患の有無・状態・病期も把握する．肥満（BMI ≧ 25）あるいはHOMA-R（homeostasis model assessment insulin resistance；インスリン抵抗指数．空腹時血糖値×空腹時インスリン濃度÷405）が2.5以上であればインスリン抵抗性の存在がほぼ確定的である．同時に骨格筋量，体

表1 血糖コントロールの指標と評価

指標	コントロールの評価とその範囲				
	優	良	可		不可
			不十分	不良	
HbA1c（JDS値）(%) HbA1c（国際標準値）(%)	5.8未満 6.2未満	5.8〜6.5未満 6.2〜6.9未満	6.5〜7.0未満 6.9〜7.4未満	7.0〜8.0未満 7.4〜8.4未満	8.0以上 8.4以上
空腹時血糖値(mg/d*l*)	80〜110未満	110〜130未満	130〜160未満		160以上
食後2時間血糖値(mg/d*l*)	80〜140未満	140〜180未満	180〜220未満		220以上

（日本糖尿病学会，2010）[11]

表2 血糖以外のコントロールの目標値

BMI	22
血圧	130/80 mmHg 未満
血清脂質	LDL コレステロール
冠動脈疾患（−）	120 mg/dl 未満
冠動脈疾患（＋）	100 mg/dl 未満
中性脂肪	150 mg/dl 未満
HDL コレステロール	40 mg/dl 以上

(日本糖尿病学会, 2010)[11]

脂肪量の把握, 握力などの筋力や肺活量などの心肺機能を評価することが望ましい.

サルコペニア

加齢	非糖尿病高齢者よりも糖尿病高齢者で高率に認める[3].
活動	合併症による活動制限がある場合に認めることがある.
疾患	糖尿病性神経障害で認めることがある. 易感染のため侵襲を認めることがある.
栄養	低栄養を認めることがある.

摂食・嚥下障害

血糖管理不良による歯周炎・う蝕の重篤化により, 咀嚼機能障害を認めることがある. 脳卒中を合併すると認めることが多い.

栄養ケアプラン

摂取量設定値の目安は, 標準体重〔(身長 m)^2 × 22〕1 kg に対し, エネルギーは身体活動量に応じ 25 〜 35 kcal/kg, 蛋白質は 1.0 〜 1.2 g/kg にて設定する[11]. 肥満度・全身の筋肉量・年齢などにてエネルギー消費(身体活動)には個人差が大きい. モニタリングを行いながら補正を繰り返し, 最適なプランへと近づけていく.

リハビリテーションプラン

運動療法の指針を**表3**に示す[11]. 自律神経障害を伴う場合もあるため, 自覚症状で運動強度を推定する. 表3の5.-④の「中等度の運動」とは,

表3 糖尿病の運動療法

1. **運動療法の開始と合併症のある糖尿病患者における運動療法　グレードA**
   運動療法を開始する際には，心血管疾患の有無や程度，糖尿病慢性合併症である末梢および自律神経障害や進行した網膜症，腎症，整形外科的疾患などをあらかじめ医学的に評価する必要がある．進行した合併症のある患者においても，日常生活における身体活動量を可能な限り低下させないようにする．

2. **2型糖尿病患者における運動療法　グレードA**
   運動により心肺機能の改善，血糖コントロールの改善，脂質代謝の改善，血圧低下，インスリン感受性の増加が認められ，食事療法と組み合わせることによりさらに高い効果が期待できる．

3. **1型糖尿病患者における運動療法　グレードB**
   進行した合併症がなく，血糖コントロールが良好であれば，インスリン療法や補食を調整することにより，いかなる運動も可能である．運動の長期的な血糖コントロールへの効果は不明であるが，心血管系疾患の危険因子を低下させ，生活の質を改善させる．

4. **薬物治療中の糖尿病患者における運動療法　グレードB**
   インスリン治療をしている患者では血糖自己測定を行い，運動の時間や種類や量により，運動前や運動中に補食する，運動前後のインスリン量を減らす，などの調整が必要である．経口血糖降下薬（特にスルホニル尿素薬）では投薬量を減らす必要がある場合もある．

5. **糖尿病患者の運動療法における一般的な注意　グレードB**
   ① 両足をよく観察し，足に合った足底全体へのクッションのある靴を用いる．
   ② 血糖コントロールの悪いとき（特に1型糖尿病・2型糖尿病患者とも尿ケトン体陽性時）は運動を行わない．
   ③ インスリンや経口血糖降下薬（特にスルホニル尿素薬）で治療を行っている患者において，運動中および運動当日〜翌日に低血糖を起こすおそれがある．特にインスリン治療中の患者では，運動前の血糖が100 mg/dl未満の場合には吸収のよい炭水化物を1〜2単位摂取することが望ましい．
   ④ 日常生活の中で段階的に運動量を増やしていく．運動の到達目標としては，頻度はできれば毎日，少なくとも週に3〜5回，20〜60分の中等度の強度の運動が一般的には勧められる．運動の前後に準備運動と整理運動を行う．

(日本糖尿病学会，2010)[11]

自覚的には「ややきつい」と感じる程度である．糖代謝の亢進は運動後12～72時間持続することから，少なくとも週3回以上の頻度で行う．タイミングとしては食後1～2時間後が食後過血糖改善に効果的である．

レジスタンストレーニングは多くの異なった運動を取り入れることができ，運動療法離脱者が少ない．低負荷，高頻度で導入を行い，一般的には週2～3回，主要な筋肉群を含んだ8～10種類を1セット10～15回繰り返す．徐々に強度やセット数を増加させていく[11]．

（熊谷直子）

文献

1) Gregg EW et al：Diabetes and physical disability among older U.S. adults. *Diabetes Care* **23**：1272-1277, 2000.
2) Gregg EW et al：Diabetes and incidence of functional disability in older women. *Diabetes Care* **25**：61-67, 2002.
3) Turnbull PJ, Sinclair AJ：Evaluation of nutritional status and its relationship with functional status in older citizens with diabetes mellitus using the mini nutritional assessment (MNA) tool — a preliminary investigation. *J Nutr Health Aging* **6**：185-189, 2002.
4) Park SW et al：Decreased muscle strength and quality in older adults with type 2 diabetes：the health, aging, and body composition study. *Diabetes* **55**：1813-1818, 2006.
5) Cuff DJ et al：Effective exercise modality to reduce insulin resistance in women with type 2 diabetes. *Diabetes Care* **26**：2977-2982, 2003.
6) Sigal RJ et al：Effects of aerobic training, resistance training, or both on glycemic control in type 2 diabetes：a randomized trial. *Ann Intern Med* **147**：357-369, 2007.
7) Cauza E et al：The relative benefits of endurance and strength training on the metabolic factors and muscle function of people with type 2 diabetes mellitus. *Arch Phys Med Rehabil* **86**：1527-1533, 2005.
8) Dunstan DW et al：High-intensity resistance training improves glycemic control in older patients with type 2 diabetes. *Diabetes Care* **25**：1729-1736, 2002.
9) Castaneda C et al：A randomized controlled trial of resistance exercise training to improve glycemic control in older adults with type 2 diabetes. *Diabetes Care* **25**：2335-2341, 2002.
10) Cukierman T et al：Cognitive decline and dementia in diabetes — systematic overview of prospective observational studies. *Diabetologia* **48**：2460-2469, 2005.
11) 日本糖尿病学会編：科学的根拠に基づく糖尿病診療ガイドライン 2010, 南江堂, 2010.

Rehabilitation Nutrition

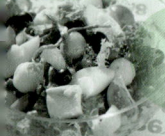

大腿骨頸部骨折 *Femoral neck fracture*

Clinical Pearl

- 低栄養や摂食・嚥下障害を伴うことが多く，積極的な栄養管理が必要である．
- 骨粗鬆症，認知症，脳血管障害，摂食・嚥下障害，逆流性食道炎，神経筋疾患などの併存疾患をもつことが多い．
- 地域連携パスなどで退院後も継続したリハ栄養管理が必要である．

▶留意点

1. 低栄養に留意．
2. 悪液質に留意不要．

▶疾患・障害の概要

　大腿骨頸部骨折の受傷者は，高齢化の進展とともに増加し，年間に10万人を超える．加齢とともに増加し80歳代での発症が最も多い．受傷原因の多くは転倒で，認知症や脳血管障害，神経変性疾患のほか，心血管疾患，呼吸器疾患，糖尿病などの複数の併存疾患をもち，入院時から栄養障害やサルコペニアを伴っている場合が多い．治療は主に骨接合術や人工骨頭置換術，人工関節置換術などの手術療法が行われる．受傷後早期（3日以内）での手術が推奨されているが，骨折から入院までが約3日，入院から手術までが平均10日以上というわが国における現状を考えると術前からのリハが重要である．保存療法では安静臥床期間が長期となるため，廃用症候群や褥瘡を予防するために早期からのリハが欠かせない．

▶リハビリテーション栄養のエビデンス

　高齢者の大腿骨頸部骨折で約半数の患者で受傷時から低栄養状態を認め[1]，さらに入院後も必要な栄養量を摂取できていないことが多い[2]．低栄養状態は機能の改善に影響し，さらに肺炎や褥瘡，深部静脈血栓症といっ

た手術後の合併症の頻度も増加させる[3].

　経口，経管，経静脈などのさまざまな投与経路からの栄養介入について検討した報告があるが，系統的レビューはその効果についてのエビデンスは弱く，さらなる検討が必要としている一方で，経口からの補助栄養の投与が術後合併症を減らす可能性を示唆している[4, 5]．専門の食事介助者（dietetic assistants）を配置することで食事摂取量が増え，死亡率が減少する傾向を認めたという報告がある[6].

リハビリテーション栄養管理のポイント

ICF

　機能障害として，筋萎縮，骨粗鬆症，心機能低下，起立性低血圧，深部静脈血栓症，摂食・嚥下障害，褥瘡，便秘，尿路感染症，抑うつ状態，せん妄，高次脳機能障害など全身の機能障害を認める可能性がある．また，転倒に対する恐怖から歩行に消極的となることもある．活動制限として歩行などのADL低下を認める．

栄養アセスメント

　半数以上の患者では受傷時にすでに栄養不良の状態である．骨折部での出血も影響して貧血を認めることが多い．骨折部の痛みや安静臥床などから食思が低下することが多く，不適切な栄養管理によってさらに栄養状態が悪化する危険性がある．機能改善を目標としたリハを実施できる栄養状態かを評価することが重要である．逆流性食道炎を併発している患者も多いが，高齢者では胸焼けなどの典型的な症状を訴えないことがある．

サルコペニア

加齢	大腿骨頸部骨折は高齢者に多い．
活動	骨折後から周術期はベッド上安静となる．
疾患	骨折・手術による侵襲を認める．肺炎や創感染，尿路感染などを併発するとさらに重度になる．
栄養	周術期の禁食や不適切な栄養管理が引き金となる．

摂食・嚥下障害

　脳卒中や神経筋疾患，認知症などが原因で転倒して受傷することがあり，

20〜30％の患者で入院時に摂食・嚥下障害を認める．周術期の禁食や手術侵襲，不適切な栄養管理が嚥下筋の筋萎縮を引き起こす危険がある．また，長期の安静臥床は安全な食事姿勢をとる際の障害となり，誤嚥や窒息の危険が増えるので注意が必要である．

栄養ケアプラン

通常は入院前と同じ食形態での経口摂取で問題はないが，摂食・嚥下障害が隠れている可能性を念頭に置き，摂食状況の観察や嚥下機能評価を行う必要がある．術前や術直後には経口摂取量が減少することが多く，経口補助食品や末梢静脈栄養で補う．

周術期でベッド上安静の間は栄養状態の維持を目標とするが，離床してのリハが可能になったら栄養改善を目標とする．

リハビリテーションプラン

術前からベッドサイドでの理学療法を20〜40分間程度で開始する．患肢は大腿四頭筋の等尺性訓練と足関節の可動域訓練が中心となる．深部静脈血栓症の予防のためにも足関節底屈運動は重要である．

術後は全荷重が可能か確認後，立位をとらせて疼痛の程度を確認する．疼痛状態に応じて機能回復に向けた訓練として理学療法と作業療法を合わせて40〜120分間程度行う．再転倒を予防するための訓練も重要である．

退院後も地域連携パスなどを利用してリハを続けることが必要であり，そのためにも継続した栄養管理が欠かせない．

(望月弘彦)

文献

1) Akner G et al：Treatment of protein-energy malnutrition in chronic nonmalignant disorders. *Am J Clin Nutr* **74**：6-24, 2001.
2) Eneroth M et al：Insufficient fluid and energy intake in hospitalised patients with hip fracture. A prospective randomised study of 80 patients. *Clin Nutr* **24**：297-303, 2005.
3) Avenell A et al：Nutritional supplementation for hip fracture aftercare in older people. *Cochrane Database Syst Rev*：CD001880, 2010.
4) Hedström M et al：Metabolism and catabolism in hip fracture patients Nutritional and anabolic intervention — a review. *Acta Orthop* **77**：741-747, 2006.
5) Volkert D et al：ESPEN Guidelines on Enteral Nutrition：Geriatrics. *Clin Nutr* **25**：330-360, 2006.
6) Duncan DG et al：Using dietetic assistants to improve the outcome of hip fracture：a randomised controlled trial of nutritional support in an acute trauma ward. *Age Ageing* **35**：148-153, 2006.

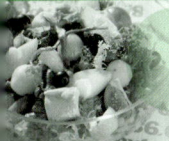

関節リウマチ *Rheumatoid arthritis*

Clinical Pearl

- 炎症, 運動機能低下, 抑うつ状態などによる低栄養が多い.
- ステロイド服用や炎症管理がよい場合は過栄養の可能性もある.
- 生物学的製剤などにより, 炎症性サイトカインが抑制される場合は, 積極的なリハを行う.

留意点

1. 低栄養・過栄養とも留意.
2. 悪液質に留意.

疾患・障害の概要

関節リウマチ (Rhuematoid Arthritis;RA) は, 30〜50歳の女性に好発し, 全身の多関節に炎症を生じさせる自己免疫疾患であり, 持続的な炎症により関節機能に障害が生じる.

治療は, 内科的治療として, ステロイド, 抗リウマチ薬を発症初期より使用するが, 近年, 炎症性サイトカインを抑制する生物学的製剤の投与も増加し, 炎症管理が向上してきている. 関節機能が重度に障害された場合は, 人工関節置換術などの外科的治療も行われる.

リハビリテーション栄養のエビデンス

RA患者の筋肉量は身体いずれの部位でも健常対照群との比較で低値という報告[1]や, RA患者の約60％に健常者より約13％の骨格筋の減少が認められるという報告[2]がある. 悪液質は, RA患者の2/3に認められ, 炎症性サイトカインとの関連があり, 筋力低下の原因の1つである[3]. 罹患期間が長く, 関節機能低下が生じる場合は活動性低下による筋力低下も生じる[2,4]. 一方, ステロイドの影響で食思亢進による肥満が認められることがあり, 過栄養, 肥満に注意する必要がある. 筋肉量が減少し, 脂肪

が増加する身体組成の変化も認められる[4]．

n-3脂肪酸（EPA,DHA）の摂取は，20週間魚油を摂取した群が有意に関節腫脹・疼痛が減少したという報告がある[5]．脂質代謝，自己免疫反応，炎症性サイトカインなどを調整する効果[6]やオリーブ油との組み合わせで効果が認められた報告[7]もある．菜食療法については，3カ月以上の継続で効果があるという報告がある[8]．

▶リハビリテーション栄養管理のポイント

ICF

機能障害として，四肢筋力低下，関節変形・拘縮，体力低下，骨粗鬆症，抑うつ状態を認める．活動制限として，関節変形・拘縮，筋力低下が進行した場合は，セルフケア，歩行能力が強く障害される．

栄養アセスメント

栄養評価は主に身体計測により行う．炎症のコントロールが不良の場合の悪液質，関節の変形・疼痛による活動性低下，抑うつ状態などによる食思不振などで，低栄養となることが多い．炎症のコントロールが良好な場合やステロイドの服用により，食思亢進，肥満を示すこともある．過栄養，肥満の場合，下肢の整形外科術後の阻害因子となり，高血圧，糖尿病，心疾患のリスクが高くなる．

サルコペニア

加齢	罹患期間が長くなると，認めることがある．
活動	運動機能低下，貧血，関節疼痛などにより活動が低下するため認めやすい．
疾患	ステロイドや悪液質により認めることが多い．
栄養	食思不振のため，低栄養になりやすい．

摂食・嚥下障害

上肢機能障害による食器や口へのリーチ制限で，摂食動作に障害を認めることがある．顎関節の炎症による開口困難を生じることがある．

栄養ケアプラン

低栄養の場合は，十分なエネルギーと蛋白質の摂取が必要である．悪液質が多いことから，①炎症性サイトカインの抑制効果としてn-3脂肪酸[9]，

②貧血・骨粗鬆症の予防目的で鉄・カルシウム・ビタミンD，③薬物療法との相互作用で，葉酸やビタミンE[10]の摂取が推奨される．過栄養の場合は，エネルギー摂取量に注意する．

リハビリテーションプラン

炎症と運動機能に応じた，運動療法，装具療法，運動指導，関節保護法指導などを行い，日常生活の活動性低下を生じさせないように発症早期からかかわることが望ましい．

炎症のコントロールが不良の場合は，レジスタンストレーニングは禁忌で，全身管理と廃用予防目的の関節可動域訓練を理学療法，作業療法で20〜40分間程度行う．炎症のコントロールが良好でも低栄養の場合は，整形外科術後の集中的にリハを行う時期であっても，訓練強度に注意する．

生物学的製剤により十分に炎症がコントロールされている場合は，関節支持機構に注意しながら，積極的なレジスタンストレーニングなど理学療法，作業療法を40〜80分間程度行う．

(鴻井建三)

文献

1) Munro R, Capell H：Prevalence of low body mass in rheumatoid arthritis：association with the acute phase response. *Ann Rheum Dis* **56**：326-329, 1997.
2) Walsmith J, Roubenoff R：Cachexia in rheumatoid arthritis. *Int J Cardiol* **85**：89-99, 2002.
3) Morley JE et al：Cachexia：pathophysiology and clinical relevance. *Am J Clin Nutr* **83**：735-743, 2006.
4) Giles JT et al：Association of body composition with disability in rheumatoid arthritis：impact of appendicular fat and lean tissue mass. *Arthritis Rheum* **59**：1407-1415, 2008.
5) Bahadori B et al：Omega-3 Fatty acids infusions as adjuvant therapy in rheumatoid arthritis. *J Parenter Enteral Nutr* **34**：151-155, 2010.
6) Dawczynski C et al：Long-term moderate intervention with n-3 long-chain PUFA-supplemented dairy products：effects on pathophysiological biomarkers in patients with rheumatoid arthritis. *Br J Nutr* **101**：1517-1526, 2009.
7) Berbert AA et al：Supplementation of fish oil and olive oil in patients with rheumatoid arthritis. *Nutrition* **21**：131-136, 2005.
8) Müller H et al：Fasting followed by vegetarian diet in patients with rheumatoid arthritis：a systematic review. *Scand J Rheumatol* **30**：1-10, 2001.
9) Goldberg RJ, Katz J：A meta-analysis of the analgesic effects of omega-3 polyunsaturated fatty acid supplementation for inflammatory joint pain. *Pain* **129**：210-223, 2007.
10) Aryaeian N et al：Effect of conjugated linoleic acids, vitamin E and their combination on the clinical outcome of Iranian adults with active rheumatoid arthritis. *Int J Rheum Dis* **12**：20-28, 2009.

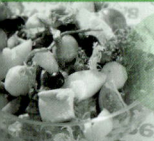

Rehabilitation Nutrition

SLE・強皮症 *Systemic lupus erythematosus and Systemic sclerosis*

Clinical Pearl

- 悪液質や摂食・嚥下・消化管機能低下のために低栄養のことが多い．
- 筋力低下は，炎症・栄養障害・ステロイド性・廃用性により生じる．
- 炎症症状に合わせた適度な運動療法と食事療法の併用が大切である．

留意点

1. 低栄養・過栄養とも留意．
2. 悪液質に留意．

疾患・障害の概要

SLE（Systemic Lupus Erythematosus；全身性エリテマトーデス）は，全身性の自己免疫疾患であり，15～40歳の女性に発症が多い．粘膜・皮膚，関節，腎臓，神経系，心血管，肺・胸膜などに病変が認められ，多様な臨床症状を呈する．治療は，ステロイドを使用するが，長期的に使用することが多いため，筋力低下，骨粗鬆症などの副作用が生じ易い．

強皮症（Systemic Sclerosis）は，皮膚や内臓の繊維化による硬化や小血管の異常をきたす自己免疫疾患であり，30～40歳の女性に発症が多い．皮膚の硬化所見（小口症，舌萎縮など）やレイノー現象が主な臨床症候である．肺繊維症，肺高血圧，消化管病変，心病変，腎臓病変など多彩な症状が認められる．皮膚硬化にはステロイド少量内服がある程度効果の期待できる治療である．

リハビリテーション栄養のエビデンス

SLEでは，除脂肪体重や骨密度の減少は，疾患の重症度，年齢，ステロイドの服用年数との関連がある[1]．一方，BMI増加とQOLの低下に関連を認める報告もある[2,3]．

強皮症では，124人中69人（55.7％）に低栄養が認められ，除脂肪量は

年齢とともに減少し，BMI は増加していくという報告[4]がある．18%がハイリスクの低栄養状態で，消化管障害，罹患期間，疾患重症度との関連があったという報告[5]もある．

SLE，強皮症とも悪液質，長期のステロイド服用，摂食・嚥下・消化管症状などにより，年齢とともに脂肪量は増加し，筋力低下が進みやすい．

n-3 脂肪酸（EPA，DHA）の摂取は，SLE 患者に 24 週摂取した比較試験で疾患活動性が有意に改善した報告[6]やレイノー症状について有効との報告[7]がある．

▶リハビリテーション栄養管理のポイント

ICF

機能障害として，原疾患による多彩な臓器症状，四肢筋力低下，関節拘縮，体力低下，骨粗鬆症，抑うつ状態を認める．活動制限として，起居・移動，セルフケアに制限を認める．

栄養アセスメント

栄養評価は主に身体計測で行う．アルブミン値では栄養状態の把握は不十分である[8]．悪液質，全身症状（腎不全など）の悪化，摂食・嚥下・消化管機能低下，抑うつ状態などにより低栄養となることが多い．ステロイドの服用により，食思亢進，肥満を示し，高血圧，糖尿病，心疾患のリスクが高くなることがある．

サルコペニア

加齢	罹患期間が長く高齢になると認めることがある．
活動	全身消耗状態，貧血，運動機能低下などにより活動が低下するため認めやすい．
疾患	ステロイドや悪液質により認めることが多い．
栄養	食思不振や摂食・嚥下障害のため，低栄養になりやすい．

摂食・嚥下障害

上肢関節の拘縮，レイノー現象による手指病変によって食器の操作，リーチ制限などの摂食動作障害を認めることがある．強皮症では，食道狭窄・

胃食道逆流などの食道機能障害[9]や咽頭期障害[10]が問題となる．

栄養ケアプラン

十分なエネルギーと蛋白質の摂取が必要であるが，病変の部位，病態に応じたプランを検討する．腎機能低下の場合は塩分，蛋白質を制限する．ステロイドの長期服用の場合は，過栄養・肥満による糖尿病，骨粗鬆症，動脈硬化症を予防する．疾患の活動性を抑制する n-3 脂肪酸の摂取も推奨される．摂食・嚥下・消化管機能低下などで経口摂取が困難な場合は，経腸栄養や経静脈栄養を検討する．

リハビリテーションプラン

炎症の活動性や全身状態，病変の部位，栄養状態に応じて関節可動域訓練，レジスタンストレーニングを実施する．炎症のコントロールが不良の場合や低栄養状態では，廃用予防目的の関節可動域訓練などを理学療法・作業療法併せて 20～40 分間程度行う．臓器病変が重篤な場合など，栄養の改善や疾患のコントロールが進まない場合も多く，心理的サポートが必要である．

病状が改善した場合は，関節可動域訓練，レジスタンストレーニング，ADL 訓練を患者自身の疲労度や炎症所見に十分注意しながら，理学療法，作業療法を合わせて 40～80 分間程度行う．四肢末端のレイノー現象に対する温熱療法，マッサージ，服装の工夫や摂食・嚥下障害に対する言語療法対応など，病変部位への訓練を適宜行う．

〔鴻井建三〕

文献

1) Kipen Y et al：Body composition in systemic lupus erythematosus. *Br J Rheumatol* **37**：514-519, 2005.
2) Zhu LW et al：BMI, disease activity, and health-related quality-of-life in systemic lupus erythematosus. *Clin Rheumatol* **29**：1413-1417, 2010.
3) Chaiamnuay S et al：The impact of increased body mass index on systemic lupus erythematosus：data from LUMINA, a multiethnic cohort(LUMINA XLVI). *J Clin Rheumatol* **13**：128-133, 2007.
4) Krause L et al：Nutritional status as marker for disease activity and severity predicting mortality in patients with systemic sclerosis. *Ann Rheum Dis* **69**：1951-1957, 2010.

5) Baron M et al : Malnutrition is common in systemic sclerosis : results from the Canadian scleroderma research group database. *J Rheumatol* **36** : 2737-2743, 2009.
6) Wright SA et al : A randomised interventional trial of ω-3-polyunsaturated fatty acids on endothelial function and disease activity in systemic lupus erythematosus. *Ann Rheum Dis* **67** : 841-848, 2007.
7) DiGiacomo RA et al : Fish-oil dietary supplementation in patients with Raynaud's phenomenon : a double-blind, controlled, prospective study. *Am J Med* **86** : 158-164, 1989.
8) Baron M et al : Is serum albumin a marker of malnutrition in chronic disease? the scleroderma paradigm. *J Am Coll Nutr* **29** : 144-151, 2010.
9) Fynne L et al : Percutaneous endoscopic gastrostomy in patients with systemic sclerosis. *Scand J Rheumatol* **39** : 266-268, 2010.
10) Russo S et al : Videofluorography swallow study of patients with systemic sclerosis. *Radiol Med* **114** : 948-959, 2009.

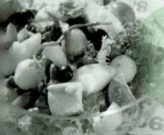

変形性関節症 *Osteoarthritis*

Clinical Pearl

- 過栄養を認めることが多い．
- 過栄養の場合，食事療法と運動療法を組み合わせた減量が有効である．
- 重度肥満の場合，人工関節置換術後のリハの予後がやや悪い．

▶ 留意点

① 過栄養に留意．
② 悪液質に留意不要．

▶ 疾患・障害の概要

　変形性関節症とは，加齢などに伴い関節軟骨が摩耗し関節裂隙の狭小化，疼痛，関節可動域制限などを認める疾患である．各関節に認めるが，リハ栄養で問題となることが多いのは変形性膝関節症と変形性股関節症である．
　治療は，程度が重度でない時期は，レジスタンストレーニング，関節可動域訓練，補装具（杖，膝装具など）の処方など保存的に加療する．過栄養を合併している場合には，食事療法と運動療法で減量を進める．程度が重度で日常生活への影響が大きい場合には，手術療法を行う．数種類の手術方法があるが，最もよく行われているのは人工関節置換術である．

▶ リハビリテーション栄養のエビデンス

　質の高いエビデンスは，変形性膝関節症に関するものが多い．人工関節置換術後のリハについて，非肥満（BMI 25 未満），過栄養（BMI 25〜29.9），中等度肥満（BMI 30〜39.9），重度肥満（BMI 40 以上）の4群で比較した研究が2つある．人工股関節置換術後は，全群でADLは改善したが，ADL効率（1日あたりのADL改善量），入院期間，医療費は非肥満群が最もよく，重度肥満群で最も悪かった[1]．人工膝関節置換術後では，全群でADLは改善したが，非肥満群で最も大きく重度肥満群で最も少な

かった[2].

　変形性膝関節症の危険因子に関するメタ分析では，膝外傷の既往歴についで肥満が2番目に大きい危険因子であった[3]．BMI 30以上の変形性膝関節症患者を対象にした食事療法と運動療法による集中的減量プログラムの効果をみたランダム化比較試験では，体重減少と身体機能改善に有効であった[4]．BMI 28以上の変形性膝関節症患者を対象にした食事介入（経口摂取を1日600 kcal少なくする）と大腿四頭筋のレジスタンストレーニングの効果をみた研究では，運動群で膝関節痛が有意に減少した一方，食事介入群では有意な体重減少は認めたが，膝関節痛の軽減は認めなかった[5].

リハビリテーション栄養管理のポイント

ICF

機能障害として，関節痛，関節拘縮，筋力低下を認める．活動制限として，歩行時間の短縮などADL低下を認める．

栄養アセスメント

過栄養を認めることが多く，体重測定が基本である．過栄養の場合，肝障害，高脂血症などの合併の有無を検査値で確認する．

サルコペニア

加齢	特に変形性膝関節症は高齢者に多い．
活動	通常認めない．関節痛が著明で家屋内ADLにも支障を認め，閉じこもりとなる場合には認めることがある．
疾患	中殿筋，大殿筋，大腿四頭筋など関節周囲に限定した筋萎縮を認めることが多い．人工関節置換術後に侵襲を認める．
栄養	低栄養によるサルコペニアは稀である．

摂食・嚥下障害

通常，摂食・嚥下障害を認めない．

栄養ケアプラン

通常，投与経路は経口摂取のみである．肥満患者では減量を目標とした

栄養ケアプランを立案する．エネルギー摂取量を少なめにするが，基礎エネルギー消費量を下回らないこと，蛋白質は十分に摂取することが望ましい．

人工関節置換術後の場合でも術後早期から経口摂取を開始する．

リハビリテーションプラン

保存的加療の時期は，理学療法として中殿筋，大殿筋，大腿四頭筋のレジスタンストレーニングを自主トレーニングとして指導する．痛みの軽減，歩行距離延長を目的に補装具を処方することがある．肥満の場合には，減量目的にウォーキングなど有酸素運動を自主トレーニングとして指導する．

人工関節置換術後の場合，手術前日もしくは当日に術前評価を行う．術後翌日から理学療法として，関節可動域訓練，レジスタンストレーニング，起居動作訓練，ADL訓練，歩行訓練などを20～60分間程度行う．欧米では1週間以内に退院することが多いが，わが国では2～3週間程度入院リハを行うことが多い．

（若林秀隆）

文献

1) Vincent HK et al：Effect of obesity on inpatient rehabilitation outcomes after total hip arthroplasty. *Obesity (Silver Spring)* **15**：522-530, 2007.
2) Vincent HK, Vincent KR：Obesity and inpatient rehabilitation outcomes following knee arthroplasty：a multicenter study. *Obesity (Silver Spring)* **16**：130-136, 2008.
3) Blagojevic M et al：Risk factors for onset of osteoarthritis of the knee in older adults：a systematic review and meta-analysis. *Osteoarthritis Cartilage* **18**：24-33, 2010.
4) Miller GD et al：Intensive weight loss program improves physical function in older obese adults with knee osteoarthritis. *Obesity (Silver Spring)* **14**：1219-1230, 2006.
5) Jenkinson CM et al：Effects of dietary intervention and quadriceps strengthening exercises on pain and function in overweight people with knee pain：randomised controlled trial. *BMJ* **339**：b3170, 2009.

がん *Cancer*

Clinical Pearl

- 食思不振などによる経口摂取量の低下と悪液質のため,低栄養状態のことが多い.
- がん患者に栄養を投与してもがんが大きくなるだけというエビデンスは,人ではない.
- 前悪液質の時点で診断し,早期介入することが重要である.

留意点

1. 低栄養・過栄養とも留意.
2. 悪液質に留意.

疾患・障害の概要

がんとは,遺伝子の構造あるいは機能発現の異常が引き起こす病気である.がん細胞は無制限に増殖し,生体の正常な機能を脅かし,疼痛や倦怠感,食思不振などさまざまな自覚症状の原因となる.また,最終的に生体の生命維持を障害し,多臓器不全や全身衰弱のため死を招く.

がんに対する治療の基本方針は,終末期を除くと根治を目指すことである.この意味で,がんに対する治療の第1選択は手術療法のことが多く,がんの種類や病期によって化学療法,放射線治療が考慮される.

リハビリテーション栄養のエビデンス

がん患者に栄養を投与してもがんが大きくなるだけというエビデンスは,人ではない.

がん患者に対するルーチンな経腸・静脈栄養は,患者の負担になることがある.栄養摂取が不十分で体重が減少している患者や,周術期に低栄養の患者に対する経腸・静脈栄養が推奨されている[1,2].また,治療に関連した体重減少や放射線治療の中断を防ぐため,集中的な食事指導と経口栄

養補助が推奨されている[1]．サルコペニアの場合，EPA (eicosapentaenoic acid)，DHA (docosahexaenoic acid) の血中濃度が低いという報告がある[3]．EPA の投与で，小児がん患者では体重減少が有意に少なく寛解率が高く[4]，食道がん患者で除脂肪体重を有意に維持した[5]．

肥満は子宮体がん，食道がん，膵臓がん，大腸がん，閉経後の乳がん，腎臓がん発症のリスクを上昇させ[6]，消化器がんの死亡率が高まる[7]．

▶リハビリテーション栄養管理のポイント

ICF

原疾患により異なる．機能障害として，脳腫瘍では意識障害，高次脳機能障害，麻痺，頭頸部がんでは摂食・嚥下障害，構音障害，肺がんでは呼吸機能障害，消化器系のがんでは摂食・嚥下障害，消化機能障害，骨腫瘍では疼痛，骨粗鬆症，麻痺，造血器腫瘍では貧血，易感染，易出血などが認められる．活動制限は初期の段階では認めることは少ないが，原疾患の進行により体力低下による歩行・ADL 低下が認められる．

栄養アセスメント

身体計測，特に体重測定が基本となる．がん自体および化学療法などの治療による食思不振，摂食・嚥下障害，悪液質によるエネルギー消費の増加のため栄養障害を認めることが多い．そのため，体重測定，身体計測，およびアルブミンや CRP などの検査値をチェックする．

サルコペニア

加齢	がんは高齢者に高頻度に発生する．
活動	がん自体および化学療法などの治療による疲労，筋力低下により低活動になりやすい．
疾患	原疾患の進行により悪液質を認めることが少なくない．
栄養	食思不振や摂食・嚥下障害のため低栄養になることが多い．

摂食・嚥下障害

頭頸部がんでは，摂食・嚥下機能を担う器官の切除・形態変化に伴う運動様式の変化，放射線療法による口腔内から消化管の炎症・萎縮・麻痺・

線維化のため摂食・嚥下障害を認めることが多い．食道がんでは，反回神経麻痺や前頸筋群の切離による喉頭挙上制限のため摂食・嚥下障害を生じる可能性がある．脳腫瘍では，球麻痺や仮性球麻痺による摂食・嚥下障害が起こりうる．

栄養ケアプラン

原則は経口摂取であるが，やむを得ない場合のみ経腸・静脈栄養を用いる．肥満患者では，減量を目標とした栄養ケアプランを立案する．過剰なエネルギー投与は全身状態を悪化させる可能性があるため，適切なエネルギー必要量を計算する．飽和脂肪酸を控え，野菜や果物の摂取を積極的に取り入れる．また，体重維持のためEPAを検討する．摂食・嚥下障害がある場合は，食事内容の工夫（嚥下食），食事姿勢や嚥下訓練法の指導を行う．

リハビリテーションプラン

2010年から診療報酬が改定され，がんのリハ料が算定可能となった（1単位200点，1日6単位まで）．

それぞれのがんの種類や進行度，合併症および禁忌事項，注意事項を考慮しながら処方する．予防的リハは，がん診断後早期に開始し予防を目的とする．回復的リハは，治療後，残存する機能や能力の最大限の回復を目的とする．維持的リハは，がんが進行し，機能障害，能力低下がみられる患者に対し機能維持を目的とする．緩和的リハは，患者のニーズを尊重し，QOLの高い生活を送れるようにすることを目的とする．

理学療法では有酸素運動を主とし，最大酸素摂取量の50〜80％程度，1日20〜120分間程度，週5日以上行う．乳がん術後では，作業療法で関節可動域訓練やリンパドレナージを20〜120分間程度行う．頭頸部がんなどによる摂食・嚥下・構音障害が認められた場合，言語療法を行う．

（望月英樹）

文献

1) Arends J et al：ESPEN guidelines on enteral nutrition：non-surgical oncology. *Clin Nutr* **25**：245-259, 2006.
2) Bozzetti F et al：ESPEN guidelines on parenteral nutrition：non-surgical

oncology. *Clin Nutr* **28**：445-454, 2009.
3) Murphy RA et al：Skeletal muscle depletion is associated with reduced plasma (n-3) fatty acids in non-small cell lung cancer patients. *J Nutr* **140**：1602-1606, 2010.
4) Bayram I et al：The use of a protein and energy dence eicosapentaenoic acid containing supplement for malignancy-related weight loss in children. *Pediatr Blood Cancer* **52**：571-574, 2009.
5) Ryan AM et al：Enteral nutrition enriched with eicosapentaenoic acid (EPA) preserves lean body mass following esophageal cancer surgery：results of a double-blinded randomized controlled trial. *Ann Surg* **249**：355-363, 2009.
6) がんサポート情報センター：http://www.gsic.jp/
7) Donohoe CL et al：Obesity and gastrointestinal cancer. *Br J Surg* **97**：628-642, 2010.

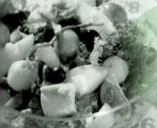

終末期がん *End-stage cancer*

Clinical Pearl

- 終末期がん患者は，ほぼ全例に中等度以上の栄養障害が認められる．
- 重症悪液質では，エネルギー消費は減少する．
- 重症悪液質では，水分やエネルギーの投与量を少なくする．

留意点

1. 低栄養に留意．
2. 悪液質に留意．

疾患・障害の概要

一般に終末期とは「現代医療において可能な集学的治療の効果が期待できず，積極的治療がむしろ不適切と考えられる状態で，生命予後が6カ月以内と考えられる段階」と定義される．

終末期における治療とケアのゴールは，①患者を可能な限り苦痛なく安楽な状態に維持する，②患者の尊厳を守る，③死に逝く過程を早めも遅らせもしない，④今後起こることについて家族に準備を促していくこと，に集約される．

リハビリテーション栄養のエビデンス

終末期がんにおける代謝異常は複雑であり，病態変化の幅が大きいため，栄養サポートの有用性の判定は困難である．終末期がんはしばしば栄養療法の適応外になるが，体重減少や栄養摂取が減少している場合に補助的な静脈栄養が有益で，脱水による意識障害を予防する場合があると報告されている[1,2]．在宅での中心静脈栄養は，生存期間を延ばしQOLを改善することがある[3]．

重症悪液質に陥った場合にはエネルギー消費が抑制されるため，栄養管理の変更が必要になる[4]．

▶リハビリテーション栄養管理のポイント

ICF

機能障害として,意識障害,抑うつ状態,呼吸困難,摂食・嚥下障害,疼痛,筋萎縮,筋力低下,体力低下,浮腫,血圧低下が認められる.活動制限として,コミュニケーション能力低下,運動・移動困難,ADL低下が認められる.参加制約として,家庭生活・社会生活困難が認められるが,40歳以上の終末期がん患者は介護保険が適応となり,在宅ホスピスの選択肢もある.

栄養アセスメント

終末期では,悪液質のどの段階であるかを判断することが重要である[5].体重や筋肉量・脂肪量といった身体測定,CRP,ヘモグロビン,アルブミンの検査値を評価する.また,胸水や腹水の貯留,全身浮腫といった体液貯留を認める場合,輸液が病態を悪化させる可能性がある.肺炎などの感染症による喘鳴・呼吸困難はエネルギー消費を増大させる.そのため,胸水・腹水・浮腫,喘鳴・呼吸困難の有無も評価する.

サルコペニア

加齢	がんは高齢者に高頻度に発生する.
活動	終末期では一日中ベッド上のことが多い.
疾患	重症悪液質を認めることが多い.
栄養	食思不振や摂食・嚥下障害のため低栄養である.

摂食・嚥下障害

頭頸部,食道のがんや脳腫瘍以外に,終末期ではモルヒネの使用や全身状態の悪化による意識障害のため摂食・嚥下障害を認めることが多い.ベッドアップによる姿勢調整,食形態,一口量,嚥下法を工夫し,楽しみの範囲で可能な限り少量でも経口摂取を目指す.誤嚥のリスクが高い場合,味覚を楽しむ目的で口に含んで吐き出してもらう方法や,誤嚥のリスクを承知したうえで少量の経口摂取を続ける方法を選択することもある.

栄養ケアプラン[6,7]

経口摂取が可能な場合，好きな食事や食べられる食品を自由に食べてもらうことを基本とする．

経口摂取が不可能な場合，本人や家族の希望に沿って，①強制的な輸液・栄養補給を実施しない，②間欠的輸液（末梢静脈栄養），③持続輸液（末梢/中心静脈栄養）のいずれかが選択される．水分摂取量は15～25 ml/kg体重/日とし，口渇対策として輸液に頼らず口腔ケアを兼ねてお茶スプレーを実施する．エネルギー投与量は5～15 kcal/kg体重/日とする．

生命予後が1～2カ月で，経口的に水分摂取が500 ml/日程度可能な患者で体液貯留による苦痛がある場合，輸液を行わない．経口的な水分摂取ができない患者で，輸液量を500～1,000 ml/日とする．生命予後が1～2週間以下の場合，輸液を行わず薬物療法や口腔ケアを行う．生命予後が数日の患者が気道分泌による喘鳴・呼吸困難を認めた場合，輸液量を500 ml/日以下に減量または中止する．苦痛が十分に緩和されている患者に，脱水以外に原因の特定できないせん妄が生じた場合，1,000 ml/日の輸液を行う．

リハビリテーションプラン

がんのターミナルの時期で緩和ケアが目的の場合，患者の苦痛軽減を目標にする．余命が月単位では，廃用予防・改善を目的とした関節可動域訓練や筋力訓練，病棟や在宅を想定したADL動作訓練や生活指導を中心とした維持的なリハを行う．余命が週，日単位では，ポジショニングやリラクゼーション，呼吸介助，心理的支持といったQOLを維持する緩和的なリハが主体となる．

理学療法・作業療法・言語療法は必要に応じて介入するが，患者の状態によって訓練時間を空けたり，1日20分間程度のリハを各職種が交代で行ったりする．場合によっては中止を考慮する．

（望月英樹）

文献

1) Arends J et al：ESPEN guidelines on enteral nutrition：non-surgical oncology. *Clin Nutr* **25**：245-259, 2006.

2) Bozzetti F et al：ESPEN guidelines on parenteral nutrition：non-surgical oncology. *Clin Nutr* **28**：445-454, 2009.
3) ASPEN：Guidelines for the use of parenteral and enteral nutrition in adult and pediatric patients. *JPEN* **26**(1 Suppl)：1SA-138SA, 2002.
4) 東口髙志・他：癌緩和医療における輸液・栄養管理. コンセンサス癌治療 **7**：162-165, 2008.
5) Fearon KCH：Cancer cachexia：developing multimodal therapy for a multidimensional problem. *Eur J Cancer* **44**：1124-1132, 2008.
6) 大村健二：栄養塾 症例で学ぶクリニカルパール, 医学書院, 2010, pp174-180.
7) 終末期における輸液治療に関するガイドライン作成委員会：終末期における輸液治療に関するガイドライン, 日本緩和医療学会, 2007,pp16-43：http://www.jspm.ne.jp/guidelines/glhyd/glhyd01.pdf

リンパ浮腫 *Lymphedema*

Clinical Pearl

- 過栄養の場合,浮腫が悪化しやすく複合的理学療法の効果が出にくい.
- 過栄養の場合,減量でリンパ浮腫の改善を認めることがある.
- 低栄養の場合,低アルブミン血症による浮腫を合併し,リンパ浮腫が悪化しやすい.

留意点

1. 低栄養・過栄養とも留意.
2. 悪液質に留意.

疾患・障害の概要

　リンパ浮腫とはリンパ液がたまったために生じる浮腫である.一次性と子宮がん,乳がん,前立腺がんの術後や放射線療法後に続発する二次性のリンパ浮腫があるが,ほとんどは二次性である.リンパ液は皮下組織を流れるので,皮下脂肪が多いとリンパ液の流れが悪くなりむくみやすくなる.つまり,肥満がリンパ浮腫のリスク因子の1つである.

　根治的な治療方法はないが,複合的理学療法(スキンケア,医療徒手リンパドレナージ,圧迫療法,圧迫下での運動療法の組み合わせ)が最も有効といわれている.最近のレビュー論文では,複合的理学療法は有効だが,個々の治療でみると,包帯による圧迫療法は有効,リンパドレナージは不明,スキンケア,運動,弾性スリーブ装着は比較研究なしという結果であった[1].過栄養の場合,複合的理学療法に減量を併用しないと効果がでにくい.

リハビリテーション栄養のエビデンス

　リハ栄養的には,食事療法とウォーキングやレジスタンストレーニング(患肢以外)を併用することで,体重減少とリンパ浮腫の改善を期待でき

ると考える．減量に関する食事療法のランダム化比較試験の研究が2つある．

1つはエネルギー摂取量減少群，脂質摂取量減少群，コントロール群の3群で24週後に比較し，前2群で有意に体重が減少した．リンパ浮腫の上肢の容積には有意差はないが，体重減少とリンパ浮腫の上肢の容積の減少に相関を認めた[2]．

もう1つは減量に関する食事のアドバイスを行った群と一般に健康的な食事に関する冊子を渡した群で12週後に比較し，前者で有意にリンパ浮腫の上肢の容積，体重，BMIの減少が得られた[3]．

▶リハビリテーション栄養管理のポイント

ICF

機能・形態障害として，リンパ浮腫，関節拘縮，しびれ感・疼痛，上肢巧緻性低下を認める．リンパ浮腫単独で活動制限を認めることは少ないが，ターミナルの時期で歩行困難になると浮腫が悪化しやすい．浮腫による外観の問題で参加制約を認めることがある．

栄養アセスメント

体重や四肢周径など身体計測は必要であるが，リンパ浮腫の影響を受けることを考慮して数値を解釈する．1回の評価よりもモニタリングが重要である．

二次性のリンパ浮腫の場合，がんによることが多いため，悪液質や低栄養を認めることがある．低栄養では低アルブミン血症に伴う浮腫を合併しやすく，浮腫がさらに悪化する．

一方，過栄養を認めることも少なくない．過栄養の場合，皮下組織に脂肪が蓄積することでリンパ液の流れが悪くなるため，浮腫がさらに悪化する．

サルコペニア

加齢	リンパ浮腫を高齢者に認めることがある．
活動	複合的理学療法を十分実施できる全身状態であれば，廃用を認めることは少ない．外観の問題で外出しない場合には，低活動になりやすい．

疾患	二次性リンパ浮腫の原因疾患である子宮がん，乳がん，前立腺がんによる悪液質を認めることがある．
栄養	悪液質や抑うつ状態に伴う食思不振から低栄養になることがある．

摂食・嚥下障害

通常，摂食・嚥下障害を認めない．

栄養ケアプラン

通常，投与経路は経口摂取のみである．低栄養では栄養改善を，過栄養では減量を目標とした栄養ケアプランを立案する．

経口摂取が困難な場合は経管栄養，それも困難な場合は経静脈栄養を行う．ただし，リンパ浮腫を認める四肢体幹に静脈針を刺すことは禁忌である．

がんのターミナルの時期は，栄養改善より患者の苦痛緩和を目標とする．

リハビリテーションプラン

ADLが自立していて積極的にリハを行える場合には，リンパ浮腫の改善を目標とする．理学療法もしくは作業療法として，複合的理学療法を1〜2時間程度行う．自己管理を目標に，短期間の集中的な入院リハを行ってもよい．過栄養の場合には，減量目的の運動療法も指導する．

がんのターミナルの時期で緩和ケアが目的の場合には，リンパ浮腫の改善よりも患者の苦痛軽減を目標とする．理学療法もしくは作業療法として，複合的理学療法の一部を20〜40分間程度行う．

〔若林秀隆〕

文献

1) Devoogdt N et al：Different physical treatment modalities for lymphoedema developing after axillary lymph node dissection for breast cancer：a review. *Eur J Obstet Gynecol Reprod Biol* **149**：3-9, 2010.
2) Shaw C et al：Randomized controlled trial comparing a low-fat diet with a weight-reduction diet in breast cancer-related lymphedema. *Cancer* **109**：1949-1956, 2007.
3) Shaw C et al：A randomized controlled trial of weight reduction as a treatment for breast cancer-related lymphedema. *Cancer* **110**：1868-1874, 2007.

Rehabilitation Nutrition

慢性閉塞性肺疾患 *Chronic obstructive pulmonary disease*

Clinical Pearl

- COPDにおいて栄養状態は症状・障害・予後の決定因子である．
- 適切な栄養療法とリハの併用により，急性増悪の減少が期待できる．
- COPDの栄養評価は，血清アルブミン値よりも身体計測が有用である．

留意点

1. 低栄養に留意．
2. 悪液質に留意．

疾患・障害の概要

慢性閉塞性肺疾患（COPD；Chronic Obstructive Pulmonary Disease）とは，慢性気管支炎，肺気腫，または両者の併発により惹起される閉塞性換気障害を特徴とする疾患である．

病態の進行とともに安静時エネルギー消費量が増大し，代謝が亢進する一方，食事摂取量が少なく体重減少を認める．体重減少のある患者のほうが，有意に生存率が低い．

代謝亢進をきたす他の要因として，TNF-αなどの炎症性サイトカインの上昇による全身炎症疾患を認める．COPDが筋障害を引き起こすという仮説もある．

リハビリテーション栄養のエビデンス

コクランのレビューでは，栄養療法介入における体重増加，運動耐容能の改善に有意差は認められないとされている[1]．

一方，栄養療法を行いながら運動療法を併用すると，除脂肪体重（LBM；Lean Body Mass）増加をともなう体重増加を認め，運動耐容能を改善する報告もある[2]．BMI 19以上の症例では，運動耐容能を向上させる効果は著明であった[3]．

COPDでは,肥満患者の死亡リスクが低いObesity paradoxを認める.

▶リハビリテーション栄養管理のポイント

🌐 ICF

機能障害として,呼吸機能低下,胸郭可動性低下,筋萎縮,筋力低下,全身持久力低下,易疲労性を認める.活動制限として,息切れによる更衣や歩行など全般的なADL低下を認める.

栄養アセスメント

推奨される評価項目に,体重(% IBW,BMI),体重減少率,食習慣,摂取時の症状(呼吸困難・ムセ),血清アルブミン値がある.特に体重減少率は,病態の進行,増悪を示す重要な所見である[4].

病態が安定しているときはマラスムス型の栄養不良を呈することが多いが,急性増悪をきたすと検査値も悪化する.

サルコペニア

加齢	高齢者に認めることが多い.
活動	病態の進行や急性増悪によるADLの低下に伴い,認めることがある.
疾患	悪液質を認めることがある.COPDによる筋障害を認める仮説がある.
栄養	食思不振や摂食・嚥下障害により,低栄養を認めることが多い.

摂食・嚥下障害

呼吸数が多いほど嚥下反射のタイミングに障害を認める.上部,下部食道括約筋に機能障害を認めるため,食道入口部開大不全や胃食道逆流を生じる.嚥下筋の筋萎縮で咽頭期の障害を認めることが少なくない.リハ科に併診があった入院患者の約7割に,摂食・嚥下障害を認めたという報告がある[5].

栄養ケアプラン

経口摂取を基本とした高カロリー,高蛋白を摂取する.静脈栄養のガイドラインでは炭水化物の過剰摂取を避け,脂肪の比率を高くすることが推奨される[6].一方,経腸栄養のガイドラインでは,低炭水化物,高脂肪食

のメリットはないとされている[7].

摂取時の症状緩和として，呼吸困難が摂食に影響する場合，薬物治療の見直しを考慮する．腹部膨満感に対しては分食を勧める．必要十分量の摂取に相当の量を必要とする，ビタミンやミネラルはサプリメントで摂取することも考慮する[4].

エネルギー摂取量が十分確保できない場合は濃厚流動食，経管栄養，静脈栄養で不足分を補う．その際 Refeeding 症候群に留意する．誤嚥性肺炎の恐れが高い場合，経管栄養を検討する．一時的に胃瘻を造設しても，栄養改善とともにリハを行うことで，経口摂取のみに移行できることがある[8].

リハビリテーションプラン

COPD の病態が不安定な場合，体重を維持する栄養指導と LBM を維持・増加を目標とした低負荷の運動療法を行う．理学療法では，呼吸訓練・ADL 訓練などを 20 分間程度行う．病態の安定に伴い下肢筋力を中心としたレジスタンストレーニングや歩行訓練を 20 ～ 60 分間程度行う．

以下に運動療法と栄養療法を意識した考え方を**表**にまとめる[4].

表 COPD 患者の栄養療法と運動療法の考え方

体重（BMI：kg/m²）	動的体重減少		治療戦略
BMI < 19	体重減少	有	強化栄養療法（経口・経腸） ★補助栄養食品を積極的に利用 運動療法（低負荷）
		無	栄養指導（体重維持を目標） 運動療法（高負荷も可能）
19 ≦ BMI < 22	体重減少	有	栄養指導（体重増加を目標） 運動指導（低負荷）
		無	栄養指導（体重増加を目標） 運動療法（高負荷も可能）
22 ≦ BMI	体重減少	有	栄養指導（標準体重を目標） 運動指導
		無	運動指導

＊動的体重減少有：6 カ月に体重の 10％，1 カ月に体重の 5％の体重減少

（中石七奈）

文献

1) Ferreira IM et al：Nutritional supplementation for stable chronic obstructive pulmonary disease. *Cochrane Database Syst Rev*：CD000998, 2005.
2) Fuld JP et al：Creatine supplementation during pulmonary rehabilitation in chronic obstructive pulmonary disease. *Thorax* **60**：531-537, 2005.
3) Steiner MC et al：Nutritional enhancement of exercise performance in chronic obstructive pulmonary disease. *Thorax* **58**：745-751, 2003.
4) 呼吸ケア・リハビリテーション学会・他編：呼吸リハビリテーションマニュアル―患者教育の考え方と実践. 照林社, 2007, pp102-111.
5) 若林秀隆：COPD 患者への摂食・嚥下リハビリテーションの進め方. *Expert Nurse* **25**：22-26, 2009.
6) Anker SD et al：ESPEN Guidelines on Parenteral Nutrition：on cardiology and pneumology. *Clin Nutr* **28**：455-460, 2009.
7) Anker SD et al：ESPEN Guidelines on Enteral Nutrition：on cardiology and pneumology. *Clin Nutr* **25**：311-318, 2006.
8) 若林秀隆：胃瘻からの脱却を目指して―嚥下リハの挑戦 私たちはこうしている①臨床栄養管理との併用. 臨床リハ **17**：847-854, 2008.

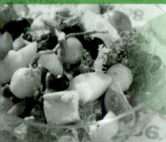

慢性心不全 *Chronic heart failure*

Clinical Pearl

- 全身性の異化亢進状態である心臓悪液質を認めることがある.
- 身体計測と検査値による栄養評価では浮腫や脱水による影響を考慮する.
- BMI18.5以下や心臓悪液質では運動療法より栄養療法を優先する[1].

留意点

1. 低栄養に留意.
2. 悪液質に留意.

疾患・障害の概要

心不全は，心筋障害により心臓ポンプ機能が低下し，全身の組織に必要な血液量を駆出できない状態であり，労作時の息切れや易疲労性といった臨床症状を呈する症候群である．原因疾患には虚血性心疾患，弁膜症，心筋症，心筋炎，不整脈，先天性心疾患などがある．

慢性心不全（Chronic Heart Failure；CHF）は単に慢性化した心機能障害ではなく，心筋損傷，心機能低下を機に神経体液性因子の亢進，炎症性サイトカインの産生，骨格筋の変化など種々の反応が全身的に発現する病態である．また，進行につれ，呼吸困難感や易疲労性から運動耐容能の低下，日常生活活動やQOLの低下を引き起こす進行性の病態といえる．

リハビリテーション栄養のエビデンス

ヨーロッパ静脈経腸栄養学会のガイドラインではCHFは栄養状態に影響を及ぼすとしているが，CHFに対する栄養療法の質の高いエビデンスはない[2]．CHFではBMIが高いほど生命予後がよいとの報告が多く[3]，Obesity paradox[4] といわれている．

ビタミンB_1の不足はCHFの93％にみられ，投与することで心機能が

改善するとの報告がある[5]. 心臓悪液質（Cardiac Cachexia, 6カ月間で浮腫の軽減を除く，6％以上の体重減少）[1]はNYHA分類[6]でⅡ～ⅣのCHFの12～15％にみられる[2].

▶リハビリテーション栄養管理のポイント

🌐 ICF

機能障害として，心機能低下に伴う労作時の息切れ，易疲労性，筋萎縮，筋力低下を認め，活動制限として運動耐容能の低下から歩行やADL低下を認める．

栄養アセスメント

体重や身体計測が基本だが，浮腫を伴う場合は体重評価に注意が必要である．上腕は，比較的に浮腫の影響が少ないため，上腕筋囲や上腕筋面積は筋蛋白の指標として有効である．また，窒素バランス，総蛋白，アルブミン，コリンエステラーゼ，ヘモグロビンなどの検査値と合わせ，経時的・総合的に評価することが重要である．

サルコペニア

加齢	CHFは高齢者に認めることが少なくない.
活動	労作時の息切れ，易疲労感から，低活動や廃用を認めることが多い.
疾患	CHFの特異的な変化として骨格筋量・質の変化が認められ[7]，68％に筋萎縮を認める[8]．12～15％に悪液質を認める[2].
栄養	CHFは易疲労性のため食事摂取量が少なくなることがある.

摂食・嚥下障害

易疲労や息切れにより摂食困難になる場合や，摂取そのものが心負荷となり，経口摂取が困難になる場合がある．重症なCHFで人工呼吸器装着となった場合，離脱後に摂食・嚥下障害を認めることがある．

栄養ケアプラン

経口摂取が基本原則であるが必要栄養量を摂取できなかったり，食事が心負荷となる場合は経腸栄養の適応となる．管理上のポイントは水分とナトリウムの管理であり，塩分は1日当たり7g以下に制限する．また短期

間の体液貯留による体重増加（1週間で2〜3kg以上）ではナトリウムと水分摂取を制限する必要がある[1]．心臓悪液質では十分なエネルギーと蛋白質の補給が必要となる．葉酸やビタミンB_{12}，鉄などの欠乏は貧血につながり，心不全を悪化させる．さらに利尿薬投与中は水溶性の栄養素（ビタミンやミネラル）の排出亢進がみられ，食事以外に微量栄養素を含んだサプリメントの投与も考慮する必要がある[9]．

リハビリテーションプラン

リハは栄養状態改善後，栄養サポートを併用しながらの運動療法介入が基本となる．BMIが18.5以下の場合は運動により異化作用がさらに亢進する可能性があるため，運動療法よりも栄養療法を優先する[1]．

運動療法は減量目的ではなくBMIを高めに維持しつつ，インスリン抵抗性などの増悪因子の是正目的に1回20〜30分間程度の有酸素運動とサルコペニア改善目的の骨格筋レジスタンストレーニングを中心に行う．この場合ビタミン，葉酸や鉄，蛋白質，エネルギー産生に関与するn-3脂肪酸などの脂肪摂取などの栄養サポートの併用が重要である．

（林 和子）

文献

1) 飯田有輝・他：慢性心不全における栄養管理と運動療法の関わり．PTジャーナル **41**：471-478, 2007.
2) Anker SD et al：ESPEN guidelines on enteral nutrition：cardiology and pulmonology. *Clin Nutr* **20**：311-318, 2006.
3) Gustafsson F et al：Effect of obesity and being overweight on long-term mortality in congestive heart failure：influence of left ventricular systoric function. *Eur Heart J* **26**：58-64, 2005.
4) Curtis JP et al：The obesity paradox：body mass index and patients with heart failure. *Arch Intern Med* **165**：55-61, 2005.
5) Miller TL et al：Nutrition in pediatric cardiomyopathy. *Prog Pediatr Cardiol* **24**：59-71, 2007.
6) 山田純生：慢性心不全の運動療法．循環器疾患のリハビリテーション（山田純生編），三輪書店，2005, pp161-173.
7) 山田純生：心不全に対する運動療法―臨床的位置づけと今後の検討課題．理学療法学 **32**：538-540, 2005.
8) von Haehling S et al：Cardiac cachexia：a systematic overview. *Pharmacol Ther* **121**：227-252, 2009.
9) 中屋 豊：心不全．栄養塾 症例で学ぶクリニカルパール（大村健二編），医学書院，2010, pp162-166.

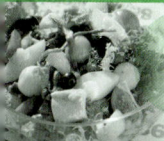

肝不全 *Hepatic failure*

Clinical Pearl

- 骨格筋の減少は，糖代謝能の低下，肝性脳症を誘発し，ADL，QOLの低下を招く．
- 分岐鎖アミノ酸の併用，夜間就寝前栄養，分割食は，骨格筋減少予防，QOLや予後の改善に有用である．
- 低栄養では予後が悪いが，肥満では発がんリスクが高く，インスリン抵抗性を合併し，予後を悪化させるため，両者に注意を要する．

留意点

1. 低栄養・過栄養に留意．
2. 悪液質に留意．

疾患・障害の概要

　肝不全とは，急性または慢性に起こる肝臓の機能障害により，機能不全に陥った状態である．肝性脳症，黄疸，腹水，出血傾向などの重篤な症状を生じる．慢性肝不全は肝硬変を代表とする慢性肝疾患を背景とし，病態発症には肝細胞機能障害と門脈血流が肝臓をバイパスする現象が関与している．慢性肝不全の代謝異常はエネルギー，糖質，脂質，蛋白質・アミノ酸だけでなく，ビタミン，微量元素にまでも及ぶ．

リハビリテーション栄養のエビデンス

　肝硬変患者の筋肉量低下防止として，「過度の安静を指示しない」「適度な身体活動を継続する」「分岐鎖アミノ酸（BCAA）を補給する」がある．これら3つを，6カ月以上継続した肝硬変患者では，上腕周囲，跳躍力，血清アルブミン値が改善し，下肢倦怠感，こむら返りなどの自覚症状も減少した[1]．肝硬変患者においてBMI 25以上の肥満例は約30％を占め，非肥満例に比べ，発がんリスクは高く，肥満例にのみ，BCAA顆粒製剤の

肝がん抑制作用が顕著に認められた[2].

非代償期肝硬変患者で食道静脈瘤破裂の危険のある症例には運動負荷は好ましくない[3]. 腹水合併症例では, 運動負荷によりレニン-アンジオテンシン系・交感神経系が亢進する場合, 治療が困難となる[4]. 従来は絶対安静が基本とされたが, 過度な安静は筋肉の廃用萎縮をもたらす. 筋肉の減少は高アンモニア血症, 肝性脳症を誘発し, QOL, 予後の低下を招く[5].

リハビリテーション栄養管理のポイント

ICF

機能障害として筋萎縮, 高次脳機能障害, 意識障害などを認める. 活動制限として, 食事や歩行などADLの低下を認める.

栄養アセスメント

肝不全の重症度(表)とともに, 筋肉量・皮下脂肪厚の減少, 栄養代謝異常(図)が顕在化する. 身体測定は体液評価を前提に判定する. 肝硬変では, 安静時エネルギー消費量は健常者の約1.3倍と亢進している. 空腹時のエネルギー基質では脂肪が全体の69%, 糖質が13%, 蛋白質が17%と健常者に比べて内因性脂肪の亢進が認められる[8, 9]. 肝障害の重症度, 身体測定, 生化学検査, 骨格筋機能評価, 間接熱量測定などから代謝異常・病態の把握が重要となる.

表 肝障害の重症度分類―Child-Pugh(チャイルド・ピュー)分類

臨床所見, 生化学検査	点数		
	1点	2点	3点
精神神経症状(昏睡度)	なし	軽度(I-II)	重症(III-IV)
腹水	なし	軽度	中等度
血清ビリルビン(mg/dl)	< 2.0	2.0～3.0	> 3.0
血清アルブミン(g/dl)	> 3.5	3.5～2.8	< 2.8
プロトロンビン時間(%)*	> 70	40～70	< 40

5項目の合計点を求める. 5～6点をChild A, 7～9点をChild B, 10～15点をChild C(最重症)の3段階にて重症度を判定する.
＊日本の実態に合わせ, 活性値で表示(注:他の分類方法も存在する)

(Pugh et al, 1983)[6] より改変

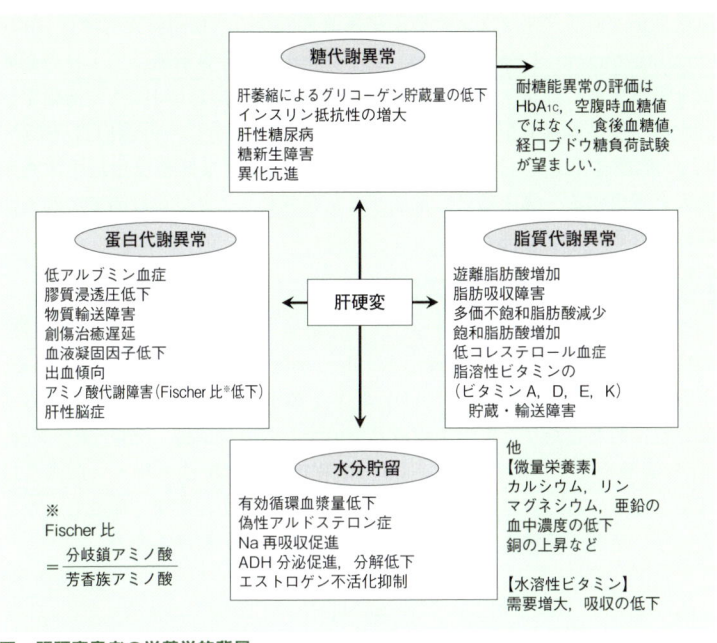

図 肝硬変患者の栄養学的背景

糖代謝異常
- 肝萎縮によるグリコーゲン貯蔵量の低下
- インスリン抵抗性の増大
- 肝性糖尿病
- 糖新生障害
- 異化亢進

耐糖能異常の評価はHbA1c，空腹時血糖値ではなく，食後血糖値，経口ブドウ糖負荷試験が望ましい．

蛋白代謝異常
- 低アルブミン血症
- 膠質浸透圧低下
- 物質輸送障害
- 創傷治癒遅延
- 血液凝固因子低下
- 出血傾向
- アミノ酸代謝障害（Fischer比※低下）
- 肝性脳症

脂質代謝異常
- 遊離脂肪酸増加
- 脂肪吸収障害
- 多価不飽和脂肪酸減少
- 飽和脂肪酸増加
- 低コレステロール血症
- 脂溶性ビタミンの（ビタミンA, D, E, K）貯蔵・輸送障害

水分貯留
- 有効循環血漿量低下
- 偽性アルドステロン症
- Na再吸収促進
- ADH分泌促進，分解低下
- エストロゲン不活化抑制

※ Fischer比
$= \dfrac{\text{分岐鎖アミノ酸}}{\text{芳香族アミノ酸}}$

他
【微量栄養素】
カルシウム，リン，マグネシウム，亜鉛の血中濃度の低下
銅の上昇など

【水溶性ビタミン】
需要増大，吸収の低下

(伊藤・他，2005)[7]より改変

サルコペニア

加齢	高齢の肝不全患者には認めることがある．
活動	入院患者では安静臥床となりやすいので認めやすい．
疾患	悪液質による筋萎縮を認めることがある．感染症を合併しやすく，侵襲による筋萎縮を認めることがある．
栄養	代謝異常のため低栄養を認めることが多い．

摂食・嚥下障害

通常，摂食・嚥下障害を認めない．

栄養ケアプラン

肝不全患者は，絶食時，グリコーゲンが枯渇しやすく，血糖維持のため筋蛋白，体脂肪を分解しエネルギーを得る．筋蛋白の燃焼を抑制，食後過

血糖是正，血清アルブミンや窒素平衡改善のため，夜間就寝前軽食（late evening snack；LES）を含め，1日4～6回の分食形態にて1日の必要量を摂取する．血清アルブミン値3.5g/dl以下であればBCAA補給を検討する．肝性脳症覚醒後や高アンモニア血症の場合は，低蛋白食（0.5～0.7g/標準体重kg/日）に合わせ，BCAAが豊富な肝不全用経腸栄養剤導入を考慮する．臨床効果は重症度に左右され，より早い段階での導入が勧められる．

リハビリテーションプラン

過度の安静は，リスクも伴う[5]．腹水貯留[4]や動脈瘤破裂[3]の危険性，脳症，黄疸急性増悪がある場合，ストレッチ運動などの軽いリハに留める．一方，それらがない場合は，ADL低下を最小限に留め，日常生活を送ることを目的としたリハを実施する．車いすでの座位訓練，立位・歩行訓練，ADL訓練などを中心に，20～60分間程度の理学療法を行う．肥満者は減量を考慮する．自覚症状や検査値，病状の推移を注意深く確認しながら実施し，原則，翌日まで疲労感や倦怠感を残さない程度とする．

（熊谷直子）

文献

1) 渡辺明治：様変わりする肝硬変の管理，筋力維持を目標に食事・運動．モダンメディシン **12**：35-39, 1989.
2) Muto Y et al：Overweight and obesity increase the risk for liver cancer in patients with liver cirrhosis and longterm oral supplementation with branched-chain amino acid granules inhibits liver carcinogenesis in heavier patients with liver cirrhosis. *Hepatol Res* **35**：204-214, 2006.
3) Garcia-Pagan JC et al：Physical exercise increases portal pressure in patients with cirrhosis and portal hypertension. *Gastroenterology* **111**：1300-1306, 1996.
4) Salo J et al：Impairment of renal function during moderate physical exercise in cirrhotic patients with ascites：relationship with the activity of neurohormonal systems. *Hepatology* **25**：1338-1342, 1997.
5) Tarter RE et al：Isokinetic muscle strength and its association with neuropsychological capacity in cirrhotic alcoholics. *Alcsm Clin Exp Res* **21**：191-196, 1997.
6) Pugh RWH et al：Transection of the oesophagus for bleeding oesophageal varices. *Br J Surg* **60**：646-649, 1983.
7) 伊藤彰博・他：肝疾患栄養管理における nutrition support team(NST)の意義．栄評治 **22**：299-302 2005.
8) Greco AV et al：Daily energy and substrate metabolism in patients with cirrhosis. *Hepatology* **27**：346-350, 1998.
9) Owen OE et al：Nature and quantity of fuels consumed in patients with alcoholic cirrhosis. *J Clin Invest* **72**：1821-1832, 1983.

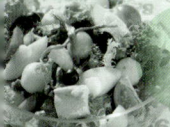

慢性腎不全 *Chronic renal failure*

> ### Clinical Pearl
> - 腎不全の進行に伴い，蛋白異化亢進がみられ，低栄養を合併することが多い．
> - 肥満は蛋白尿や末期腎不全の危険因子である．
> - 腎不全患者では運動耐容能が低下している（特に CKD ステージ 3 以上）．

留意点

1. 低栄養・過栄養とも留意．
2. 悪液質に留意．

疾患・障害の概要

腎不全とは，腎臓自体もしくは腎血流量の低下により腎機能が低下し，体内の過剰水分，代謝物，老廃物および電解質の排出が困難となっている状態である．

慢性腎不全とは，慢性腎臓病（chronic kidney disease；CKD）の影響により，数カ月から数十年かけて徐々に腎機能が不可逆的に障害されることにより生じ，腎機能が正常時の 30％未満になった状態をいう．

近年では，推算糸球体濾過量（estimated glomerular filtration rate；eGFR）を指標とする CKD ステージ分類に基づいた診断および治療が推奨されており，治療目標としては残存腎機能の維持が中心となる．食事療法，生活指導および薬物療法が重要となる．CKD ステージ 5 で尿毒症の症状があると，透析または移植の導入が必要となる．

腎不全患者の運動機能は低下しており，筋力低下の原因は，尿毒症性の神経障害や筋障害に加えて，運動不足が原因と考えられている[1]．

▶ リハビリテーション栄養のエビデンス

適度な運動は腎機能には悪影響を及ぼさずに運動耐容能や QOL の向上，糖や脂質代謝の改善をもたらす可能性があり[2]，必要以上の活動制限は適切ではない．

腎不全患者にレジスタンストレーニングを行うことで，下肢筋力，歩行能力，バランス能力が改善する[3]．また，最高心拍数の 50 〜 60％の運動強度による有酸素運動により，運動耐容能が改善する[4]．

透析患者に運動療法を行うと，低栄養・炎症複合症候群改善作用，蛋白異化抑制作用，運動耐容能改善，QOL の改善をもたらす[5]．

腎性貧血に対しては，ヘモグロビン値 11.0 〜 13.0 g/dl を目標に赤血球造血刺激因子製剤を用いて治療を行う．鉄欠乏を認める場合には鉄補充療法が必要である[6]．

BMI 25 以上の肥満は末期腎不全の危険因子であるが，CKD においては BMI と死亡率は反比例する Obesity paradox の報告もある[7]．

▶ リハビリテーション栄養管理のポイント

ICF

機能障害として，筋萎縮，筋力低下を認める．
活動制限として，体力低下，運動耐容能低下など ADL 能力低下を認める．
参加制約として，透析により社会参加，就労制限を認める．

栄養アセスメント

体重や四肢周径など身体計測は必要であるが，浮腫の影響を受けることを考慮して毎日の尿量や体重の増減で観察する．腎不全の進行とともに負の窒素バランスとなり，異化亢進状態になることや蛋白質の制限により低栄養を認めることがある．

腎性貧血ではヘモグロビン値 11 g/dl 以下で治療を開始する．

サルコペニア

加齢	高齢者に認めることが多い．
活動	腎障害の程度により活動量が制限され，廃用を認めることが多い．

疾患	尿毒症性の神経障害や筋障害などを認めることがある．悪液質を認めることがある．
栄養	食思不振，悪心・嘔吐などで，低栄養を認めることがある．

摂食・嚥下障害

通常，摂食・嚥下障害を認めない．

栄養ケアプラン

通常，経口摂取のみである．表にCKDステージごとの食事療法基準を示す．

リハビリテーションプラン

腎不全患者に対する運動処方は，腎機能や個々の評価に基づいて判断する．

低栄養が著明な時期は維持的リハとして，理学療法で関節可動域訓練，基本動作訓練などを20分間程度行う．全身状態が良好な場合は，積極的リハとして，理学療法でレジスタンストレーニングや歩行などの有酸素運動を中等度の運動強度（5.0〜6.0メッツ）で20〜40分間程度，週3〜5

表 慢性腎臓病（CKD）食事療法基準

ステージ（病期）	尿蛋白	エネルギー(kcal/kg/日)	蛋白質(g/kg/日)	食塩(g/日)	カリウム(mg/日)
1 GFR≧90	0.5/日未満 0.5/日以上	27〜39 27〜39	適宜 0.8〜1.0	10未満 6未満	
2 GFR60〜89	0.5/日未満 0.5/日以上	27〜39 27〜39	適宜 0.8〜1.0	10未満 6未満	
3 GFR30〜59	0.5/日未満 0.5/日以上	27〜39 27〜39	0.8〜1.0 0.6〜0.8	3以上6未満 3以上6未満	2000以下 2000以下
4 GFR15〜29		27〜39	0.6〜0.8	3以上6未満	1500以下
5 GFR＜15 (ml/分/1.73m²)		27〜39	0.6〜0.8	3以上6未満	1500以下
5D 血液透析		27〜39	1.0〜1.2	6未満	2000以下

（日本腎臓学会「食事療法ガイドライン改訂委員会」，2007）[8]

回行う.透析患者には非透析日に行うのが標準的であるが,近年では透析施行中に下肢エルゴメーター駆動などの運動療法を行うこともある[5].

(染谷涼子)

文献

1) Kettner-Melsheimer A et al : Physical work capacity in chronic renal disease. *Int J Artif Organs* **10** : 23-30, 1987.
2) Kouidi E et al : The effects of exercise training on muscle atrophy in haemodialysis patients. *Nephrol Dial Transplant* **13** : 685-699, 1998.
3) Heiwe S et al : Twelve weeks of exercise training increase muscle function and walking capacity in elderly predialysis patients and healthy subjects. *Nephron* **88** : 48-56, 2001.
4) Boyce ML et al : Exercise training by indivisuals with predialysis renal failure : cardiorespiratory endurance, hypertension and renal function. *Am J Kidney Dis* **30** : 180-192, 1997.
5) 上月正博:透析患者の栄養治療としてのリハビリテーション・運動療法.栄評治 **25** : 361-366, 2008.
6) 小井手裕一:貧血が進行する場合の管理法.診断と治療 **4** : 653-655, 2010.
7) Speakman JR et al : Reverse epidemiology, obesity and mortality in chronic kidney disease : modelling mortality expectations using energetics. *Blood Purif* **29** : 150-157, 2010.
8) 日本腎臓学会「食事療法ガイドライン改訂委員会」:慢性腎臓病に対する食事療法基準2007年版.日腎会誌 **49** : 871-878, 2007.

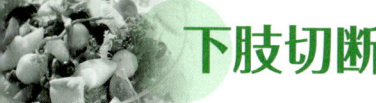

下肢切断 *Lower extremity amputation*

Clinical Pearl

- 切断に至る原因とその合併症により，栄養状態や機能・生命予後に違いがある．
- 低栄養患者は，肥満患者よりも義足の使用率が低い．
- 肥満患者では，リハに長期間を要する傾向がある．

留意点

1. 低栄養・過栄養ともに留意．
2. 悪液質に留意．

疾患・障害の概要

下肢切断の原因は，糖尿病や閉塞性動脈硬化症に起因する末梢血管障害によるものが最も多く，次いで外傷，腫瘍などがある[1]．稀だが悪性関節リウマチや強皮症などの膠原病による末梢血管障害でも切断に至ることがある．残存する下肢長と機能は，その後の歩行能力に影響する．

近年では，高齢者の末梢血管障害による切断例が増加している．糖尿病例では両側の下肢切断，あるいは下腿切断後に大腿切断に至る例も少なくない．糖尿病や動脈硬化症は，合併症による死亡率が高く[1]，全身疾患としての管理が重要である．

リハビリテーション栄養のエビデンス

末梢血管障害による切断では，外傷によるものより，歩行スピードが遅くても単位距離あたりのエネルギー消費量が大きい[2]．血管障害の切断では，肥満患者（BMI ≧ 30）より，低栄養患者（BMI < 18.5）で義足使用率・移動自立度とも低く[3]，肥満群は，非肥満群よりもリハ施設へ転院することが多い[4]．

リハビリテーション栄養管理のポイント

ICF

機能障害として，下肢切断，筋萎縮，疼痛，筋力低下，体力低下，関節拘縮，褥瘡を認める．切断後の状況や全身状態によって歩行や余暇など，活動制限を認める．特に悪性腫瘍末期や糖尿病重症例，悪性関節リウマチによる多肢切断例では ADL 低下を認めやすい．

栄養アセスメント

身体計測が基本である．体重では，切断した部位の重さを考慮して以下の式で体重を補正する[7]．

実体重＝現体重(kg)×(1＋体重補正(%)÷100)

体重補正は，股関節離断で 18.5%，大腿切断で 11.8%，膝離断 7.1%，下腿切断 5.3%，足関節離断では 1.8%（大腿・下腿切断の場合，それぞれ大腿骨・脛骨の中央を基準としているため，断端の長さにより，近位の補正値を使用）である．切断後の BMI や基礎エネルギー消費量の算出に使用する．

栄養指標には，体重補正を要する BMI よりも上腕周囲長を用いることが推奨される[5,6]．また，透析患者や悪性腫瘍，膠原病，心不全合併例では，悪液質による低栄養を認めることがある．術後感染や貧血の有無，腎機能，心機能などについて検査値でも評価する．

過栄養の場合は身体計測と，肝障害や高脂血症の合併の有無を検査値で確認する．

サルコペニア

加齢	糖尿病と閉塞性動脈硬化症による切断は比較的高齢者に多い．
活動	義足歩行ができれば，廃用を認めることは少ない．義足歩行ができない場合や，糖尿病合併症の重症化，悪性腫瘍進行期〜末期は低活動となりやすい．
疾患	切断術や術後感染症による侵襲，糖尿病合併症の慢性腎不全・慢性心不全，悪性腫瘍による悪液質を認めることがある．
栄養	糖尿病合併症（特に腎症）などで低栄養を認めることがある．

摂食・嚥下障害

終末期がんでは，摂食・嚥下障害を認めることが多い．高齢者では加齢や脳梗塞の併発による摂食・嚥下障害を認めることがある．

栄養ケアプラン

通常，投与経路は経口摂取のみである．糖尿病の場合，厳重なエネルギー摂取量・塩分・腎症合併の場合，蛋白質のコントロールが必要となる．悪性腫瘍末期では，疼痛緩和が第一となり，経静脈栄養となることが多い．外傷やコントロール良好な糖尿病の場合，過栄養では減量目標，低栄養では栄養改善を目標とした栄養ケアプランを作成する．この際，切断レベルにより基礎エネルギー消費量が異なること（実体重式およびHarris-Benedictの式より算出）に配慮する．

歩行訓練期では，切断レベルが高位になるに従ってエネルギー消費量が増加するため[8]，エネルギー摂取量を増量するなどの配慮が必要である．

リハビリテーションプラン

重篤な合併症のない糖尿病や，他に障害のない外傷，全身状態のよい悪性腫瘍例には，断端成熟と義足歩行獲得を目的に，術後早期から機能訓練が開始される．断端の浮腫を軽減するため，弾性包帯を用いて断端の末梢から中枢へ向かって圧迫を加えるsoft dressing，痛みに応じたレジスタンストレーニングと義足歩行訓練，体力増強訓練を，1～3時間程度行う．

糖尿病例では腎症に対する透析患者も多く，易疲労を呈しやすいため，時間帯や負荷量，訓練頻度に配慮する．全身状態や疾患のコントロール状態によっては，義足非適応となることがある．この場合は車いすでのADL拡大が目標となり，状態にあわせてベッドサイドや機能訓練室で，起居動作訓練やADL訓練を20～40分間程度行う．終末期がんでは，疼痛緩和や機能維持を目標とする．

（溝部恵美）

文　献

1) 横串算敏，成田寛志：下肢切断．臨床リハ **15**：840-846, 2006.
2) Walter RL et al：Energy cost of walking of amputees：the influence of level of

amputation. *J Bone Joint Surg Am* **58** : 42-46, 1976.
3) Kalbaugh CA et al : Dose obesity predict functional outcome in the dysvascular amputee? *Am Surg* **72** : 707-712, 2006.
4) Simmoms JD et al : The weight of obesity in patients with lower extremity vascular injuries, Injury(2010), doi : 10.1016/j.injury.2010.04.025
5) Mikker M et al : Upper-arm anthropometry : an alternative indicator of nutritional health to body mass index in unilateral lower-extremity amputees? *Arch Phys Med Rehabil* **89** : 2031-2033, 2008.
6) Mozumdar A, Roy SK : Method for body weight in person with lower-limb amputation and its implication for their nutritional assessment. *Am J Clin Nutr* **80** : 868-875, 2004.
7) Merritt R et al : The A.S.P.E.N. Nutrition Support Practice Manual 2nd ed, 2005.
8) Smith DG et al : MD Atlas of amputation and limb deficiencies. Surgical, Prosthetic, and Rehabilitation Principles, 3rd ed, 2004.

熱傷 Burn

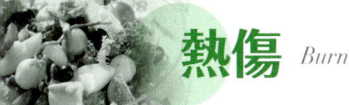

Clinical Pearl

- 重度熱傷では生体の代謝異化亢進により急性期の蛋白質分解が著明となる.
- 急性期に安静時エネルギー消費量を超える投与を行っても, 脂肪合成に利用される.
- 栄養アセスメントでは窒素バランスと間接熱量測定が重要である.

留意点

1. 低栄養・過栄養とも留意.
2. 悪液質に留意不要.

疾患・障害の概要

熱傷深達度はⅠ度（表皮熱傷）, Ⅱ度（真皮乳頭下層までの熱傷で水疱底の真皮が赤色を浅達Ⅱ度, 白色で貧血状を呈すものを深達Ⅱ度）, Ⅲ度（皮膚全層で壊死）の4つに分類される. 熱傷面積が成人でⅡ度20%以上, あるいはⅢ度10%以上, 小児高齢者ではⅡ度10%以上あるいはⅢ度5%以上を重症熱傷といい, 身体における最大の侵襲である.

熱傷患者に起こる代謝障害は, 受傷ショック期, refilling期, 異化亢進・感染期, 回復期に分けられる. 各期によりエネルギー必要量が異なるため, 代謝に見合う栄養を供給し, 生体機能を維持することが重要である.

リハビリテーション栄養のエビデンス

経腸栄養早期開始の有用性は不明である[1]. 小児熱傷では原因は不明だが回復期に過栄養を認めることが少なくない[2]. 高齢で重度熱傷の場合, 肥満ではFIM改善が少なく自宅退院が少ない可能性がある[3].

創傷治癒や免疫能に関与するビタミンや微量元素も重要で, 小児熱傷患者にビタミンC, E, 亜鉛を投与すると, 創傷治癒期間の短縮につながる

可能性がある[4]．成人熱傷患者にビタミンＣを大量投与すると，初期総輸液量の減少と浮腫の抑制，呼吸機能の改善を認める可能性がある[5]．

また，脂質を減らしたエネルギー投与をした場合，肺炎発症率の低下，呼吸機能の改善，治療期間の短縮が認められた[6]．グルタミン酸を投与した場合，蛋白質合成が改善され，創の治癒が促進し，入院期間が短くなった報告がある[7]．

リハビリテーション栄養管理のポイント

ICF

機能障害として，皮膚機能障害，関節拘縮，呼吸機能低下，摂食・嚥下障害，腎機能障害，肝機能障害，免疫機能低下，外観・変形による形態障害など全身の機能障害を認める．活動制限として食事や歩行などADL低下を認める．外観の問題などによる参加制約が生じる．

栄養アセスメント

体重・身長の計測に合わせて，間接熱量測定を行うことが望ましい．急性期には循環血液量の減少と浮腫により体重や血清アルブミン値など一般的な栄養評価が困難になるため，窒素バランスの算出が重要になる．

耐糖能低下をきたすことが多く，血糖値測定も必須である．しかし，重症熱傷患者では，侵襲が遷延するため，検査値だけでは評価の限界がある．身体計測，間接熱量測定，便の性状，熱傷潰瘍面の肉芽の色調などを合わせた栄養アセスメントを繰り返し行う．

サルコペニア

加齢	熱傷の高齢者に認めることがある．
活動	長期臥床により廃用症候群を認めることがある．
疾患	熱傷や合併症，手術，感染症による侵襲で認めることが多い．
栄養	重症熱傷や摂食・嚥下障害の合併時に低栄養を認めることが多い．

摂食・嚥下障害

顔面や頸部熱傷，気道熱傷，人工呼吸器管理により摂食・嚥下障害を認めることがある．この際優先すべき経路は，経腸栄養＞経静脈栄養である．

創部の回復や人工呼吸器離脱により経口摂取が可能となった場合でも，栄養摂取目標量に達しなければ経腸栄養や経静脈栄養を併用する．

栄養ケアプラン

筋肉の蛋白質や脂肪が分解することにより生じる内因性エネルギーと，栄養療法として投与される外因性エネルギーによってエネルギーが充足される．

急性期のエネルギー消費量をすべて外因性エネルギー投与で充足させようとすればoverfeedingとなり，余剰なエネルギーは脂肪合成に利用される．感染症が遷延してCRPが高値の場合は，安静時エネルギー消費量を超える栄養療法を施行しても，蛋白異化は改善せず，血清アルブミン値も増加しない．そのため外因性のエネルギー投与量が基礎代謝量を超えないように抑えることが重要である．しかし，重症状態が10日以上遷延する場合は厳密な血糖管理のもと，エネルギー投与量を増加させ，内因性エネルギー供給源を貯蔵する．重症状態から回復期へ移行できた場合は25〜30 kcal/kg/日のエネルギー投与を行いながら積極的なリハを行う[8]．

リハビリテーションプラン

refilling期からリハの介入が必要である．この時期は，浮腫のある四肢の挙上などのポジショニング，関節可動域訓練，呼吸合併症の予防，良肢位保持が主となり，理学療法および作業療法を全身状態に合わせて20〜40分間程度行う．

回復期ではレジスタンストレーニング，基本動作訓練へと拡大し，理学療法，作業療法とも20〜60分間程度行う．気道熱傷や顔面・口腔内熱傷があり，摂食・嚥下障害や発声障害などがある場合には言語療法も行う．

（伊藤淳子）

文献

1) Wasiak J et al：Early versus delayed enteral nutrition support for burn injuries. *Cochrane Database Syst Rev*：CD005489, 2006.
2) Mayes T et al：Overweight and obesity：overrepresentation in the pediatric reconstructive burn population. *J Burn Care Res* **31**：423-428, 2010.
3) Farrell RT et al：The relationship of body mass index and functional outcomes in patients with acute burns. *J Burn Care Res* **29**：102-108, 2008.

4) Barbosa E et al：Supplementation of vitamin E, vitamin C, and zinc attenuates oxidative stress in burned childlen：a randomized, double-blind, placebo-controlled pilot study. *J Burn Care Res* **30**：859-866, 2009.
5) Tanaka H et al：Reduction of resuscitation fluid volumes in severaly burned patients using ascorbic acid administration：a randomized, prospective study. *Arch Surg* **135**：326-331, 2000.
6) Garrel DR et al：Improved clinical status and length of care with low-fat nutrition support in burn patient. *JPEN* **19**：482-491, 1995.
7) Peng X et al：Clinical and protein metabolic efficacy of glutamine granules-supplemented enteral nutrition in severely burns patients. *Burns* **31**：342-346, 2005.
8) 寺島秀夫・他：周術期を含め侵襲下におけるエネルギー投与に関する理論的考え方. 静脈経腸栄養 **24**：1027-1043, 2009.

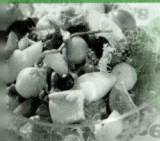

Rehabilitation Nutrition

認知症 *Dementia*

Clinical Pearl

- アルツハイマー病では糖代謝異常との関連が認められており，進行性の体重減少をきたす．
- 認知障害，周辺症状，身体機能の低下が原因となって摂食・嚥下障害を合併する．
- 「口から食べること」がQOLの向上につながる．

留意点

1. 低栄養・過栄養に留意．
2. 悪液質に留意．

疾患・障害の概要

認知症とは「一度発達した知的機能が，脳の器質的障害によって広汎に継続的に低下した状態」で，記憶障害に加え，失語，失行，失認，実行機能障害などを認める．アルツハイマー病などの変性性認知症と脳血管性認知症が代表的だが，内分泌疾患や正常圧水頭症，慢性硬膜下血腫などの治療可能な認知症を見逃さないことが重要である．

摂食障害を伴うことが多く，①認知障害：記憶の障害，認知の障害，失行，意思疎通の障害，前頭葉症状，②周辺症状：焦燥感，攻撃性，うつ状態，妄想，幻覚，③身体機能の低下など：咀嚼や嚥下機能の低下，消化器疾患，糖尿病や慢性腎不全などの併存疾患，内服薬の影響，味覚や嗜好の変化など，が原因となる[1]．治療は，アルツハイマー病に対するドネペジルなどの薬物療法と認知機能や身体機能，摂食・嚥下機能に対するリハを行う．

リハビリテーション栄養のエビデンス

わが国における代表的な疫学研究である久山町研究では，耐糖能異常がアルツハイマー病と脳血管性認知症に共通する危険因子としている[2]．栄

養の過不足や偏りも注目されているが，サプリメントなどによる予防や改善のエビデンスは得られていない[3]．一方で，多様な食物摂取や栄養バランスを重視する地中海式ダイエットがアルツハイマー病の進行や発症の予防に効果があったと報告されている[4]．アルツハイマー病では診断前から体重減少を認め[5]，それは発病後も重症度に応じて継続し，合併症や環境の変化で加速する[6]．リハでは運動療法がADL減退の有意な遅延をもたらすという報告があるが[7]，栄養介入でははっきりとしたエビデンスは認められていない．特に高度認知症のある高齢者に対する経管栄養には否定的な報告が多く，系統的レビューも生存率や栄養状態，褥瘡に対する利益を示すエビデンスはないとしている[8]．

▶リハビリテーション栄養管理のポイント

ICF

機能障害として記憶障害と認知機能障害（失語，失認，失行，遂行機能障害）に加え，幻覚・妄想，徘徊，異常な食行動，睡眠障害，抑うつ，不安・焦燥，暴言・暴力などの周辺症状を認める．その結果，筋萎縮，骨粗鬆症，転倒による骨折，摂食・嚥下障害，肺炎，褥瘡，脱水，尿路感染などから寝たきりとなる危険がある．また，周辺症状が在宅療養の妨げとなることも多い．

栄養アセスメント

発症前からの生活習慣病や食行動の異常による過食から過栄養を認めることもあるが，発症後は進行性の体重減少をきたす．摂食・嚥下障害，肺炎，尿路感染などを併発すると栄養状態の悪化が加速するので注意が必要である．ビタミンや微量元素の欠乏にも留意する．

サルコペニア

加齢	認知症は高齢者に多い．
活動	初期には過活動も認めるが，経過とともに活動量は減少する．
疾患	肺炎や褥瘡，尿路感染などを併発するとさらに重度になる．アルツハイマー病で悪液質を認めるという仮説がある．
栄養	長期にわたる食事摂取量の減少や合併症併発時の不適切な栄養管理が原因となる．

摂食・嚥下障害

初期には認知機能障害による摂食障害が主となるが，サルコペニアの進行に伴って嚥下筋の筋萎縮をきたし，摂食・嚥下障害も認めるようになる．脳血管性認知症では発症初期から嚥下障害を伴う可能性がある．

栄養ケアプラン

認知症患者の食行動異常は多様なため，患者個々の状態に合わせたプランが必要である．高齢者においては過栄養よりも低栄養が問題となることが多く，万遍なく多種類の食品を摂取できるようにする．認知症の進行とともに食行動の障害や摂食・嚥下障害に合わせた食事の提供と介助が必要となる．合併症併発時には栄養補助食品や末梢静脈栄養も併用するが，経管栄養や中心静脈栄養の適応は倫理的側面も含めて検討する必要がある．

リハビリテーションプラン

認知機能に対しては，初期には保持されている機能と障害されている機能を分離したうえでの認知的な処理効率の上昇を目的とした訓練，中等度から重度では回想法や現実見当識訓練を作業療法などで行う．身体機能に対しては週2回1時間程度の簡単な運動療法を行う．摂食・嚥下障害に対する食事の支援や介助，口腔ケア，間接訓練，直接訓練も重要であり，「口から食べること」の維持がQOLの向上につながる．

(望月弘彦)

文　献

1) Kindell J（金子芳洋訳）：認知症と食べる障害 食の評価・食の実践，医歯薬出版，2005.
2) 清原 裕：生活習慣病と認知症．老年精医誌 **20**：731-737，2009.
3) Coley N et al：Dementia prevention：methodological explanations for inconsistent results. *Epidemiol Rev* **30**：35-66, 2008.
4) Sofi F et al：Effectiveness of the Mediterranean diet：can it help delay or prevent Alzheimer's disease? *J Alzheimers Dis* **20**：795-801, 2010.
5) Johnson DK et al：Accelerated weight loss may precede diagnosisin Alzheimer disease. *Arch Neurol* **63**：1312-1317, 2006.
6) Guérin O et al：Different modes of weight loss in Alzheimer disease：a prospective study of 395 patients. *Am J Clin Nutr* **82**：435-441, 2005.
7) Rolland Y et al：Exercise program for nursing home residents with Alzheimer's disease：a 1-year randomized, controlled trial. *J Am Geriatr Soc* **55**：158-165, 2007.
8) Sampson EL et al：Enteral tube feeding for older people with advanced dementia. *Cochrane Database Syst Rev*：CD007209, 2009.

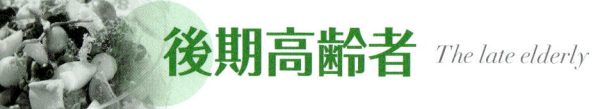

後期高齢者 *The late elderly*

Clinical Pearl

- 加齢によるサルコペニアや老年症候群と同時に疾患を合併している場合が多い.
- 認知機能や摂食・嚥下機能の障害などにより低栄養になりやすい.
- 後期高齢者でも適切な栄養と運動により筋肉量, 筋力の改善が見込める.

▶留意点

❶ 低栄養・過栄養とも留意.
❷ 悪液質に留意.

▶疾患・障害の概要

　世界保健機関（WHO）の定義では, 65〜74歳までを前期高齢者, 75歳以上を後期高齢者, 85歳以上を末期高齢者という. わが国では急速に高齢化が進んでおり, 特に後期高齢者の増加が見込まれている. 高齢になるほど疾患の合併率は高まり, 多くの診療科で受診率の高い年齢層となっている.

　後期高齢者では老年症候群に留意する. 老年症候群とは, 老年期に多い臨床徴候で, 種々の原因で起こるが, その徴候に対する治療と同時に看護・介護を必要とするものと定義されている[1]. 症状としては認知症, 抑うつ状態, 易転倒性, 寝たきり状態, 失禁, 心肺機能低下, 骨粗鬆症, 褥瘡, 誤嚥性肺炎, 加齢によるサルコペニア, 白内障, 老人性難聴, 味覚障害などの感覚器障害, 摂食・嚥下障害などがある.

▶リハビリテーション栄養のエビデンス

　Rydwik[2]らによると, 75歳以上の高齢者に対し, 栄養と運動の介入により, 下肢筋力の改善が図られた.

Marek[3]らは高齢者に対し機能訓練に加え，栄養とレジスタンストレーニングの介入により筋力の改善をみたとしている．

Beck[4]らの高齢者への多面的な介入（栄養，訓練，口腔ケア）における身体機能への効果をみたランダム化比較試験では，体重，BMI，エネルギー・蛋白質摂取率は増加し，身体機能や社会的役割は低下しなかった．

▶リハビリテーション栄養管理のポイント

ICF

機能・形態障害として筋萎縮，上記の老年症候群の症状がある．

活動制限として歩行能力低下，ADL 低下があげられ，体力低下などにより参加制約を認める．

栄養アセスメント

体重測定が基本である．四肢周径などの身体計測では加齢によるサルコペニアの程度を評価することが重要である．MNA®-SF も有用である．

低栄養では検査値において総蛋白・アルブミン・総コレステロールの確認に合わせ，後期高齢者では血中ビタミン D 濃度もみる[5]．

サルコペニア

加齢	後期高齢者で認めることが多い．
活動	認知や歩行の障害などから外出を控え低活動に陥りやすい．
疾患	併存疾患による侵襲や悪液質を認めることがある．
栄養	認知機能障害や摂食・嚥下障害などにより低栄養になりやすい．

摂食・嚥下障害

特に後期高齢者では摂食・嚥下障害に留意する．加齢変化として，味覚・嗅覚の減退，歯牙数の減少，唾液分泌量低下，咽頭の下垂，咽頭収縮筋の収縮力減退，頸椎可動性低下，咀嚼筋力低下などがある．

加齢変化に加え，摂食・嚥下障害をきたす疾患（脳血管障害，神経変性疾患，慢性呼吸器疾患）では，低栄養がさらなる機能低下をきたす[6]．

栄養ケアプラン

高齢者の体重1kgを増やすには，8,800〜22,600 kcalが必要とされるが，栄養改善には時間を要する[7]．

厚生労働省の「日本人の食事摂取基準（2010年版）」[8]では，70歳以上の高齢者独自の基準を算定している．推定エネルギー必要量・栄養素の推奨量を**表**に示す．身体活動レベル（physical activity level；PAL）とは，主に身体活動量の指標であり，二重標識水法で測定された総エネルギー消費量を基礎代謝量で除した指標と定義される．身体活動レベルは3つに分類され，レベルⅠ＝低い，レベルⅡ＝ふつう，レベルⅢ＝高い，である．

リハビリテーションプラン

低栄養が重度な場合の維持的リハとしては，理学療法で関節可動域訓練，ADL訓練，短距離の歩行訓練などを20分間程度行う．栄養状態改善傾向もしくは良好の場合は原疾患に応じた積極的リハとして，ADL訓練，歩行訓練に加え，レジスタンストレーニングや体力増強訓練などを40〜60分間程度行う．ただしレジスタンストレーニングは低強度の運動を選択する．

過栄養により身体機能障害をきたしている場合は，減量目的にウォーキングなどの有酸素運動を行う．歩行障害を呈している場合には，適切な歩行補助具の選定も必要である．長時間の歩行が困難な場合は座位でのペダ

表 推定エネルギー必要量および栄養素の推奨量

	男性			女性		
身体活動レベル	Ⅰ	Ⅱ	Ⅲ	Ⅰ	Ⅱ	Ⅲ
エネルギー（kcal/日）	1,850	2,200	2,500	1,450	1,700	2,000

	男性	女性
蛋白質（g/日）	60	50
カルシウム（mg/日）	700	600
鉄（mg/日）	7.0	6.0

ビタミンDの目安量は男女とも5.5ug/日である．

ル運動や上肢を用いた運動に変更する.

認知機能の低下により通常のリハが困難な場合は他職種と連携して, 音楽や歌体操, ダンスなどのレクリエーション活動を通して機能維持を図る.

（津戸佐季子）

文献

1) 森本茂人：高齢者総合的機能評価と老年症候群. *Geriatr Med* **48**：59-68, 2010.
2) Rydwik E：Effects of physical and nutritional intervention program for frail elderly people overage 75：a randomized controlled pilot treatment trial. *Aging Clin Exp Res* **20**：159-170, 2008.
3) Marek Zak M et al：Combined effects of functionally-oriented exercise regimens and nutritional supplementation on both the institutonalised and free-living frail elderly（double-blind, randomized clinical trial）. *BMC Public Health* **9**：39, 2009.
4) Beck AM et al：Physical and social function abilities seem to be maintained by a multifaced randomized controlled nutritional intervention among old（>65 years）Danish nursing home residents. *Arch Gerontol Geriatr* **50**：351-355, 2010.
5) 鈴木隆雄：低栄養状態高齢者の転倒予防. *Nursing Today* **22**：99-104, 2007.
6) 金丸晶子：後期高齢者に多い老年症候群 嚥下障害. 治療 **92**：131-137, 2010.
7) 若林秀隆：PT・OT・ST のためのリハビリテーション栄養—栄養ケアがリハを変える, 医歯薬出版, 2010, p45.
8) 日本人の食事摂取基準(2010年版)：http://www.mhlw.go.jp/bunya/kenkou/sessyu-kijun.html

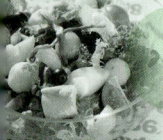

Rehabilitation Nutrition

神経性食思不振症 *Anorexia nervosa*

Clinical Pearl

- 低栄養で栄養改善を目標とする場合，Refeeding 症候群に留意する．
- 神経性大食症に移行した結果，急速に体重増加を認めることがある．
- 体重増加への恐怖から過活動になりやすい．

▷留意点

1. 低栄養・過栄養とも留意．
2. 悪液質に留意不要．

▷疾患・障害の概要

　神経性食思不振症（拒食症）は，標準体重の 20％以上の著明なるいそうを認めることが特徴である．拒食，大食，隠れ食いなど食行動の異常や，体重や体型に対する歪んだ認識を認めることが多い．若年女性に多いが，男性や思春期以降の女性に認めることもある．生物学的要因だけでなく，心理的要因や社会的要因が発症に関連している．死亡率は 10％前後という報告が多く，重症の場合，致死的な疾患である．

　治療としては疾患教育，心理療法，薬物療法が中心となり，リハ栄養は補助的な立場である．体重増加は重要であるが，神経性大食症（過食症）に移行しただけで，摂食障害としては解決していないことがある．適切な栄養管理による栄養改善か，神経性大食症による過栄養かの鑑別を要する．

▷リハビリテーション栄養のエビデンス

　リハ栄養の有効性を示した質の高いエビデンスは現時点ではほとんどない．Villaseñor らは 3 カ月間週 2 回の軽中度のレジスタンストレーニングの効果をランダム化比較試験で検討し，有害事象はなかったが明らかな効果も認めなかったと報告している[1]．一方，8 週間の軽度のレジスタンストレーニングの効果を比較研究で検討し，神経性食思不振症患者の筋力が

トレーニング前後で有意に改善したという報告がある[2]．しかし，対照群との比較ではなくトレーニング前後での比較で効果判定をしているため，エビデンスの質は低い．

Thienらは身体機能に合わせて運動強度を漸増する運動プログラムの効果をランダム化比較試験で検討したが，3カ月間では明らかな効果を認めなかった[3]．これらの研究ではサンプルサイズが少ないために，統計学的有意差を認めなかった可能性がある．

リハビリテーション栄養管理のポイント

ICF

機能障害として，筋萎縮，筋力低下，体力低下，骨粗鬆症，無月経，低血圧，低体温，徐脈，便秘，抑うつ状態など認める．極度の低栄養では歩行など活動制限を認める．

栄養アセスメント

体重測定が基本である．ただし，体重をごまかすために，直前に大量に飲水することや，重りを洋服のなかに隠すことなどがある．そのため，上腕と下腿の周径も定期的に測定して，体重変動との不一致がないかを評価する．

侵襲がない場合には極度の低栄養であってもマラスムス型のため，検査値には異常を認めないことが多い．検査値だけで栄養アセスメントを行ってはいけない．感染症など侵襲を認める場合には，検査値も評価する．

サルコペニア

加齢	神経性食思不振症を高齢者に認めることはほとんどない．
活動	神経性食思不振症の行動療法の一環で，ベッド上安静の期間が長くなる場合には，廃用性筋萎縮を認めることがある．
疾患	低栄養で免疫力が低下しているため感染症を併発し，侵襲によるサルコペニアを認めることがある．
栄養	神経性食思不振症では，低栄養によるサルコペニアが必発である．

摂食・嚥下障害

認知期では拒食，大食が問題となる．極度の低栄養では，咀嚼筋や嚥下筋の筋萎縮による咀嚼・嚥下障害を認めることがある．

栄養ケアプラン

通常は経口摂取であるが，拒食が著明な場合や摂食・嚥下障害の場合は経管栄養の適応となる．投与量を決める際には，Refeeding症候群への留意を要する．栄養療法開始時のエネルギー摂取量は，現体重1kgあたり20～30 kcalとする．体重と電解質（特にリン，カリウム，マグネシウム）をモニタリングしながら，徐々にエネルギー摂取量を増やしていく．

リハビリテーションプラン

低栄養が著明，体重減少の時期，今後の体重増加が期待できない時期は維持的リハを行う．栄養状態良好，体重増加の時期，今後の体重増加を期待できる時期は積極的リハを行う．

維持的リハとしては，理学療法で関節可動域訓練，ADL訓練，短距離の歩行訓練などを20分間程度行う．積極的リハとしては，ADL訓練，歩行訓練に加え，レジスタンストレーニングや体力増強訓練などを40～60分間程度行う．体重増加への恐怖から過活動になりやすいことにも留意する．精神科医師と連携しながら，作業療法で心理的作業療法を行うこともある．

（若林秀隆）

文献

1) Villaseñor A et al：Does resistance training improve the functional capacity and well being of very young anorexic patients? a randomized controlled trial. *J Adolesc Health* **46**：352-358, 2010.
2) Chantler I et al：Muscular strength changes in hospitalized anorexic patients after an eight week resistance training program. *Int J Sports Med* **27**：660-665, 2006.
3) Thien V et al：Pilot study of a graded exercise program for the treatment of anorexia nervosa. *Int J Eat Disord* **28**：101-106, 2000.

索引 Index

欧文

AC……91
ADL……20
ALS……197
AMA……91, 93
AMC……91, 93
APDL……20
Barthel Index……20, 21
BCAA……110, 251
BIA……118
BMI……13, 91
cal/N 比……140
CHF……248
CK……202
CKD……255
CONUT 法……124
COPD……75, 244
Cori サイクル……33
CRP……100
CT……119
DESIGN-R……207
DEXA……119
DG……34
DHA……140
EPA……114, 140
ERAS……143, 145, 146
Faculty Development……157
FD……157
FIM……20, 22
H/A……136
Harris-Benedict の式……93
Height for age（H/A）……136, 137
HMB……112
IADL……20
ICF……1, 16, 17, 18, 70
Medical Social Worker……28
MG……34
MMT……60
MNA®-SF……88, 89, 154
MRI……119
MSW……28
n-3 脂肪酸……56
NPC/N 比……97
NST・嚥下連絡票……169, 170, 171
NST 専門療法士……156
Obesity paradox……212, 245, 248, 256
Occupational Therapy……27
ORS……149
ORT……149
OT……19, 27
PAP……130
PET……124
Physical Therapy……26
PLP……132
prehabilitation……143
PT……19, 26
QOL……22
REE……123
Refeeding 症候群……276
RTP……120
Sarcopenic obesity……7, 210
SLE……226
SMART なゴール……95
Speech-Language-Hearing Therapy……27
ST……19, 27
TCA サイクル……30, 31
TG……34
TSF……91
Waterlow 分類……137
Weight for height（W/H）……136, 137

あ

アシル CoA……35
アセチル CoA……30
アミノ酸……37, 109
アラニン……33
アラニンサイクル……33
アルツハイマー病……267
アルブミン……13, 90, 121
アンドロゲン……114

亜鉛……44, 45
悪液質……5, 55, 56, 65
安静時エネルギー消費量……123

い

一価不飽和脂肪酸……36
医学的リハビリテーション（リハ）……15, 16
医薬品……109
医療ソーシャルワーカー……28
異化……49
異化期……52
咽頭期……68

う

うつ病……90
運動栄養学……46
運動療法……26, 217, 218

え

エネルギー消費量……9, 10, 96
エネルギー蓄積量……96, 138
栄養維持……2
栄養改善……2, 13
栄養機能食品……109
栄養に関連したサルコペニア……5, 7
嚥下機能補助装置……129
嚥下障害……90
嚥下食ピラミッド……106
嚥下補助装置……132

お

オリゴペプチド……38

か

カイロミクロン……35
カルシウム……122
ガラクトース……29
がん……90, 233
下肢切断……259
下腿周囲長……90, 91, 92
下腿切断……260
仮説思考……98, 99
餓死……50, 51
介護保険……24
回復期リハビリテーション（リハ）病棟……1
改訂水飲みテスト……69
解糖系……30, 31
外因性エネルギー……53, 54, 265
顎義歯……129
活動……17
活動係数……11, 138
活動制限……18
活動に関連したサルコペニア……5, 7
肝不全……251
間接熱量測定法……123
関節リウマチ……90, 223
環境因子……17, 70
簡易栄養状態評価法……88

含硫アミノ酸……37

き

飢餓……49, 56, 65, 100
基礎エネルギー消費量……93
機能維持……2, 3, 12, 13, 100
機能改善……2, 3, 12, 13, 100
機能訓練……15
機能訓練室……47
機能訓練室回診……154
機能脂質……34
機能障害……18
機能評価……19
義歯……80, 129
義歯型装置……129
客観的QOL……22
休日リハビリテーション（リハ）提供体制加算……1
居宅療養管理指導……24, 161
教育的リハビリテーション（リハ）……15, 16
強皮症……226
筋萎縮性側索硬化症……5, 197
筋力……60
筋力低下……59

く

クモ膜下出血……176
クレアチニン……122
クレアチン……112

クレアチンキナーゼ……202
クロム……44, 45
クワシオルコル……212
グリコーゲン……29, 46, 64, 66
グリセリン……35
グルコース……29, 30
訓練室でのリハビリテーション（リハ）……9
訓練内容……19

け

ケト原生アミノ酸……40
経口摂取……96
経口補液……47, 149, 150
経口補水療法……144, 149
経管栄養……96
経験学習モデル……86, 87
頚髄損傷……186
頚部聴診法……69
血液生化学的検査……119
血清アルブミン……120
健康関連 QOL……22
健康状態……17
言語聴覚士……19
言語聴覚療法……27
原発性サルコペニア……4, 7

こ

コバルト……44, 45

コリンエステラーゼ…121
口腔環境……78, 79
古典的医療型……158
呼吸商……123
誤嚥性肺炎……203
個人因子……17
口腔乾燥……80, 81
口腔期……68, 78
口腔機能……78, 79
口腔ケア……127
口腔・咀嚼機能障害……78, 79
口腔保湿剤……81
後期高齢者……270
構造脂質……34
国際生活機能分類……1
骨代謝マーカー……123

さ

サプリメント……109, 115
サルコペニア……4, 91
作業療法……27
作業療法士……19
最大酸素摂取量……64
在宅訪問栄養食事指導……161
参加……17
参加制約……18
酸化的リン酸化……30
30 ml の水飲みテスト……69
3-メチルヒスチジン……122

し

ジグリセリド……34, 35

ジペプチド……38
脂質……34
脂肪酸……35, 36
自覚的運動強度……65, 66
持久力……63
持久力低下……63
疾患に関連したサルコペニア……5, 7
社会的リハビリテーション（リハ）……15, 16
手段の日常生活活動……20
主観的 QOL……22
終末期がん……237
重症サルコペニア……6
術後早期経口摂取……147, 148
術後早期離床……147
術後早期リハビリテーション（リハ）栄養……143
準備期……68, 78
傷害期……52
上腕筋囲……91
上腕筋面積……91
上腕三頭筋皮下脂肪厚……91, 92
上腕周囲長……90, 91, 92
静脈栄養……96
食事摂取量……163
食思不振……57
食道期……68
職業的リハビリテーション（リハ）……15, 16

褥瘡……90, 207
心不全……248
心身機能……17
身体活動レベル……272
身体計測……91, 117
身体構成成分……118
身体構造……17
身体障害者手帳……23
神経性食思不振症……5, 274
神経性大食症……274
侵襲……5, 52, 65, 100
親水性アミノ酸……37
腎不全……255

す

スクリーニングテスト……68, 69
スクロース……29
ストレス係数……93, 139
スフィンゴ脂質……34
スポーツ栄養学……46
推定エネルギー必要量……96

せ

セレン……44, 45
生体電気インピーダンス分析法……118
静的栄養指標……119, 120
脊髄神経……194
脊髄損傷……184
摂食……90
摂食・嚥下障害……68, 75, 78, 91, 103, 165
摂食・嚥下障害のレベル分類……70, 71
摂食・嚥下能力のグレード……70
摂食・嚥下リハビリテーション（リハ）看護……102
舌接触補助床……130
先行期……68, 78
全エネルギー消費量……93
全身性エリテマトーデス……226
前悪液質……55, 56
前サルコペニア……6

そ

疎水性アミノ酸……37
早期経口摂取……104
総合的栄養指標……119, 120
総コレステロール……90
総リンパ球数……90

た

多価不飽和脂肪酸……36
多職種参加型……158
多職種連携型……158
多発性筋炎……5, 200
代謝……49
体重減少率……91, 92
大腿骨頸部骨折……2, 88, 90, 220
大腿切断……260
脱水症……151

炭水化物……29
蛋白質……37
男性ホルモン……113
段階的経口摂取……106

ち

チーム形態……158
地域一体型NST……167
地域リハビリテーション（リハ）……15, 16
窒素死……50, 51
窒素平衡……122
中性脂肪……34
貯蔵脂質……34
超職種型……158, 159

つ

通常体重比……91, 92

て

テルペン類……34
デキストリン……29
でん粉……29
鉄……44, 45
鉄欠乏性貧血……67

と

ドラッカー……85
トランスサイレチン……99, 100, 121
トランスフェリン……121
トリグリセリド……34, 35
とろみ調整食品……166
徒手筋力検査法……60
頭部外傷……180

投与ルート……96
糖原生アミノ酸……40
糖質……29
糖新生……32
糖尿病……215
同化……49
同化期……52
動的栄養指標……119, 120
銅……44, 45
特定保健用食品……109

な

ナイアシン……42, 43
ナトリウム・ブドウ糖共輸送体……150, 151
内因性エネルギー……53, 54, 265
軟口蓋挙上装置……132

に

二重エネルギー X 線吸収測定法……119
日常生活活動……20
乳酸……33
尿素窒素……122
認知症……90, 267

ね

熱傷……263

の

脳血管性認知症……267
脳梗塞……176
脳出血……176
脳神経……194

脳性麻痺……187
脳卒中……2, 88, 176

は

バイオフィルム……127
パーキンソン病……191
パルスオキシメーター……69
パントテン酸……42, 43
廃用症候群……2, 5, 65, 88, 90, 173
反復唾液嚥下テスト……69
半固形化栄養……75
半固形化栄養法……209

ひ

ビオチン……42, 43
ビタミン……41, 42, 43
ビタミン A……42, 43
ビタミン B_1……42, 43, 45
ビタミン B_{12}……42, 43, 45
ビタミン B_2……42, 43
ビタミン B_6……42, 43
ビタミン C……42, 43
ビタミン D……42, 43, 122
ビタミン E……42, 43
ビタミン K……42, 43
ビタミン欠乏……41
ピルビン酸……33
皮膚筋炎……200
肥満……65, 210
微量栄養素……41
微量栄養素欠乏……41, 45
微量元素……41, 44, 45

微量元素欠乏……41
必須アミノ酸……39
病棟回診……154
病棟での ADL 低下……73
貧血……65, 67

ふ

フードテスト……69
フルクトース……29
プレアルブミン……99
不応性悪液質……55
不飽和脂肪酸……36
複合的理学療法……241
物理療法……26
分岐鎖アミノ酸……37, 110, 251

へ

ベッドサイドリハ……9
ヘモグロビン……67, 90
変形性関節症……230
変形性股関節症……230
変形性膝関節症……230
β 酸化……36

ほ

ポリペプチド……38
保健機能食品……109
芳香族アミノ酸……37
訪問栄養指導……161
飽和脂肪酸……36

ま

マネジメント……85
マルトース……29

マンガン……44, 45
末梢神経障害……194
末梢神経損傷……194
末梢性ニューロパチー……194
慢性肝不全……251
慢性腎臓病……255
慢性心不全……90, 248
慢性腎不全……255
慢性閉塞性肺疾患……75, 90, 244

め

メタボリックシンドローム……210, 212
メッツ……9

も

モノグリセリド……34, 35
モリブデン……44, 45

ゆ

有酸素運動……65

よ

ヨウ素……44, 45
予後予測……1, 19

葉酸……42, 43, 45

ら

ラクトース……29

り

リハビリテーション（リハ）……15
リハビリテーション（リハ）NST……153
リハビリテーション（リハ）NST回診……154
リハビリテーション（リハ）栄養……1
リハビリテーション（リハ）栄養アセスメント……91
リハビリテーション（リハ）栄養学……46
リハビリテーション（リハ）栄養カンファレンス……154, 155
リハビリテーション（リハ）栄養管理……86
リハビリテーション（リハ）栄養ケアプラン……95

リハビリテーション（リハ）栄養スクリーニング……88
リハビリテーション（リハ）栄養モニタリング……98
リハビリテーション（リハ）看護……73, 74, 101
リハビリテーション（リハ）充実加算……1
リン……122
リン脂質……34
リンパ浮腫……241
リポ蛋白リパーゼ……35
理学療法……26
理学療法士……19

れ

レジスタンストレーニング……61, 65, 202
レチノール結合蛋白……121

ろ

ロイシン……7, 112
老年症候群……270

【編著者略歴】
若林　秀隆（わかばやし　ひでたか）
1995年　横浜市立大学医学部卒業
1995年　日本赤十字社医療センター内科研修医
1997年　横浜市立大学医学部附属病院リハビリテーション科
1998年　横浜市総合リハビリテーションセンターリハビリテーション科
2000年　横浜市立脳血管医療センターリハビリテーション科
2003年　済生会横浜市南部病院リハビリテーション科医長
2008年　横浜市立大学附属市民総合医療センターリハビリテーション科助教
　　　　現在に至る
E-mail：noventurenoglory@gmail.com
リハビリテーション栄養・サルコペニアブログ：http://rehabnutrition.blogspot.com/

リハビリテーション栄養ハンドブック　　　　ISBN978-4-263-21863-1

2010年11月20日　第1版第1刷発行
2013年11月20日　第1版第4刷発行

編著者　若　林　秀　隆
発行者　大　畑　秀　穂

発行所　医歯薬出版株式会社

〒113-8612　東京都文京区本駒込1-7-10
TEL.（03）5395-7629（編集）・7616（販売）
FAX.（03）5395-7609（編集）・8563（販売）
http://www.ishiyaku.co.jp/
郵便振替番号　00190-5-13816

乱丁，落丁の際はお取り替えいたします　　　印刷・教文堂／製本・愛千製本所
© Ishiyaku Publishers, Inc., 2010. Printed in Japan

本書の複製権・翻訳権・翻案権・上映権・譲渡権・貸与権・公衆送信権（送信可能化権を含む）・口述権は，医歯薬出版㈱が保有します．
本書を無断で複製する行為（コピー，スキャン，デジタルデータ化など）は，「私的使用のための複製」などの著作権法上の限られた例外を除き禁じられています．また私的使用に該当する場合であっても，請負業者等の第三者に依頼し上記の行為を行うことは違法となります．

JCOPY ＜㈳出版者著作権管理機構　委託出版物＞
本書を複写される場合は，そのつど事前に㈳出版者著作権管理機構（電話 03-3513-6969，FAX 03-3513-6979，e-mail：info@jcopy.or.jp）の許諾を得てください．

PT・OT・STのための
リハビリテーション栄養
栄養ケアがリハを変える

◆若林秀隆（横浜市立大学附属市民総合医療センター助教）著
◆B5判 2色刷 120頁 定価3,150円(本体3,000円 税5%)

- リハビリテーションを行っている患者の多くが低栄養状態であり，栄養障害の患者に機能改善目的の訓練を行うと逆効果になることをご存じですか？
- 本書は"リハビリテーション栄養"のスクリーニング方法をはじめ，アセスメントやケアプランの組み立て方などといった，リハビリと栄養の関係を多角的に紹介し，臨床栄養の初心者にも理解できるようにまとめました.

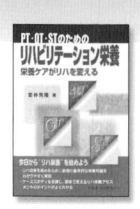

ISBN978-4-263-21862-4

リハビリテーション栄養ケーススタディ
臨床で成果を出せる30症例

◆若林秀隆（横浜市立大学附属市民総合医療センター助教）編著
◆B5判 2色刷 180頁 定価3,780円(本体3,600円 税5%)

- 症例を通してリハビリテーション栄養の臨床を学び，リハスタッフや管理栄養士などが，機能訓練やリハビリテーションにあわせた栄養管理を実践できることをめざした一冊.

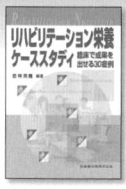

ISBN978-4-263-21867-9

サルコペニアの摂食・嚥下障害
リハビリテーション栄養の可能性と実践

◆若林 秀隆（横浜市立大学附属市民総合医療センター助教）
　藤本 篤士（渓仁会札幌西円山病院歯科診療部長）編著
◆B5判 2色刷 234頁 定価4,620円(本体4,400円 税5%)

- 現在，摂食・嚥下障害リハに取り組む医療人の間で，サルコペニア（筋減弱症）の摂食・嚥下障害について関心が高まっている．本書では，サルコペニアの定義・原因，その評価と対応，そしてサルコペニアと疾患と病態の関係について，リハ栄養の意義を通じてわかりやすく解説した．

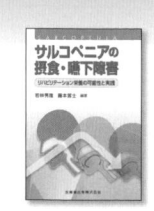

ISBN978-4-263-21869-3

医歯薬出版株式会社　〒113-8612 東京都文京区本駒込1-7-10　TEL03-5395-7610　FAX03-5395-7611　http://www.ishiyaku.co.jp/